名老中医
殷克敬教授学术经验

主　审　殷克敬
主　编　王瑞辉　寇久社
副主编　杜　旭　李　敏
编　者　（按姓氏笔画排序）
　　　　丁天红　王强虎　王瑞辉　牛晓梅
　　　　任柯昊　杜　旭　李　敏　张　倩
　　　　张　鸿　张卫华　寇久社　韩娟澧
　　　　强　锋

人民卫生出版社
·北京·

图书在版编目（CIP）数据

名老中医殷克敬教授学术经验 / 王瑞辉，寇久社主编 . -- 北京 ：人民卫生出版社，2025. 1. --ISBN 978-7-117-37636-5

Ⅰ. R246

中国国家版本馆 CIP 数据核字第 20253SW511 号

人卫智网	www.ipmph.com	医学教育、学术、考试、健康，购书智慧智能综合服务平台
人卫官网	www.pmph.com	人卫官方资讯发布平台

名老中医殷克敬教授学术经验
Minglaozhongyi Yin Kejing Jiaoshou Xueshu Jingyan

主　　编：王瑞辉　寇久社
出版发行：人民卫生出版社（中继线 010-59780011）
地　　址：北京市朝阳区潘家园南里 19 号
邮　　编：100021
E - mail：pmph @ pmph.com
购书热线：010-59787592　010-59787584　010-65264830
印　　刷：中煤（北京）印务有限公司
经　　销：新华书店
开　　本：710 × 1000　1/16　印张：10　插页：8
字　　数：185 千字
版　　次：2025 年 1 月第 1 版
印　　次：2025 年 3 月第 1 次印刷
标准书号：ISBN 978-7-117-37636-5
定　　价：45.00 元

打击盗版举报电话：**010-59787491**　**E-mail：WQ @ pmph.com**
质量问题联系电话：**010-59787234**　**E-mail：zhiliang @ pmph.com**
数字融合服务电话：**4001118166**　　**E-mail：zengzhi @ pmph.com**

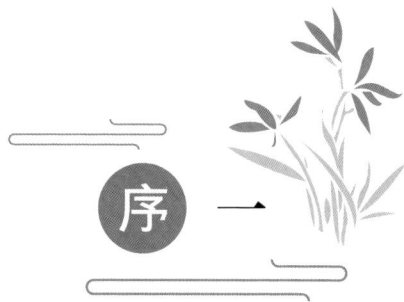

三秦大地,药王故里,十三朝古都,中华龙脉,秦岭腹地,是中医药的圣地之一,丰厚的历史文化积淀,孕育着历代大咖,名医辈出。《名老中医殷克敬教授学术经验》即将付梓,有幸先睹,这是对我莫大的信任与厚爱。

经验产生于实践,又可以指导实践。先秦《左传》有"三折肱知为良医"的记载;古语云"不因一事,不长一智";清代进士程恩泽有诗云"恭闻九折臂,胜读十年书";英国科学家培根说"经验是最好的论证方法"。这些都说明和强调了经验的重要性。名老中医的学术经验凝聚着他们一生的心血,沉淀了他们的精神沃土和工作能力,体现了他们的学术思想体系,是中医药行业的精华和宝贵财富,对促进中医药学术研究和指导临床实践具有重要现实意义。国家高度重视中医药工作,先后出台多项政策支持中医药发展,明确提出要全面整理、挖掘、继承、弘扬名老中医药专家学术思想。我们要进一步增强中医文化信心,抓住大好机遇,学习名老中医经验,承前启后,薪火相传,推动中医药事业传承创新发展,造福人民。

我与殷克敬教授虽工作在不同杏林学府,但致力于共同的事业,在学术研究、编写教材等方面互相探讨,是多年的挚友。他师承国医大师郭诚杰教授,尽得其真传。殷教授为人谦恭,淡泊名利,工作严谨,认真负责,一丝不苟,他在杏林学府耕耘半个多世纪,论文著作等身。《名老中医殷克敬教授学术经验》中的医论、医案以实用为旨,独具见解,师者潜移默化地将医术经验传递给弟子,特别是师徒对话等内容都传递着正能量,阅之令人耳目一新。经验集付梓之际,邀我书序,寥寥数语并表示祝贺,是为序。

孙国杰

2024 年 9 月

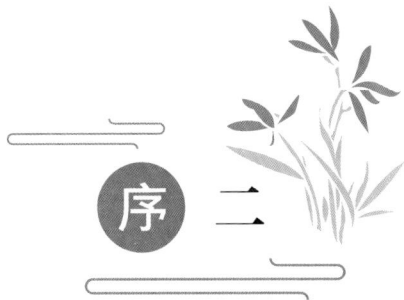

"腊月正月早惊春,众花未发梅花新"。在兹踏雪寻梅之际,将近辞旧迎新之时,欣接《名老中医殷克敬教授学术经验》书稿,并问序于我。其高情难却,雅意可珍,先睹为快。

首先引人注目的是其书名——"名老中医学术经验"。所谓经验,其含义有三:一是效验、验证。二是亲身经历过。三是感性经验。哲学上指人们在同客观事物直接接触的过程中通过感觉器官获得的关于客观事物的现象和外部联系的认识。辩证唯物主义认为,经验是在社会实践中产生的,是客观事物在人们头脑中的反映,是认识的开端。但经验有待于深化,有待上升到理论。在日常生活中,亦指对感性经验所进行的概括总结,或指直接接触客观事物的过程。

古语云"不因一事,不长一智",就是说没有经历过某件事情,就没有这个方面的经验。先秦左丘明《左传·定公十三年》中有"三折肱知为良医"之语,本意为经过几次断臂,就能懂得医治断臂的方法,比喻对某事阅历多,富有经验,自能造诣精深。南宋诗人戴复古《吾乡陈万卿儒者能医见宜春赵守盛称其医药之妙著〈本草折衷〉可传》曰:"本草有折衷,儒医功用深。何须九折臂,费尽一生心。药物辨真伪,方书通古今。有时能起虢,一剂直千金。""何须九折臂,费尽一生心",可见名中医的经验来之不易,其中凝结着医家一生的心血。清代进士程恩泽诗曰:"恭闻九折臂,胜读十年书。"我们应当向那些阅历多、经验丰富的医家学习,拜读他们的著作,汲取他们的经验。

关于经验,国外学者亦有很多名言。培根曰:"经验是最好的论证方法。"杜威曰:"一个人应能利用别人的经验,以弥补个人直接经验的狭隘性,这是教育的一个必要的组成部分。"莎士比亚曰:"一个人的经验是要在刻苦中得到的,也只有在岁月的磨炼中才能够使它成熟。"易卜生曰:"经验是一面镜子;借鉴它,你能清楚地看到往事。"帕特里克·亨利曰:"我只有一盏灯,正是它照亮了我脚下的道路,它就是经验之灯。"总而言之,都说明和强调了总结经验的重要性,经验是最好的老师。

"名老中医学术经验"，是人们获取中医知识和技能的重要方式，当然也是中医人最好的老师。它是一种智慧，能够帮助人们获取许多重要的技能，比如说在医疗工作中，救死扶伤，临证治疗，处方用药，取穴施针，养生保健等。"名老中医学术经验"，能够帮助人们更好地学习与研究中医，起着承前启后、继往开来、薪火相传的作用，有助于后学者取得进步，并以此为门径，深入博大精深的中医殿堂。"名老中医学术经验"，是许多学人发展成功的重要阶梯，亦是中医临证的指南。它可以帮助学人深入理解岐黄医理，从中获得许多有价值的东西，从而提高医疗水平，更好地应对医疗战线上的挑战。

近现代中医学泰斗张锡纯在《医学衷中参西录》序中开篇即云"人生有大愿力，而后有大建树""故学医者，为身家温饱计则愿力小，为济世活人计则愿力大"。张氏明确道出编写医著的目的是为实现"济世活人"的伟大抱负，同时表达了自己"孜孜忘老"，有"竟古人未竟之业"的继承和发扬中医学的献身精神。殷克敬教授就是我认识的有大愿力、有大建树、经验丰富的学者与杏林大医。先生为人忠厚朴实，尊师重道，且兴趣广泛，爱好书法绘画。初为养老奉亲，而立志学医。先生在医疗战线从事领导和中医针灸教学、临床、科研工作60余年，积累了丰富的专业理论知识和实践经验。擅长中医针灸治疗中风后遗症、神经肌肉损伤疾病、各种疼痛和疑难杂症等。并多次赴日本、韩国、东南亚、苏丹等地讲学传道，使针灸医术走向世界。并发表有一定影响的学术论文150余篇，有10余篇获优秀论文奖；编写教材、论著15部。被陕西省人民政府评为陕西省优秀教师、先进教育工作者；2008年被授予"陕西省名老中医"称号；2011年国家中医药管理局建立殷克敬教授名老中医经验传承工作室；被评为陕西省中医药突出贡献专家、德医双馨医师；是中国中医科学院临床医学(中医师承)博士专业学位导师。先生德厚术精，有大医风范；他笔发春花，论文著作等身。其业绩已载入《中国英才》《中国名医列传·当代卷》《世界优秀医学专家人才名典(中华卷)》等志书中。

三秦大地，物华天宝，地灵人杰，名医辈出，群星璀璨，著作如林。殷克敬教授就是医林上空那颗光芒四射的明星。这部经验集，又是一部上乘之作。诚可谓"医学之金针，迷途之宝筏"矣。我希望其早日出版问世，以飨广大读者。

清代文人王之绩《铁立文起》论"序"曰："自古迄今，文章用世，惟序为大，更无先于此者。"如此重要的序文，殷教授托付给我来完成，这正是给予我的莫大信任和厚望。恭敬不如从命，愿拈秃笔，随赘拙章，以供青眼，聊表素心云尔！是为序。

炎继明
癸卯年腊月既望于古都咸阳

　　中医药学是中华民族的伟大创造，是中国古代科学的瑰宝，也是打开中华文明宝库的钥匙，是中华民族繁衍生息的核心保障，并对人类文明进步作出了不可磨灭的贡献。党的十八大以来，习近平总书记对中医药事业的发展多次作出重要指示："要遵循中医药发展规律，传承精华，守正创新。"党和政府先后发布《"健康中国2030"规划纲要》《中共中央 国务院关于促进中医药传承创新发展的意见》《"十四五"中医药发展规划》等。习近平总书记指出："要做好中医药守正创新、传承发展工作，建立符合中医药特点的服务体系、服务模式、管理模式、人才培养模式，使传统中医药发扬光大。"而名老中医鲜活的临床经验和深邃的学术思想，就是中医药薪火相传的主轴、中医药创新发展的源泉、中医药学这一中华文明瑰宝中的瑰宝，正是中医药守正创新、传承发展的核心之一。

　　殷克敬教授，20世纪60年代初毕业于陕西中医学院（陕西中医药大学前身）中医专业，以优异成绩毕业留校后师承国医大师郭诚杰教授，他在杏林学府辛勤耕耘半个多世纪，被评为"陕西省优秀教师""先进教育工作者"。2008年获首届"陕西省名老中医"称号，中国中医科学院临床医学（中医师承）博士专业学位导师，全国第一、第五、第六批，陕西省第五、第六批老中医药专家学术经验继承工作指导老师。2019年被陕西省医师协会评为"德医双馨医师"。2021年获陕西省中医药突出贡献奖。作为陕西中医药大学针灸推拿学院初创奠基人之一，1981年，殷克敬教授与同事一道，为学科基础的构建和专业课程的教学殚精竭虑、笔耕不辍。他甚至用原始手刻、蜡印的方式，编撰了学院第一套针灸学教材。多年来，殷克敬教授培养研究生数十名，为我国中医药教育事业，作出了突出贡献。为传承殷克敬学术思想和临床经验，国家中医药管理局、陕西省中医药管理局于2008年开始，先后在陕西咸阳、铜川、榆林、西安等地设立传承工作室。作为学术带头人，殷克敬教授带领陕西中医药大学第二附属医院针灸推拿科，成功获批国家推拿区域诊疗中心，并荣获"2021届中国中医医院最佳临床型专科"称号。殷克敬教授在耄耋之年仍坚持在临床一线,践行"苍生大医"的人文主义思想,每周坐诊6次,为来自全国乃至国外的患者排忧解难,守护健康,年诊治患者人数达上万人次。

本书全方位介绍了殷克敬教授成才之路,总结了殷克敬教授的学术主张、医论医话、临床经验,选编了殷克敬教授在常见杂病、特长专病、疑难病等方面的部分代表性临证医案,选录了部分师徒对话和他创作的书画。中医是传统的中华文化,是综合性的医学体系,它蕴含着深刻的哲学和自然价值观,医论、医话可以帮助深刻理解中医之理与治疗方法,还能深入了解中医辨证施治的精髓,学习后读者可以感知殷克敬教授治病经验、广阔的思路和对疑难问题的探索,可清晰地管窥一位秦地大医高尚的医德、丰富的思想、勤奋的精神、创新的学术、神奇的临证、多彩的生活等。在本书的编写过程中,作者特别注意理论联系实际,在总结殷克敬教授多年宝贵经验的基础上,突出展示了殷克敬教授在针灸学术理论方面的创新与发展,如针刺治疗急症十法,发皇古义、创立经络别通选穴法,传统"发蒙"针法治疗耳疾,"关刺"止痛,《黄帝内经》(简称《内经》)扶阳思想的临床应用,中医时间医学治疗疑难病及独具特色的经络诊察选穴方法等。本书立足于传承,但不拘泥于实录,力争做到重点突出、层次分明、条理清晰、言简意赅,以实用为宗旨,为同道和读者提供中医针灸学术参考与启发。传承创新发展中医药,事关"健康中国"建设,事关中华民族伟大复兴的中国梦。传承精华,守正创新,是医者之梦。殷克敬教授这本经验集不仅能丰富中医针灸学的理论体系,于当前中医临床水平的提高有裨益,还能为加快培养新一代中医人才的成长提供借鉴。必能为促进中医药传承创新发展、弘扬中华优秀传统文化、推进"健康中国"建设贡献力量。

本书付梓之时,承蒙恩师张学文国医大师厚爱题字,全国名中医湖北中医药大学原校长孙国杰教授和陕西中医药大学炎继明教授赐序,在此一并感谢!

由于时间仓促,编者水平有限,书中疏漏和不足之处在所难免,敬请各位同道、读者批评指正。

编者

2024年2月20日

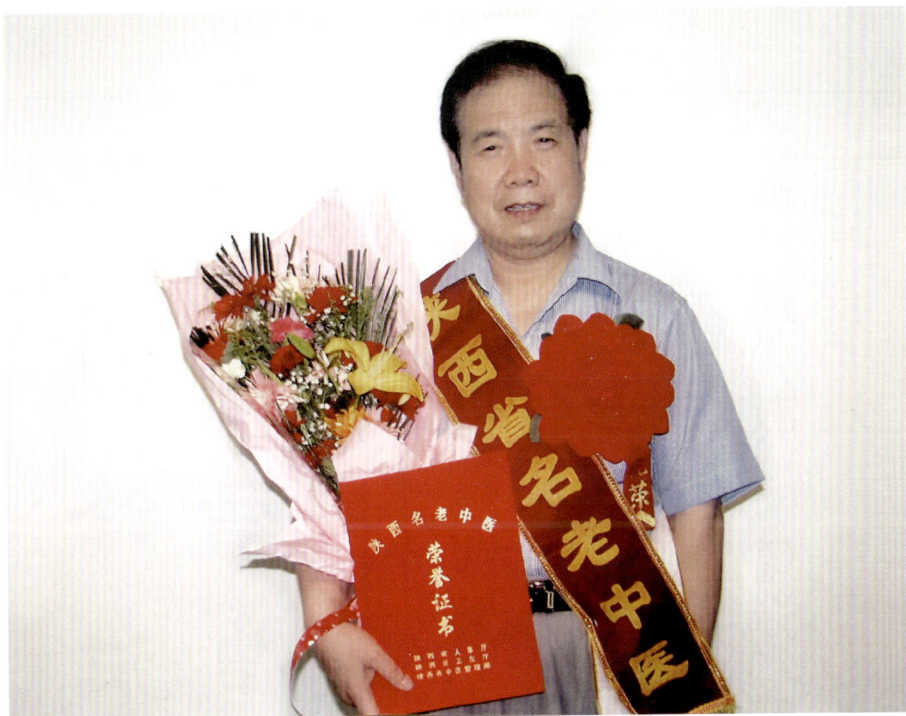

首届陕西省名老中医颁奖

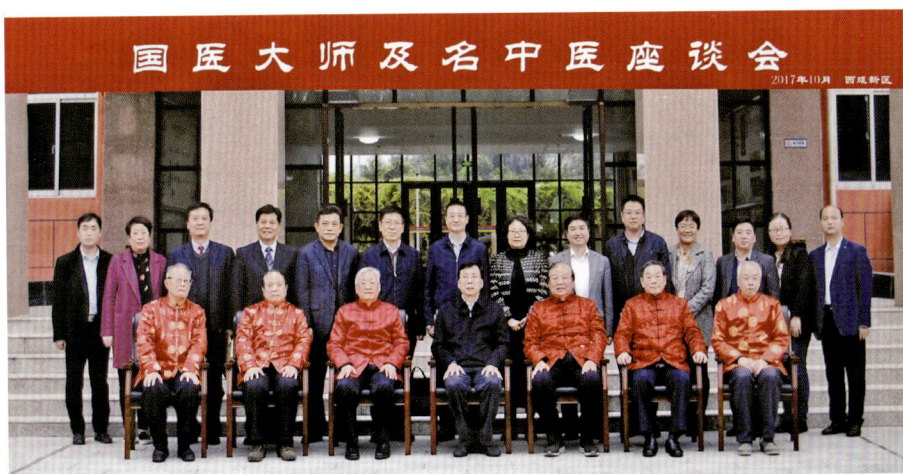

西咸新区国医大师及名中医座谈会（第一排左二为殷克敬教授）

寶劍鋒從磨礪出
梅花香自苦寒來

歲在甲辰春月於古秦都渭水之畔 殷克敬書

殷克敬书法作品

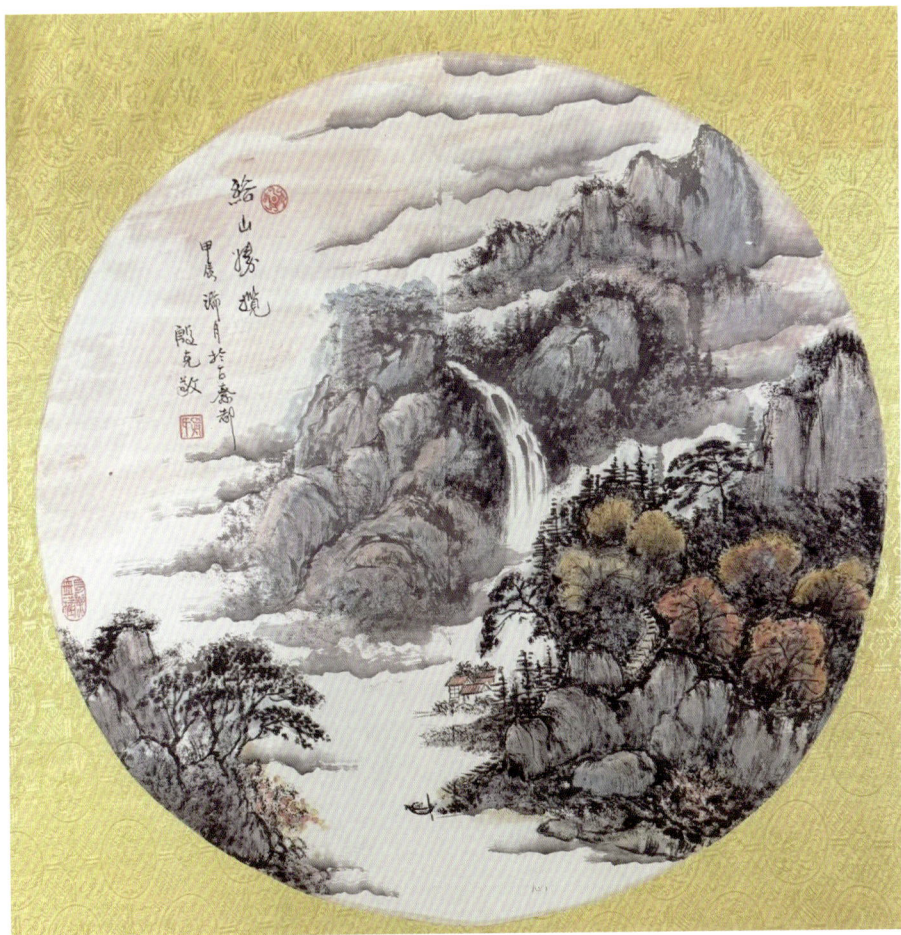

殷克敬书画作品

赠 克敬教授

知穴善用
有玄机

丁酉秋月张学文

国医大师张学文教授赠送殷克敬教授的墨宝

目 录

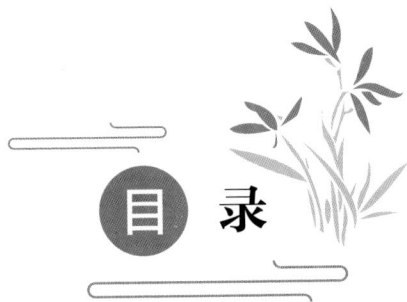

第一章　成才之路 ……… 1

一、勤奋学习锐意进取 ……… 1

二、学谙经典苦志读书 ……… 2

三、跟师学习广博涉猎 ……… 3

四、坚持临床博采众长 ……… 4

五、创建专业培养人才 ……… 5

六、心存仁慈精研医术 ……… 6

七、名师引领立志成才 ……… 7

第二章　学术主张 ……… 10

一、急症用针独着先鞭 ……… 10

　（一）急症针灸治疗基本方法 ……… 11

　（二）缺血性中风治疗针灸应"早"当先 ……… 14

二、痛证治疗首创别通 ……… 15

　（一）从经络理论阐释痛证机制 ……… 15

　（二）经络别通法 ……… 16

三、针刺定痛临床秘钥 ……… 18

四、悟透玄机继承创新 ……… 20

五、时间医学玄机妙用 ……… 22

六、经络诊断探幽索微 ……… 25

七、探究腧穴颇有新解 ……… 27

八、乳腺疾病辨证论治 ……… 34

九、重视临床继承创新 ……… 36

十、深研经典博古通今 ……… 37

（一）探究中医针灸临证的思维模式 …………………… 37

（二）《黄帝内经》中的治未病观 ………………………… 39

（三）扶阳思想与针灸临床 ………………………………… 41

（四）扶阳通督治疗中风 …………………………………… 42

第三章　临床经验 …………………………………………… 46

一、中风偏瘫用针之妙 ……………………………………… 46

二、发蒙疗法聪耳息鸣 ……………………………………… 48

三、经络诊察针到病除 ……………………………………… 50

四、蠲痹通瘀骨痹良方 ……………………………………… 52

五、三通一调颈痹立除 ……………………………………… 54

六、经络别通通则不痛 ……………………………………… 55

七、玄机妙用时间医学 ……………………………………… 57

第四章　临证医案 …………………………………………… 59

一、常见杂病验案 …………………………………………… 59

（一）心肾不交之不寐治验案一 ………………………… 59

（二）心肾不交之不寐治验案二 ………………………… 60

（三）肝火内扰之不寐治验案 …………………………… 60

（四）肝胃郁热之呃逆治验案 …………………………… 62

（五）风寒束表之感冒治验案 …………………………… 63

（六）风寒侵袭之面痛治验案 …………………………… 64

（七）肝肾阴虚风阳上扰之面痛治验案 ………………… 65

（八）胃热上扰之面痛治验案 …………………………… 66

（九）脾胃虚寒之腹泻治验案 …………………………… 67

（十）气滞血瘀之落枕治验案 …………………………… 67

（十一）肝肾阴亏之面风治验案 ………………………… 68

（十二）脾胃气虚之痹证治验案 ………………………… 69

（十三）寒湿凝滞之着痹治验案 ………………………… 70

（十四）湿热侵袭之湿热痹治验案 ……………………… 71

（十五）肾阳不足脾湿痰滞之尪痹治验案 ……………… 72

（十六）气滞血瘀之痛经治验案 ………………………… 73

（十七）气滞血瘀之痛经治验案 ………………………… 74

（十八）寒凝血滞之痛经治验案 ……………………………………… 75

（十九）寒邪客胃之胃脘痛治验案 …………………………………… 76

（二十）寒邪客胃之胃脘痛治验案 …………………………………… 77

（二十一）气机阻滞之胁痛治验案 …………………………………… 77

（二十二）肾气不足膀胱失约之遗尿治验案 ………………………… 78

（二十三）惊恐伤肾之遗尿治验案 …………………………………… 79

（二十四）气虚之月经量多治验案 …………………………………… 80

（二十五）经脉不通之足踝痛治验案 ………………………………… 80

（二十六）邪毒聚结之乳痈治验案 …………………………………… 81

（二十七）气滞血瘀之落枕治验案 …………………………………… 82

（二十八）风寒袭络之落枕治验案 …………………………………… 83

（二十九）血瘀气滞之膝痹治验案 …………………………………… 83

（三十）气滞血瘀之踝关节扭伤治验案 ……………………………… 84

（三十一）气滞血瘀之扭伤治验案 …………………………………… 85

（三十二）经脉阻滞之扭伤治验案 …………………………………… 85

（三十三）气滞血瘀之急性腰扭伤治验案 …………………………… 86

（三十四）气滞血瘀之急性腰扭伤治验案 …………………………… 87

（三十五）外感风热之急性扁桃体炎治验案 ………………………… 88

（三十六）肺胃热壅之急性扁桃体炎治验案 ………………………… 88

（三十七）风寒侵袭之鼻炎治验案 …………………………………… 89

（三十八）肝火亢盛之鼻衄治验案 …………………………………… 89

（三十九）新型冠状病毒感染后嗅觉失灵治验案 …………………… 90

二、特长专病验案 ……………………………………………………… 92

（一）肾虚之耳鸣治验案 ……………………………………………… 92

（二）肝胆火旺之耳鸣治验案 ………………………………………… 93

（三）寒湿痹阻筋脉失养之肩周炎治验案 …………………………… 94

（四）寒湿痹阻之肩周炎治验案 ……………………………………… 95

（五）风寒外袭气血痹阻之面瘫治验案 ……………………………… 96

（六）寒湿阻络之膝痹治验案 ………………………………………… 96

（七）寒湿痹阻之膝痹治验案 ………………………………………… 98

（八）瘀血阻滞之腰痛治验案 ………………………………………… 99

（九）邪客筋脉经络痹阻之项痹治验案 ……………………………… 100

（十）痰瘀阻络之中风治验案 ………………………………………… 100

（十一）痰瘀阻络之中风治验案 ……………………………………… 101

（十二）肾虚痰瘀之骨痹治验案 ……………………………………… 102

（十三）肾虚痰瘀之骨痹治验案 …………………………… 103
三、疑难病治疗验案 …………………………………………… 105
　　（一）弄舌治验案 ……………………………………… 105
　　（二）小儿上肢抖动症治验案 ………………………… 106
　　（三）不安腿综合征治验案 …………………………… 106
　　（四）奔豚症治验案 …………………………………… 107
　　（五）目痛畏光治验案 ………………………………… 108
　　（六）抽动秽语综合征治验案 ………………………… 108
　　（七）红斑性肢痛症（血痹）治验案 ………………… 109
　　（八）发作性嗜睡症治验案 …………………………… 110
　　（九）咽鼓管开放异常症（耳鸣）治验案 …………… 110
　　（十）中心性视网膜炎（视瞻昏渺）治验案 ………… 111
　　（十一）咳嗽从脾胃治疗治验案 ……………………… 112
　　（十二）狐惑（白塞综合征）治验案 ………………… 113
　　（十三）失音（中毒性痢疾并发脑炎）治验案 ……… 114
　　（十四）失音（癔症性失语）治验案 ………………… 114
　　（十五）湿热浸淫之带状疱疹（缠腰火丹）治验案 … 115
　　（十六）肝郁气滞之带状疱疹（缠腰火丹）治验案 … 116

第五章　师徒对话 ……………………………………… 117

一、肩担道义仁心济生 ………………………………………… 117
二、考镜源流探究本义 ………………………………………… 119
三、手法娴熟疗效颇佳 ………………………………………… 130
四、辨证辨病优势互补 ………………………………………… 134
五、注重辨证针药结合 ………………………………………… 138
六、研究工作临床切入 ………………………………………… 140
七、针罐结合抗病祛邪 ………………………………………… 146
八、继承创新发展之基 ………………………………………… 150
九、传统文化中医之魂 ………………………………………… 156

第一章

成 才 之 路

　　殷克敬教授,1941年9月出生于陕西省三原县,厚重丰富的历史文化积淀的学风,礼仁忠厚的民风,淳朴好学的教育风气赋予了他儒雅大度的气质,培育了他学无止境的品格。他自幼爱好钻研,悟性聪敏,其学医之路可概括为院校教育、师承教育、继续教育的一个典范。他从小立志学医,通过坚持不懈地努力,焚膏继晷,废寝忘食,如愿以偿地考取了中医大学学府,以优异的成绩毕业留校。他悟道授业,教书育人,严谨关爱,无私奉献,甘为人梯。著书立说,敦厚存诚,尽责求精,读书临床,以厚重的医学知识,技术上的精益求精,以奋发务实的精神,涵养了自己的人文情怀。尊崇仁心仁术的神圣理想和信念,在医学上刻苦钻研,一丝不苟地用生命践行,终成一代名医。

一、勤奋学习锐意进取

　　殷克敬教授幼年时母亲多病,身体欠佳,经常多处求医,母亲因病痛苦,他常看在眼里,痛在心头,一次陪同母亲去当地镇上人称李半仙的老中医处求诊,他待母周到,对医者手按腕部能知病情感到好奇,老中医便说"长大学医吧",身心承受求医难之困,老中医一句话便使他心里萌生了学医的念头。当地厚重的学风为他的童年、青年提供了良好的学习环境和学习氛围,从小学到中学,他刻苦学习,各科成绩名列前茅。求知的渴望点燃了他读书的热情,大量的阅读开阔了眼界,增长了知识,通过勤奋阅读古典文学,培养了他古文素养,为以后深入钻研中医典籍,领悟博大精深的中医奥秘,著书立说,发表许多有学术见解的论文打下了坚实的基础,他也养成了善于学习、勤于总结的好习惯,正如我国著名科普作家高士其说:"对世界上的一切学问与知识的掌握也并非难事,只要持之以恒地学习,努力掌握规律,达到熟悉的境地,就能融会贯通,运用自如了。"勤奋且有远大的志向是他成功法宝的一部分,正确的学习方法、勤奋的汗水和坚定的意志使他迈上了一条属于自己的成才之路。

中学毕业后，殷教授如愿考取了陕西中医学院（陕西中医药大学前身），他的梦想得到了实现，在中医学府，开始了人生全新的旅途，也是父母希望的寄托，立志学好医学，当一名好医生。要成才，先立志。来陕西中医学院学习的殷克敬是陕西省第一批中医大学生，也是既秉承传统中医，又接受现代多学科医学教育的一代人。学习课程既有中医四大经典课、中医基础课和临床各科课程，还有西医基础及临床课程。当时中医学院在全国来说是新生事物，许多中医老教师还以过去中医师带徒的方法要求学生背诵经典原文，对于一个并非出自中医世家也从未接触中医知识的他来说实属不易，他只有付出多倍的时间勤奋学习，埋头医学书籍中，打好扎实的基本功。他立志苦学，寻找记忆窍门。他以后出版的《方剂速成趣记》就是他当时学习的笔记，后由其学生整理成书。从中就可以窥见他当时刻苦学习的一斑。我国著名的革命家、教育家吴玉章说过："青年人首先要树雄心，立大志；其次要度衡量力，决心为国家为人民做一个有用人才，为此就要选择一个奋斗的目标来努力学习和实践。"由于他的勤奋刻苦，学习成绩一直名列前茅，多次获奖，除专业学习外，他深知中医文化是一个多学科渗透的学科，课外他还阅读许多经典名著（如《古文观止》《说文解字》《道德经》）及一些古典文学书籍等。这些经典名著及古典文学书籍，为他学习中医典籍打下了良好的基础。在大学五年时间里，他刻苦学习，勤于求教，善于钻研，不断总结，利用得天独厚的学院图书馆的大量藏书，渔猎书林，摘录学习卡片。他深知医学是一个实践很强的学科，在一年的临床实习中，他处处留心，善于总结，记录每位带教老师的临床特点及一点一滴的实践经验，日积月累，集腋成裘。在与同学交流时他的口头语是"好记性不如烂笔头"。他写的论文有血有肉，许多阐述妙笔生花，正是从医为民的志向支撑，激励他披荆斩棘，一路前行。大学五年学习打好了基础，1963 年 7 月他以品学兼优的优异成绩毕业留校工作，从此又进入了进一步深化探索医学知识与传授中医知识的奋斗中。

二、学谙经典苦志读书

经典医籍是古代先贤对中医文化精华的总结，是博大精深的中华民族传统文化与生命科学的有机结合，蕴涵着中医优秀文化的精髓，也是以生命科学为主体的中华民族灿烂文化发展的缩影。经典医籍奠定了中医学科坚实的理论基础，是人文科学、自然科学、古代哲学等引入医学领域的典范，并将其与生命科学融为一体来解释人体生理、病理等的具体问题。他深谙"自古医家出经典"的古训，从读书中他了解到无论是古代还是现代著名的医家，多依靠精研经典医籍而获得成就。大学五年的学习中，在老中医带教的引导下，刻苦学习了《黄帝内经》《难经》《伤寒论》《金匮要略》《针灸甲乙经》《针灸资生经》《千金要方》《针灸大成》等经典著作，背诵了不少的经典条文和名句。他认识到要成为一代名医，必须博览群书，读名著，阅前贤临诊经验集，勤记笔记。直到今天，他在临床及讲课中，对许多经典条文、名句不假思索、顺口说出。他认为自己天性并非很聪智，今天的成就勤奋刻苦是关键，他推崇"业精于勤而荒于嬉，行成于思而毁于随"之条训，不管是理论学习、研究文献，还是教学科研、临床应诊，都是如此。毕业留校后，更有许多机会求教于名师，学校著名的教授都是他常请教的老师。他的勤奋刻苦也成为其临床诊疗效果显著及后来学术思想形成的基础。

　　《内经》《本草纲目》在2011年入选《世界记忆名录》，意味着当代世界记忆对中国医学古籍的认可。中医古籍蕴藏着先贤的智慧。正因为千百年来历代医家不断地阐释发挥，才经久不衰，这样不但守住了中华医药的光辉灿烂，更为中医药的复兴添光加彩。殷教授数十年来学习、继承传统典籍，善悟其理，用《内经》等经典论述的手法治疗多种疑难病证，取得了满意效果，如用"发蒙"针法治疗耳鸣耳聋；"关刺"治疗筋痹、痛证；"浮刺""合谷刺"治疗面瘫；"扬刺"法治疗肘劳（肱骨外上髁炎）及《内经》扶阳理论和"六经开阖枢"临床应用等，都是他研习经典，在勤于实践中不断思索，努力探究其奥，真正把握精髓，通过临床实践得出的结果。正如王冰在《重广补注黄帝内经素问序》中所言"探微索隐"之理。研读经典，惠泽古今，让中医文化和医术水乳交融，让博大精深的中医药文化华光四射，这是我们的责任。对中医经典的学习，殷克敬教授有自己的诠释。他常说："读经典与临床，相得益彰。经典是先贤的临床实践结晶，要立足理解本意，深研精髓，不能断章取义；在琢磨经典原文的同时，必须结合临床实践，否则难以领悟经典之奥妙所在，更无法体现经典的生命力。只有在实践中去验证，才能真正指导临床工作。"

三、跟师学习广博涉猎

　　师承教育是中医发展的重要教育模式，中医事业的发展同样离不开这种人才培养方法。殷克敬教授在学院有更多的机会与老师在诊余之际请教相谈。通过临床实践，殷克敬教授才体会到在院校教育学习的理论知识常与临床有些脱节现象，实践证明只有跟师临床，"耳濡目染"，师生间"口授心传"，诊治疾病才能获效。书本上的东西在临床上很难灵活运用，所以他抓住一切机会向名老中医学习，多问、多记、多实践；学院"开门办学"时，他得到著名中药方剂学家王正宇教授的临床指导，跟随全国颇有影响的心脑内科专家国医大师张学文教授临诊抄方，聆听讲解，颇有收益。更可喜的是，毕业留校后他一直跟随国医大师（殷克敬教授大学的班主任）郭诚杰教授左右，从医德到诊治患者全方位受教。在参加全国专业会议期间，他从不放过一切机会，请教各位专家。例如在支援延安建设时与北京医疗队一起巡回医疗，受益匪浅，又得到陕西省地方病防治研究所防治克山病专家的指导，打下了西医学知识的基础。他自编的简明心电图教材，曾为陕西中医学院 75 级学员所应用，就是他再学习的结果。利用多次全国学术会议的机会，接触到一大批中医针灸专家，他们个个身怀绝技，让殷克敬教授大开眼界，深感中医针灸精华博大精深，和他们在一起，是很好的学习机会。深深体会到，随师学习，亲临其境，名师指点，才能学到真谛。深深领悟到，中医成才的"四大要素"就是读经典、做临床、跟名师、悟其理。殷教授也是这样一路走过来的。

四、坚持临床博采众长

中医学是一门实践性很强的学科，是自《内经》建立基本理论体系以后，历代先贤经过几千年的反复临床实践总结而形成的一门经验医学，也是传统文化应用的典范。在掌握了一定的基础理论、基本知识、基本技能后就必须以临床为依托，早临诊、多临诊，在反反复复的临床实践中积累经验，提升医技水平，才能够有能力应对各种疾病。殷克敬教授口头常说的话就是"熟读王叔和，不如临证多"《脉诀》读得熟，也要临证体验多"。他常说："学好中医必有'悟性'，没有'悟性'是学不好中医的。"这就是要靠"悟性"在实践中感悟。他深知中医人要夯实经典基础，必须结合临床；提高临床疗效，才是中医继承和发展的最有效途径。殷克敬教授亲临教学第一线并一直坚持临床，从未间断。他说："多读经典、医案是学习先贤的经验，多访名师、跟老师抄方是学习今人经验，而多临床则是在积累自己的经验。"即使在 20 世纪 80 年代初，他担任学院针灸推拿系领导期间，繁忙的工作也不曾使他脱离教学和临床。他中西医兼备，针药并用，临床治疗病种十分广泛，内、外、妇、儿、五官科疾病及杂病无所不涉，他努力钻研业务，善学、善问，要求自己要做到人不能治我可医，有治必有效，并认为只有通过反复临床才有可能实现，正因为如此，才造就了他较高的临床造诣。

五、创建专业培养人才

20世纪70年代末，殷克敬教授与国医大师郭诚杰教授向学院领导上书，提出设立陕西中医学院针灸专业的建议（当时他是学院针灸教研室党支部书记）。在上级领导的支持下，他们承担了筹备工作，殷克敬教授负责教学工作，深知担子重，责任大，在当时无任何经验可借鉴的情况下，他竭尽全力四处求教，制订教学计划，确立开设的课程，组织编教材，安排教师进修学习，除自编《针灸治疗学》《刺法灸法学》《针灸内科学》等教材外，还审定其余八门教材。为节约经费，他与系秘书孙福生老师，将11门教材用蜡版刻印，解决了燃眉之急，署名陕西中医学院针灸学教材，个人既无署名又无稿费，学院教务处将其作为交流教材提供给多个院校。这就是那个时代人的精神和广阔胸怀，也成就殷克敬教授成为一个实干家。1981年陕西中医学院迎来了第一届针灸专业本科生，成为全国少有的设立针灸专业的院校之一，也成为国家招收针灸学科硕士研究生的院校之一。

"腹中有书气自华，人有学问身自重"。殷克敬教授不但工作认真，一丝不苟，且常访名贤，虚心请教，刻苦学习，不断积累，善于归纳。临床实践中，勤于分析，探索其理，总结经验，历练理论，是一个临床教师学术水平提升的重要环节，只有通过不断实践，不断分析，不断总结，才有可能对一些问题在理论认识上达到新的飞跃。他发表有较高学术价值的论文百余篇，都是他不断探索总结的结果。"急症针灸治疗的基本法则""急症针灸的施治原则""中医八法在急症针灸中的应用""经络别通在急症针灸中的应用""针刺治疗中风急症的临床与机理研究""针药并用治疗中风急性期100例的临床观察""扶阳通督治疗脑中风理论构建"等等，使他成为我国应用针灸治疗急症的倡导者。他发表的《中医的生物钟——子午流注纳甲法的临床应用》《中国时间医学的代表——"子午流注针法"探源》《试论中医理论体系的时空治疗观》《试论"空间时相针灸法"的螺旋守中原理》等论文，以中医"天人相应"的整体观为理论基础，根据气血流注的不同时辰，择时选穴，因时制宜，把时间、空间因素与人体节律结合起来治疗疾病。上海中医药大学石磊等教授，在《中华中医药杂志》评论说："殷克敬教授在子午流注理论的基础上，首创'空间时相针灸法'，是以螺旋守中为指导原则，用干支为纪法，以运气学说为工具，对人体五脏六腑系统中的病理进行诊治的新方法，他在干支推演的问题上没有采用'子午流注针法'的机械开穴，而是在辨证的基础上采用'现象候时定位方法'，在继承时间针法优势的前提下，使得子午流注针法更加灵活、实用。"从这些评语中可窥见殷克敬教授治学严谨、继承创新的一斑。从他的论文"五输穴应用解疑""关于经络实质现代研究的反思""针芒迎随补泻之我见""'经络别通'取穴法治疗痛症临床应用""试以经络理论比类痛证机理"等中，都可以看到他对学术理论研讨的独见。

殷教授出版专著和参编的教材共16部之多，如《急症针灸治疗学》《针灸时间医学概论》《中国磁极针》《中华针灸指南》《三百六十首方剂速成趣记》《实验针灸学》《实用特定穴精析》《〈内〉〈难〉针灸译注》《乳腺病中医特色疗法》等，其中《〈内〉〈难〉针灸译注》多次印刷，又再版。潜心研究中医基础理论经典，就不会丢失传统医学的核心理念和方法，才能全面地领会其博大精深的丰富内涵，在临床实践中不断创新发展。这些论著都贯穿了他数十年来临床经验的结晶和研究成果，也可以看出殷克敬教授在教学、临床、科研奋斗60余年来认认真真、踏踏实实追求学问，崇尚科学，精益求精，一丝不苟，不断学习，善于总结，又在继承中创新的师者风范。

六、心存仁慈精研医术

"人无德不立，国无德不兴"。殷克敬教授自从医以来熟读孙思邈"大医精诚"，倍受鼓舞，把医德放于首位。他常说："医者，德行于术先，才能得医道之真谛。"他深知当年母亲患病时倚门求医，翘首待药的苦楚与渴望。他在《双肩担道义，仁心济苍生》一文中将中医文化核心价值理念概括为"仁""和""精""诚"四个字，都是将以人为本，医乃仁术，济众博施，大医精诚作为基准，并说："穿上白大褂，不仅肩负竭诚敬业，救死扶伤的使命，也承载着患者渴望恢复健康的寄托，走进患者内心，给患者搭建一个安全避风港，替患者拂去心灵的雾霾，以娴熟的医术、殚精竭虑的仁心济苍生，牢记我们的使命与职责。"不难看出，他心中时刻装着患者，60余年来他始终遵循仁心济世之旨，以救死扶伤的信念救治了不计其数的患者。他常给带教的学生讲："对你初接诊患者，首先不要相信别人的诊断，要否定别人的诊断，就要拿出可靠依据。"他对首诊患者细心诊断，一丝不苟，收集临床资料，分析辨证，用药准确，取穴精当准确，手法补泻适宜。国医大师张学文教授为他题字"知穴善用有玄机"。殷克敬教授对患者的认真，规范娴熟的治疗，疗效的显著，深得患者的赞誉。走进他的工作室，看到患者治愈后因感激而赠送的牌匾，就可窥见一斑。《淮南子·主术训》云："偏知万物而不知人道，不可谓智；偏爱群生而不爱人类，不可谓仁。"他坚守的是以医施德的信念，在他身上我们看到的是仁心仁术，勤奋坚韧的奉医入圣的真诚。殷克敬教授为我们树立了一个在岐黄之术道路上的标杆。

七、名师引领立志成才

1. 师之风范，他的楷模 20 世纪 60 年代初，殷克敬教授在陕西中医学院学习时，著名中药方剂学家王正宇教授是他最崇敬的老师之一，老师严谨的教学风格和临床辨经施治的思路，给他留下了深刻的印象。毕业留校后每遇学术问题，他多登门请教。更使他铭记心间的一件事是在 1976 年陕西中医学院开门办学期间的岐山教学点，王正宇教授多次亲临指导医疗工作，如有一厥阴头痛患者，殷克敬教授请老师临诊赐教，老师认为他辨证准确，就是不敢大胆用药，遂将吴茱萸一味加量，一剂而效。还有一高血压患者来诊，体胖、头晕、怕冷，舌质淡苔薄白，脉虚弦。殷克敬教授辨证为阳虚，因血压高（160/98mmHg）未敢用温阳药，只用"平肝潜阳"之法施治，效果不理想，后经王正宇教授指点，用右归丸加牛膝。殷教授问王正宇教授方中用附子是否会升高血压，王正宇教授说"有是病当是药"。服药 3 剂后，血压降至正常。至今殷克敬教授记忆犹新。以后他给学生讲课中多次提及王正宇教授的辨证细微，组方严谨的求实精神，这也影响了他以后的学术成长。

国医大师张学文教授是殷克敬教授上大学时的中医温病学老师，以其脑病学说及对疑难病治疗的独特见解建树，成为倡导开展中医治疗急症的先驱，作为全国中医内科学会中风急症协作组的组长，与我国多名知名专家一起制定了《中风病中医诊断疗效评定标准》。张老师和蔼可亲，平易近人，医术高超，是殷克敬教授敬仰并经常请教的老师。1976 年开门办学，殷教授有幸与张学文老师在岐山医教队一起工作，一年时间一起出诊，一起临床，抄方学习，殷克敬教授得到很多启发。有一次他们一同出诊国棉九厂，治愈了一位吃土的患者。张老详审多家医院、多名医生的诊疗记录，深思熟虑后对殷克敬教授说："患者这样每天大量吃土，肯定缺土。"一语道破病机，拟补脾之方剂治愈。张老的诊治思路、用药特点，使殷克敬教授从中悟出了许多道理，张老运用中药治疗许多急性疾病，也使殷克敬教授萌生了以后开展针灸治疗急症的想法。

国医大师郭诚杰教授，是殷克敬教授大学时的班主任，也是他针灸的启蒙老师。殷克敬教授在校学习期间是一个品学兼优的学生，深得郭老的喜爱，听郭老讲课，看他针灸治病的神奇疗效，使殷克敬教授对针灸疗法产生了浓厚的兴趣。毕业留校后又分到郭老领导的针灸教研室，他更有很多机会聆听郭老教导。郭老教学严谨，做事认真负责，一丝不苟，待人宽厚，医术精益求精，特别是其高尚的医德，对殷克敬教授影响极大。郭老对年轻教师积极鼓励，严格要求,布任务,压担子。在教研室工作时,郭老是主任,殷克敬教授是后来的党支部书记,1980 年在领导关怀下,创建针灸系,郭老是系主任,殷克敬教授是副主任,分管教学和临床工作,他们一起研究工作、编写教材,一起带研究生。郭老承担国家中医药管理局"乳腺增生针刺研究",殷克敬教授与他一起搞临床观察,在共事中,殷克敬教授学习到老一辈工作认真、严谨、一丝不苟的精神。他常说郭老不仅是他走向中医针灸的领路人,也是他学习的楷模。经典学习、名师的开导及长期的临床实践、体悟所得出的真知灼见,构成了他魅力人生与人文胸怀,也彰显了其学术视野和医疗风范。

2. **处处留心,善于学习** 1970 年为了贯彻毛主席对延安革命圣地建设的复电,殷教授主动请缨参加支援延安建设。延安是红色革命圣地,新中国从这里走来;延安是神秘的地方,往往在朴素的生活里缔造奇迹。带着一份好奇心和向往,殷克敬教授如愿来到这里,凝望宝塔山,先辈的艰苦创业史在他脑海浮现,他触动很大,下决心为这里朴素的人们多做点事,让自己的人生更富有价值。在支援延安建设期间,他与北京支援延安建设医疗队和陕西省地方病防治研究所的同志,一起参加巡回医疗,进行防治克山病、改水等工作,他也抓住了一切机会学习。他深知自己是中医,西医知识相对缺乏,所以白天医疗,晚上学习,整理每天学习笔记、临诊记录,这不但为以后构思中医针灸治疗急性疾病奠定了思想基础,还在基层得到锻炼,丰富了知识,充实了自己。在延安期间,基本以巡回医疗为主,他风趣地写了一首打油诗:"昨日宝塔今桥沟,明天柳林到枣园,翻山进沟寻常事,田舍随处医疗站。"言其在延安等地的巡回医疗,防治克山病,几句话道出了当时的生活情景。在延安期间,他还处处留心收集民间单验方。如在柳林一农民饲养员用当地山中的草药"山萝卜"煎汤喂牛治疗"牛呛咳病"时,由于反复尝药的温度,治好了自己多年的哮喘病,殷教授走访用法、用量后试用到患者身上,确实有效;他还了解到当地农民将曼陀罗叶少量加入烟叶中吸烟治疗老年性慢性支气管炎,对当时提倡开展的"一根针,一把草"治病的群众运动起到一定作用。

从基层回校,殷克敬教授深感自己知识缺乏太多,想要在中医临床有所成就,必须以西医学知识为支撑,更好地将辨证、辨病结合起来,用于临床实践。为了更好地创建附院中医特色,医教结合,领导选派他去第四军医大学第二附属医院(现空军军医大学唐都医院)神经内科学习、进修,他很幸运地跟随全军神经科首席专家游国雄、粟秀初等教授学习,一年多时间从门诊急诊到病房,他基本全面地学习了神经系统常见病的诊断与治疗,掌握了知识,扩大了眼界,为他以后开展针灸治疗急症打下了良好基础。进修回来后,在院领导支持下,他立即组建了陕西中医学院附属医院(陕西中医药大学附属医院)针灸科病房,这是当时全省中医院第一家针灸专科病房,从建制到各种制度的制定、建立,他亲自值班在第一线,付出了辛勤的努力。由于工作开展得非常好,各种效益相继而来,也迎来了兄弟医院来院参观学习。20 世纪 80 年代后期,宝鸡市中医医院成为陕西中医药大学的教学医院,他受学院教务处的派遣,协助宝鸡市中医医院组建了针灸科病房。推进了中医针灸疗法的发展。殷教授是一位学识渊博的学者,他认为中医针灸要发展,必须多学科相交融。一位好的医生,要有广博的知识,除精读中医针灸经典外,还要熟悉西医学、哲学、史学、天文地理、易理运气学说。他认为中西医各有所长,临床应用可发挥各自优势,中西医结合、针药结合或内外兼治。他处处留心向有一技之长的学者学习。由于有亲身体会,他担任系领导时,将中医人才的培养和梯队建设与院校教育、师承教育和继续教育三者紧密结合。"前者具有规范化优势;中者临床实践机会多、个性化治疗特点突出;后者不断学习,不断'充电',不断提高。三者结合是尽快培养人才,实现中医继承、发展、创新的必由之路"。这些都是他在实践教学中不断总结的经验。至今殷教授已到耄耋之年,依然手不释卷,重温经典,门诊不辍,撰写医论,出版著作,仍然关心中医教育,敬业传承,担任中国中医科学院师承博士生导师和陕西省中医药管理局师承导师,坚持临床带教弟子及学生,举行学术讲座,解难答惑,可谓其情至诚。

第 二 章

学 术 主 张

殷克敬教授,治学严谨,学验俱丰,作为教师,他有社会的责任感,爱岗敬业,教书育人,勤恳踏实,对学生和蔼可亲,以诚相待,严谨关爱。他以言行影响学生,以高尚的师德潜移默化感染学生,用言传身教引导教育学生,培养他们的敬业精神,促使他们健康成长,超越自己。他常说:"教师的成就感就是桃李满天下,且青出于蓝而胜于蓝,学生的成就给我带来最无尽的快乐。"在临床工作中他一丝不苟,关爱患者,认真辨证,细心治疗,他用"大医精诚"诠释了"医者仁心"的深刻含义;他从医生涯一直坚持自己的原则,"双肩担道义,仁心济苍生""竭诚敬业,救死扶伤",将患者安危系于一身,走进患者内心,替患者拂去心灵的雾霾,他以娴熟的医术,给患者搭建了一个安全的避风港。"为医先做人,做人先修德",这是殷教授的座右铭,也是他教导学生去潜心实践的。

殷教授从医之路选定后从未改变初衷,是从事医、教两栖的铁杆中医,执业半个多世纪,精勤不倦地在医疗战线从事教学管理和临床、教学、科研数十年,孜孜求索。他兴趣广泛,热爱传统文化且在书法、绘画、诗词等方面有一定造诣,欣赏他的作品也给我们不少启迪。他的仁术懿行正成为同道和杏林学子学习的楷模。其学术思想述要如下。

一、急症用针独着先鞭

急症,系指突然发生的疾病或意外损伤,有时也包括轻的病症骤然转剧或慢性病症的急性发作。它往往是邪毒过强、损伤过重或致病因子长期作用于机体的结果,表现为气血急剧闭阻或衰竭、脏腑功能逆乱、阴阳极度失调等。急症来势凶猛,病情危重,易于逆变,若不迅速救治,常可危及生命,因此,急症防治一直属于医学最为重要的课题之一。

针灸疗法是中医学中独特而重要的非药物急救方法，也是最早应用于急救的疗法之一，常有"急则用针，缓则用药"之言。殷克敬教授认为针灸治疗急症具有独特的优势：①双向调节，平衡阴阳。急症救治，以挽救生命、解除危急证候为首务。关键在于迅速有效地平衡逆乱之阴阳。这契合了针灸的基本作用——"调阴与阳"（《灵枢·根结》）。②迅速及时，简便经济。殷克敬教授认为急症来势急，发展快，变化速，治疗上强调一个"急"字。急症病应迅速控制病情，多宜就地施治，阻止其蔓延发展以免贻误抢救时机。这正是针灸的长处：它不受地点、时间、设备、药物等各种条件的限制，器具简单，随时随地，均可应急。③适应范围广泛，副作用极少。在目前 300 余种针灸适应病症中，急症占百种以上，遍及内、外、妇、儿及五官等各科。目前药源性疾病已对人类构成越来越大的威胁，而药物的短处正好是针灸之长。一般而言，只要正确掌握其操作方法，针灸极少产生毒副作用。因此，殷克敬教授认为针灸对某些急症有转危为安、化险为夷之功，在临床急症救治中往往独着先鞭，一枝独秀。

进入 20 世纪，伴随着疾病谱较大的变化和"自然医学""绿色医学"思潮的出现，出现了"中医热"，特别是 20 世纪六七十年代以来，中医治疗急症掀起了中医、中西医结合界新一轮热潮。殷克敬教授认为研究针灸治疗危重急症是中医学发展的当务之急，是实现中医现代化必由之路，也是中医事业自立于医学之林的一个重要标志。所以，与广大针灸工作者一样，殷克敬教授也较早地对急症针灸进行了系统的研究，从临床实践中不断总结和提高，取得了自己独到的见解。

（一）急症针灸治疗基本方法

1. 发汗解表宣肺定喘法 本法开泄腠理，发汗祛邪，《素问·阴阳应象大论》云"其在皮者，汗而发之"。

适应病症：主要用于外邪袭表而致的发热恶寒，头痛身痛，苔白脉浮，以及风寒侵袭、肺失肃降之咳逆喘息和水肿兼表证等。

选穴析义：发热取大椎泄热，风门、肺俞、风池等宣肺解表，合谷发汗托邪外出，列缺疏风宣肺，外关调理三焦气机，天突、定喘穴祛痰止喘。如肺热刺尺泽，虚喘补关元，气海温肾纳气定喘。

操作方法：毫针刺用泻法。风寒重可在风门、肺俞拔火罐，热邪不解少商点刺放血；虚证可用补法或艾灸。

2. 清热解毒祛瘀生新法 本法为治疗各种热毒证而设，《内经》提到血实宜决之，去宛陈莝，宛陈则除之，去血脉也。《针灸大全》曰"有热则清之"亦即此意。

适应病症：凡因火邪热毒，阻滞经络，气血壅遏所致之温毒、疮疡等热深毒重之症,如痄腮、喉痹、口舌生疮、痈疽、丹毒、斑疹、毒痢、吐衄、毒蛇咬伤等。

选穴析义:少商、角孙、耳穴点刺出血以疗痄腮、喉痹;口舌生疮金津、玉液放血;合谷、曲池清泄阳明以疗痈疽丹毒;委中放血清血中之热,斑疹配血海泻血分之毒,痢疾取天枢、上巨虚等化湿行滞;上星泄热止衄;毒蛇咬伤急取阿是穴放血拔罐使邪毒外出。

操作方法:用毫针或三棱针放血,清泻诸热、解毒祛瘀、理血化斑。

3. **通经活络理气止痛法** 疼痛性质有寒、热、虚、实和气分、血分之分,其病机可概括为气滞、血瘀之型,中医学认为"不通则痛",故以通为止痛首务。

适应病症:凡因风寒温热燥火、虫积、食滞及情志所伤,皆使经脉闭阻、营血凝涩、络脉空虚产生疼痛,针灸皆有明显止痛效果。

选穴析义:疼痛之因颇多,临证可根据辨证选穴,多取局部穴位疏调经气。外关调三焦之气以通络;头面部配合谷;胁肋痛取阳陵泉;胃脘痛配取梁丘、足三里;痛经取归来、中极、三阴交调理冲任;蛔厥取四白透迎香穴,止痛加配相应耳针可加强其效果。

操作方法:毫针泻法,血瘀刺络放血,通畅气血;寒凝配温针、艾灸以温经散寒止痛。

4. **调气活血祛痰化滞法** 本法具有行气化瘀、蠲痰化滞、疏通经脉、调理气血功效,用以改善血运、化痰通络。

适应病症:凡由内伤气血、寒热之邪所侵及外伤、痰阻等所致痞块、积聚、痈肿等皆依本法治疗。

选穴析义:心俞、脾俞、膈俞、膻中行气活血,血海、委中、足三里、三阴交畅通血运,阴陵泉、丰隆健脾燥湿化痰,所谓"血脉流通,病不得生"。

操作方法:毫针泻法或温灸通络,还可刺络拔罐以疏通血运,祛瘀除滞。

5. **养阴柔肝息风止痉法** 风有内外之分,外风是外感病之先导,内风是肝功能失调的表现,此法专为平息内风而设。《素问·至真要大论》云"诸风掉眩,皆属于肝""诸暴强直,皆属于风"。

适应病症:凡因阴阳失调、水不涵木,阳化风动或肝郁气遏失于疏泄,或外感风邪高热不解引动内风出现的筋脉拘挛、抽搐、瘛疭、牙关紧闭、角弓反张等症,皆用本法救急。

选穴析义:百会、水沟、十二井穴调阴阳气血悖乱,开四关(合谷、太冲)平肝息风止痉,阳陵泉、外关镇痉息风,配太溪滋水涵木,养肝柔筋,行间泻肝胆有余之火以牵制浮越的风阳。

操作方法:毫针泻法或井穴放血,通络活血开窍,使气血和、阴阳调,风息痉止。

6. **调经通络行气止血法** 血证之因多为血热妄行,气虚不能摄血、血瘀阻络而不归经,或冲任虚损而致,治疗应分清上窍、下窍出血,灵活变通。

适应病症:血离经妄行而见吐血、衄血、咳血、便血、尿血、崩漏、月经过多、紫斑及跌打损伤等,如能及时有效止血,则可避免耗血伤津,阴阳悖乱,对救急扶危有重要意义。

选穴析义:上星平阳热亢盛以治衄血,合谷泻阳明热;尺泽、鱼际清肺热治咯血,便血取长强、承山;尿血取膀胱俞、中极、三阴交清热利湿;经血过多取归来、关元、气海、隐白等调冲任,理血气;气不摄血当以关元、气海、足三里益气固摄,滋生化之源;外伤则调局部经气。

操作方法:毫针刺,实证多用泻法,虚证多用补法,留针30分钟。

7. 通里攻下清肠导滞法　此法通导大便,排除肠胃积滞,荡涤实热,推陈致新。《素问·阴阳应象大论》云"中满者,泻之于内"。

适应病症:主要用于阳明腑实,湿热内阻,肠胃积滞,如肠有燥屎、热结便秘、瘀血内蓄、痰浊停滞、虫积等正盛邪实证候。

选穴析义:大肠俞、天枢、上巨虚疏调肠腑经气,化湿行滞,支沟宣通三焦腑气,曲池、合谷清泄阳明实热,丰隆豁痰顺气,足三里调气行滞,调理肠胃。

操作方法:用毫针行泻法。间歇行针,必要时取番泻叶当茶饮。

8. 清热渗湿利水通淋法　人体中主水在肾,制水在脾,调水在肺,三焦、膀胱分利水湿,如湿热蕴郁,阻滞下焦,膀胱气化失司,皆本法所治。

适应病症:尿频尿急,热淋灼热短涩刺痛,血尿或者砂石,小便混浊甚或不通而成癃闭。

选穴析义:膀胱俞、中极调理膀胱气化之功;三焦俞宣通三焦气机,分利湿热;阴陵泉、三阴交除湿健脾。血尿加刺血海。小便混浊加肾俞,少腹胀满取曲泉、公孙,结石刺委阳、耳穴埋压王不留行利湿热通气化。共奏"气化则湿亦化"之功。

操作方法:毫针泻法间断行针,留针30分钟。

9. 醒脑开窍苏厥启闭法　风、火、痰相结,闭阻经脉,蒙蔽清窍,或肝阳上亢,风火相煽,上扰神明而致气机逆乱,急应苏厥醒神、开郁启闭、镇静豁痰以救危。

适应病症:猝然昏倒,不省人事,神昏谵语,口角歪斜,语言謇涩等,如中风、中暑昏迷,热极惊厥,痰蒙心窍,神志失常等。

选穴析义:水沟开窍启闭;百会镇惊息风健脑宁神;内关宽胸利气;十宣泄热开窍;三阴交、涌泉交济水火、釜底抽薪;语言謇涩廉泉刺之。

操作方法:毫针泻法,亦可用三棱针点刺放血。

10. 培元固本回阳救逆法　气血严重耗损,元阳暴脱衰微,阴阳即将离绝之虞的危急状,皆以大炷艾灸为最。

适应病症：四肢厥逆，手撒神昏，汗出如珠，二便失禁，脉微欲绝之中风脱证，大汗吐泻失血之精津耗极，元阳衰微生命危笃者。

选穴析义：盐填神阙大柱灸，补肾填精，益气回阳；命门壮益元阴元阳，以求生命之本；水沟、百会宣通气血，开窍启闭，升提举陷；关元、气海、足三里培元固本以资气血之源，内关宽膈以展胸阳之气。

操作方法：毫针刺用补法，大柱艾灸以四肢温而呼吸调匀、脉复为度。

殷克敬教授在临床实践中，研习了大量的中医医籍文献，将散乱的、缺乏规律的针灸治疗急症文献进行了归纳，对其理法进行了总结，悟其真谛。通过数十年来的临床实践，对于急症，以针为先缓其急，后兼他法调其本，针药并用除其疾。例如对急性胆石症、胆绞痛、急性肠痉挛、急性心肌梗死、急性胃痉挛、痛经等，先以针缓急，后辨证分型调本。从发表的诸多治疗急症论文、著作和科研项目可以看出，他开辟了临床应用针灸治疗急症的系统治疗方法，对针灸治疗急症作出了贡献。

（二）缺血性中风治疗针灸应"早"当先

20 世纪 90 年代开始，殷克敬教授面对临床发病率远高于出血性中风的缺血性中风，发现不少患者虽然经过治疗拯救了生命，但往往都留下了严重的后遗症，形成了终身残疾；探讨、分析后认为最关键的是诊断是否正确和治疗是否及时。殷克敬教授对急性脑中风进行了大量的临床观察及机制研究，结果表明，在确定诊断的基础上，治疗必须要早。当今 CT、MRI 等先进检查诊断仪器已较普及，对脑中风的定位、定性准确诊断，已经不再是个难题，急性脑血管病患者的求治能获得早期诊断治疗，对疾病的转归非常重要。常见的缺血性中风，一般缺血 5~60 分钟，梗死灶中心已产生不可逆的坏死灶，它周围的"脑缺血半影区"虽受到影响，但是只要能在 3~6 小时恢复其血液供应，仍然有希望使它的功能恢复。早期治疗就是在有效治疗时间内，阻止"脑缺血半影区"可存活的脑组织细胞发生不可逆性损害，也就是在这个"黄金时间"内尽快地积极采取包括针灸在内的综合治疗措施，抢救受威胁的"脑缺血半影区"的脑组织细胞，最大限度地减少其功能丧失，促使恢复，使症状好转，减少后遗症的形成，这一切都归功于一个"早"字（即早期准确诊断、早期有效治疗）。但是，目前传统的急诊医学对急性脑中风的早期治疗未引起人们足够的重视，一些患者初起症状较轻而不在意，等待 1~2 天后症状加重才去诊治，可惜已错过了最佳的治疗时机，治疗恢复就比较棘手，多会留下许多后遗症。

殷克敬教授治疗本病，提倡早期针灸介入，根据中医辨证将其分为肝肾阴虚、气虚血瘀、气血两虚、痰湿阻络四型。

（1）肝肾阴虚型：表现除中风主要症状外，还伴有头晕、口舌干燥、面色潮红、腰膝酸软，舌干涩少津，苔薄白，脉细数。

（2）气虚血瘀型：表现除中风主要症状外，还伴有神疲乏力、少气懒言，肢体困倦，纳差，舌紫暗，脉象细涩。

（3）气血两虚型：表现除中风主要症状外，还伴有少气懒言、肢体困倦麻木，面色不华，舌干涩，脉象细弱无力。

（4）痰湿阻络型：表现除中风主要症状外，还伴有头重如裹、肢体困重、大便黏滞不爽，胃脘痞满、口黏无味，舌苔厚，脉滑。

针刺治疗方法：选穴阴郄、郄门、水泉、梁丘，采用捻转法，梁丘穴用泻法，余穴均用补法，每日 2 次，共针刺 10 天，每次留针 30 分钟，每穴 3~5 分钟行针 1 次。头痛加刺太阳穴，头晕加刺风池穴，睡眠不佳加神门穴，上肢痛加肩髃穴，下肢痛加髀关穴，中枢性面舌瘫加地仓透颊车、上廉泉，语言不利加上廉泉、通里，半身不遂加瘫痪异功点（曲池与手三里之间）。

针灸治疗缺血性中风，目前普遍认为多用于缓解期和后遗症期的辅助治疗，但从我们多年的临床实践和机制研究表明，急性缺血性中风尽早应用针灸治疗，对缺血性脑组织可增加脑血流量，改善脑氧代谢，缩小脑梗死体积，抑制脑细胞凋亡，对缺血的脑组织起到一定保护作用。因此，针灸治法早期介入有确切的临床价值。由于缺血性中风是一个极为复杂的病理生理过程，是多原因、多机制共同作用的结果，因而在治疗上必须采取多靶点、多水平、多渠道的治疗措施，这对疾病的预后转归至关重要。

二、痛证治疗首创别通

（一）从经络理论阐释痛证机制

疼痛是许多疾病发生、发展过程中常见的一种症状，虽然是一种主观感知现象，但疼痛可以摧毁患者的意志，最可怕的是，直接摧毁患者的免疫功能，所以疼痛已被世界卫生组织确定为继血压、呼吸、脉搏、体温之后的"第五大生命体征"。目前这一组复杂的病理生理改变表现，已成为当前医学和生物学新兴交叉学科研究的重要课题。止痛可进一步提高患者的生存质量，延长生存时间。针灸止痛已被世界医学公认，它不仅对功能性疾病引起的疼痛有很满意的止痛效果，同时对许多器质性疾病引起的疼痛也有良好的止痛作用。殷克敬教授首先从中医学经络学说出发，明确疼痛部位、原因，明辨疼痛的性质、病程，对疼痛机制进行了归纳，纲举目张，为临床治疗奠定了理论基础。

1. **邪阻经络,不通则痛** 殷克敬教授认为经络阻滞不通,引起人体脏腑、经络、营卫、气血、精神等失衡,机体的生理功能受到病理因素袭扰,使患者机体受害部位产生感觉、直觉的苦楚,就是疼痛。"不通则痛",气血阻滞是针灸临床治疗痛证辨证的基本病机。

2. **经络失濡,不荣则痛** 痛证病机不能单用"诸痛皆实"的观点来概括,临证中因虚致痛,并非鲜见,脏腑功能低下,阴阳气血虚损,经络失于温养濡润,脉络拘急,亦能引起疼痛发作。如中气不足,气血生化乏源,清阳不升,清窍失养,可致气虚头痛,胃脘作痛;胃气虚弱,冲任受损,脉络瘀阻,可致生殖、泌尿系统诸痛。针灸治疗使经脉通畅,气达血和,达到通则不痛、血荣不痛的止痛效果。

3. **经筋缩蜷,筋急则痛** 临床实践中,有因"缩蜷致痛""经脉绌急而痛""小络急引作痛"等,既有异于"不通则痛",也不同于"不荣则痛",而是由于经脉痉挛不能弛缓而致痛。选用少阳经脉、阳明经脉、厥阴经脉、少阴经脉的穴位进行针灸治疗以镇静解痉、缓急止痛,亦能收到良好功效,如合谷配太冲,阳陵泉配行间,急脉配太溪等。殷克敬教授分析手、足三阳与三阴经筋时,认为其依其循行和所"结"部位,以"筋急"或"转筋"出现临床痛症表现体征,与今之临床常见的颈腰椎痛症疾患所见症状与体征契同。例如骨伤科常见的"落枕"就是由卧枕不当引发颈肩部软组织疲劳引起的肌肉痉挛,筋膜的炎性水肿导致颈肩部出现局部疼痛及功能障碍。临床上的针灸等非手术保守治疗此类疾病效果甚佳,均可收到缓解"筋急"的良效。

4. **神气失和,疼痛由生** 殷克敬教授指出,人对疼痛的感知觉和对伤害性刺激的感知觉,无疑要在"神"功能正常情况下才能产生。心神志和,精以养神,则无疼痛之苦,一旦脏腑经络气血营卫失和,神失主宰,导致神、形失调,就会波及气血,扰动心神,产生对疼痛的感知觉,其中心神失常,情志内伤之"心理因素"都会使人对疼痛的耐受度降低,所以"神"的功能活动变化是不可忽视的主要致痛因素。《素问·至真要大论》谓:"诸痛痒疮,皆属于心。"针灸临床中通过调神,达到"心寂则痛微"的效应,也就是改变了患者心理状态和情绪反应,调整了心神,守神勿使其失和,则神安痛去。

(二)经络别通法

殷克敬教授数十年来,遵《内经》旨意在六经"开、阖、枢"的联系应用中发现,除表里经脉和同名经脉相通联系之外,还有一种特殊的经络别通联系,能有效地治疗许多疾病,且取穴少而精,更安全,疗效可靠,即经络别通法。其为临床治疗选方、辨经取穴开辟了一条新的思路,促使我们重新审视和探讨研究经络对激发人体自身调控功能的途径。

　　根据三阴三阳经开、阖、枢的关系，殷克敬教授提出三阴三阳经脉别类相通，脏腑功能互补，信息转换，通过诊察经络选穴，调控经络气血，使紊乱的脏腑功能有序化，应用于临床治疗的方法。它有别于经脉表里经相通及同名经脉相通的联系，在针灸治疗疑难病，特别是在急症方面，因选穴中肯，疗效卓著，而独辟蹊径。

　　1. **基本的含义**　经络别通以六经开、阖、枢为基础。"开、阖、枢"首见于《素问·阴阳离合论》"是故三阳之离合也，太阳为开，阳明为阖，少阳为枢……三阴之离合也，太阴为开，厥阴为阖，少阴为枢"。论述了三阴三阳经的生理特点和它们之间的相互关系。

　　开、阖、枢是对人体三阴三阳经脉的生理功能、病理特点及其相互关系的概括，是说明三阴三阳经脉离合、互根、转化及脏腑经络升降出入转输的一种规律。"开"是开达、向外；"阖"是指内敛、向里的功能；"枢"指转换、变化的枢纽。其相互作用进一步阐明了六经所属脏腑的密切关系。太阳主三阳之表，乃为盛阳之气，气化上行外达，卫气宣发敷布，以抗衡外邪。阳明为三阳之里，内蓄阳气，内行下达，生化万物为气化之源。少阳乃阳气初升，阳气出入表里，其气行于中，使内外协调，表里气血枢转。三阴经脉气化，有太阴经输转布达，厥阴经含蓄内藏，少阴经畅达转输，共同作用才能使三阴经脉气通达，人体气化升降出入协调。总之，太阳、太阴为开，足太阳膀胱经与手太阴肺经相别通，手太阳小肠经与足太阴脾经相别通。少阳、少阴为枢，足少阳胆经与手少阴心经相别通，手少阳三焦经与足少阴肾经相别通。阳明、厥阴为阖，足阳明胃经与手厥阴心包经相别通，手阳明大肠经与足厥阴肝经相别通。这样就确立了手足六经的别通关系，为临床应用奠定了基础。

　　2. **别通传变观**　太阳、太阴经脉在"开、阖、枢"中的"开"是人体脏腑经络气血运行敷布、转输、效应等功能的总和。一旦"开"的功能失职，必然影响到人体气化功能的升降失常。在阳开、阴开中，太阳偏重布气，太阴偏于运化，所以临床上如果太阴水湿致病，往往以辅开太阳发汗治之等。阳明、厥阴为"阖"是指人体气血精微的吸收、贮藏和利用的整个气化过程。"阖"的功能失职，必然影响到人体的化生功能。阳明、厥阴二者组合成人体阖机，一旦一方失常致病，可互为因果，相互传变，因有病理因果关系，临床应用则互为相治。例如阳明主精微之气化生，厥阴司阴血之涵藏，厥阴阖必赖阳明精气充沛，方可守舍，气血方能内蓄，心包之火不至上扰。少阳、少阴皆为"枢"，枢机是人体的调控功能，承担着阴阳气血的协调输转。临床上如果少阴枢机太过，阴气上冲干扰阳位，少阴枢机不及则少阴内陷，阴不出阳。少阳、少阴二者共同组成人体枢机，一旦一方失常，则易导致疾病互相传变，因而治疗必须二者互治或共治。

3. 临床的应用

（1）阳开、阴开：太阳开重在布气，敷布、转输人体气机，太阴开则重于运化，二者功能均体现在气与津液的输布、转化关系上。临床上肺虚不能制约膀胱而遗溺，治疗时常以调补肺气而治之；膀胱蓄泄紊乱，水停迫肺而喘，常以清利膀胱而止喘；膀胱气化失常又以调肺气治之。这正是我们俗称的"提壶揭盖"法。针刺肺经穴位可控制老年遗溺及小儿遗尿，针刺膀胱经的背俞穴可以治咳嗽、气喘，针刺太渊穴治疗膀胱经背痛等，都是行之有效的方法。

（2）阳阖、阴阖：阳明主气之内蕴，为精气化源之地；厥阴主阴气的涵藏，为阴血涵蓄之所。二者共同完成人体气血精微物质的吸收、贮藏和利用过程。肝主疏泄，大肠的传导全赖肝气的疏泄。针灸临床我们常取手阳明经合穴曲池降血压以抑肝阳上亢，针刺足厥阴经原穴太冲治疗腹满痛泻，都是足厥阴经与手阳明经别通的应用范例。

（3）阳枢、阴枢："枢"是指调节、协调作用，凡是人体的调控系统及气血阴阳的枢转、表里内外的调节等均属此范围。三焦主要功能为通行元气，运化水液。肾为水脏，功能藏精、纳气，调节水液代谢。人体气化蒸腾过程通过三焦的通调才能完成。所以临床治疗肾病必须顾及三焦，治三焦病必涉及肾。手少阳三焦中的五输穴关冲、液门、中渚、支沟、天井等，临床上涌泉穴贴敷中药治疗小儿泄泻、遗尿，用姜汁按擦涌泉穴治小儿咳喘，针刺照海、支沟穴治疗便秘等，均为经络别通的范例。

殷克敬教授创立的"经络别通"是以《内经》三阴三阳经的开、阖、枢理论为基础，有别于表里经脉相通，同名经同气相求，首尾经脉相接的另一种经脉联系方式。通过数十年的临床验证，本法在治疗许多疾病，特别是急性疾病、痛证等方面，取穴少、疗效卓著，立竿见影。这种经络别通，与我们以前了解的经络联系结合在一起，展示了一幅全新的经络调控联络图，不但为临床辨证选方、取穴扩大了思路，而且开辟了一条新的人体内源性联系途径，促使我们重新审视和探讨经络对激发人体自身调控功能的研究。在中医经络学说宝典里，一种蕴含着新的经络联系通路正在实践医疗应用中萌发，对我们进一步研究经络实质有一定的推进作用。

三、针刺定痛临床秘钥

1. 对刺电针增强止痛　对一些顽固性疼痛，治疗颇感棘手，殷克敬教授在临床使用电针治疗的基础上，大胆设想应用两针"对刺"方法，即使两针尖在穴位深处接近而不连接，通电后使两针尖部位形成电流回路，产生类似"尖端放电"的止痛效应,加强了刺激量,可达到速效止痛的目的。实践证明"对刺疗法"操作简便,适应证同一般电针而疗效又优于一般电针。"对刺疗法"是临床治疗应用的一种新方法,收到了较为满意的效果,但运用时除辨证分经选择穴外,还要注意操作方法。

（1）选穴:一般在病变局部选一穴位作为"对刺"点,必要时可循经配1~2穴。如肩关节周围组织炎,肩部疼痛,抬举外展困难,可选肩髃穴作对刺,必要时配合合谷穴;膝关节疼痛可取膝眼穴作对刺,必要时配合足三里穴。

（2）刺法:常规消毒后,用毫针（针身长度依针刺部位而定）在所选择穴位上、下或左、右以两针相距约4cm的距离相对刺入,使针尖在穴位深处接近而不连接（相距0.3cm）,然后接上电针治疗机,电量以患者能耐受为宜。

2. 三叉神经痛　针刺治疗三叉神经痛有一定效果,临床必须详审细辨"皆当验其邪所以来而治之"。殷克敬教授临证遵明代张景岳谓"欲详求夫动静,须精察乎阴阳,动极者镇之以静"的经验启示,对伴面肌抽搐症状者不用电针,而以手法从之,临床每每获效。

（1）风寒之邪侵及阳明

临床症状:头痛恶风,面部抽搐,遇暖则舒,形寒肢冷,舌淡苔薄,脉浮紧。

治疗法则:疏风散寒,通经活络,取穴以阳明经穴为主,行中强刺激。

针灸处方:太阳、风池、下关、颊车、合谷。

（2）胃热之邪循经上扰

临床症状:面部疼痛,齿龈肿胀,口臭而干,喜冷饮,便秘,舌红苔黄腻,脉滑数或洪。

治疗法则:清热解郁,通经止痛,取穴以清泄阳明为主,行中强刺激。

针灸处方:太阳、下关、合谷、内庭。

（3）肝肾阴虚肝阳上亢

临床症状:面部灼热而痛,突发突止,肌肉抽搐,目眩耳鸣,烦躁易怒,舌质红少津,脉弦数。

治疗法则:平肝潜阳、滋阴降火,取穴以足厥阴、足少阴经穴为主。

针灸处方:太溪、太冲、下关、巨髎。

3. 痛经　痛经是指妇女在行经前后或经行中,少腹或小腹疼痛,随着月经周期而发作。殷克敬教授在辨证施治中,常分三期论治施针。明代张景岳《景岳全书·妇人规·经期腹痛》中记载:"经行腹痛,证有虚实,实者或因寒滞,或因血滞,或因热滞;虚者有因血虚,有因气虚。然实痛者多痛于未行之前,经通而痛自减。虚痛者,于既行之后,血去而痛未止,或血去而痛益甚,大都可按可揉者为虚,拒按拒揉者为实,有滞无滞,于此可察,但实中有虚,虚中亦有实,此当于形气禀质,兼而辨之。"张氏的论述不仅指出痛经的分型,并且指出以经前、经期、经后不同阶段的疼痛作为辨证施治的关键。殷克敬教授用针灸治疗亦遵其理,始终强调通调气血,"通则不痛"。

（1）经前腹痛:多因气滞血瘀,治疗宜以疏肝理气、和血调经为要。

取穴:地机、气海、太冲、三阴交等穴。

（2）经期腹痛:多因寒湿阻滞胞宫,任脉不通,而致经来量少,色暗有块,小腹冷痛。治宜健脾化湿,温经散寒止痛。

取穴:阴陵泉、关元、足三里等。

（3）经后腹痛:多因肝肾亏虚,精血不足,冲任失养,故经来量少色淡,血海不充,胞脉空虚,而致经后腹痛。治疗应从补益肝肾着手。

取穴:肝俞、肾俞、关元、三阴交、足三里等穴。针刺以补法加艾灸。

痛经临床针刺治疗,多在经前 2~3 天开始,根据证候,选穴施治,经前腹痛多用泻法;经后腹痛多用补法;经期腹痛多用平补平泻法。

4. 急性腰扭伤 在双下肢小腿部足阳明经脉分布位置分别运用经络诊察,寻找反应点(以拇指桡侧面分别沿足三阳经自下向上推循,查找条索样结节),确定反应点明显的经脉,再根据经络别通理论确定与其别类相通经脉,取其"输穴"作为治疗穴位。如确诊足太阳经脉受累,取相别通的手太阴经"输穴"太渊穴、足太阴经"输穴"太白穴。操作:常规消毒,选取 1.5 寸不锈钢毫针直刺 1.2 寸左右,进针后,泻法行针催气,待针刺穴位处酸麻胀痛感明显时,再次配合泻法行针,并嘱患者活动腰部。

5. 肩周炎 根据疼痛的部位,选取患肢腕部相应经脉,用大拇指沿着经脉向上推摸,尤其在络穴和郄穴之间可摸到明显的反应点,有结节样、条索样等,表明此处经脉阻滞不通。肩前痛多在列缺至孔最(手太阴肺经)段有反应点;肩外侧痛多在偏历至温溜(手阳明大肠经)段有反应点;肩后痛多在外关至会宗(手少阳三焦经)段和支正至养老(手太阳小肠经)段有反应点。以循经反应点的相应部位为针刺点。常规消毒后,选取 0.35mm × 40mm 毫针,针尖指向肩部,将针沿经刺入皮下组织,平刺,刺入长度约 25mm,无须得气,在患者活动腕、肘关节时无不适感后,用脱敏胶布固定针柄,顺经脉用指重按推弩。

四、悟透玄机继承创新

1. **"发蒙针法"古法今用** "发蒙针法"最早记录于《黄帝内经》,如《灵枢·刺节真邪》所云:"夫发蒙者,耳无所闻,目无所见……此刺之大约,针之极也,神明之类也,口说书卷,犹不能及也,请言发蒙耳,尚疾于发蒙也……刺此者,必于日中,刺其听宫,中其眸子,声闻于耳,此其输也……刺邪以手坚按其两鼻窍而疾偃,其声必应于针也。"殷克敬教授在《黄帝内经》"发蒙针法"相关理论的基础上,结合自己多年的临床经验等,逐渐形成了一种新的针法,该针法中将九六补泻融于其中,并结合患者呼吸吐纳调节阴阳平衡,以达到治疗之目的。该法应用于临床辨证配穴,如肝胆热盛配太冲、丘墟,痰热郁结加丰隆,外感风邪取外关、合谷,肾虚加用太溪、肾俞。主穴听宫、翳风、中渚均取患侧,用泻法,以捻转泻法为主。由于六腑为阳经,均上于头,头为神明之府,与神志、听觉、视觉、面部感觉有关,故殷克敬教授取经脉循行直接入耳的手太阳经听宫穴,开窍聪耳,通经活络,手少阳经翳风穴、中渚穴,祛风通络,散热降逆,宣通开窍,远近结合,通上达下。听宫穴、翳风穴又是手太阳小肠经、手少阳三焦经、足少阳胆经三经的交会穴,此三经脉均能至目外眦而后直达耳中,针刺配合"发蒙针法",激发经气,调整气血,以达改善内耳血液循环,启发唤醒蒙昧状态,使窍通耳聪之目的。因此称为"发蒙"。殷克敬教授结合其临证经验,认为刺听宫必达其宫,行针时要求很快闭气,认为结者是经气所归之处,行针后反应在耳内作响,即针感效应。每每于针后耳内即刻清明,并可控制针感往来,依此法用针,疗效倍增。

2. "关刺"定痛,穴皆中肯 "关刺"法是《内经》记载的一种传统针刺法。《灵枢·官针》曰"关刺者,直刺左右,尽筋上,以取筋痹……""左右"即四肢,"尽筋上"即关节之处。筋肉会于骨节,四肢筋肉的近端是关节旁骨肉之间。所以"关刺"是指针刺四肢关节部位筋之近端。殷克敬教授根据《类经》"凡病邪久留不移者,必于四肢八溪之间有所结聚,故当于节之会处索而刺之",集几十年之临床经验,治疗痛证时,参透其中玄机奥妙,在经络诊察的基础上,在受累经脉选取穴位"关刺",往往应手而效,对有些疾病一次治愈,立竿见影。

"关刺"治疗具体方法:以查经诊断法为依据,于相关经脉寻找反应点,确定受累经脉后,辨证施治,灵活选取效穴,穴皆中肯。针刺方法:取穴后用1寸或1.5寸毫针直刺。施针前,医者首先调理自身气息以达治神,以"三刺法"进针,促进经气流通,使针感明显。《灵枢·官针》所言"始刺浅之,以逐邪气而来血气;后刺深之,以致阴气之邪;最后刺极深之,以下谷气"即为其理。再采用白虎摇头催气法,调气引导,疏通经脉,通关过节,使针感向病所放散,留针30分钟,每隔5分钟行针1次。行针调气时做到以意引气、意在治先、因势利导,始终专心一意地进行。

3. 创立"三通一调法" 殷克敬教授经过长期的临床实践及研究,在中医辨证论治的基础上,根据疾病的发病特点等总结出一套"通经散寒、宣通营卫、通脉活血、调畅颈脊顺应性"的"三通一调"法治疗颈痹,临床治疗取得明显的效果。颈椎病是指颈椎间盘退行性变、颈椎骨质增生及其继发的椎间关节退化而致使其周围重要组织(如脊髓、神经根、交感神经及椎动脉等)受到损害所引起的一系列临床综合征,属中医学"颈痹"的范畴。中医学认为本病多由风寒湿邪客于筋脉,注于经络,留于关节;寒为阴邪,易损伤阳气;寒性收引凝滞,湿性重浊,从而导致颈部经脉气血阻滞;或因跌仆损伤,动作失度,而损伤颈部脉络,使气血运行失调,气滞血瘀而致。殷克敬教授根据自己数十年临床经验,认为究其病因多由寒、湿、痰、瘀所致。针灸治疗时,选穴双侧风池、风府、双侧风池与风府连线之间各取 1 穴。操作:常规消毒,选取 1.5 寸不锈钢毫针针刺穴位,进针后,泻法行针催气,以针刺穴位处有酸麻胀痛感为度,并配合天宗、肩井等穴施以针罐法。留针 30 分钟,每 5~10 分钟行针 1 次。针罐治疗配合正坐端提手法:令患者正坐,术者站于患者身后,放松颈部肌肉后,术者一手托其下颌,另一手掌根部抵住大椎穴,拇、示指分别置于双侧风池穴并稍加力调整颈脊顺应性,双侧交替操作,后以双手拇指按压双侧天宗穴,其余四指搭于肩部,双侧拇指同时用力挤向脊柱方向,最后猛发力向肩井穴方向推放。

殷克敬教授首创的"三通一调法"以经络学说为指导,并结合藏象理论,选用督脉、太阳经为主的针灸穴位,并配合正坐端提手法以通经散寒,振奋阳气,活血化瘀,松解颈肌,调畅颈脊顺应性。全方取穴少而精,配合正坐端提手法,共奏通经散寒、宣通营卫、活血通脉、调畅颈脊顺应性之功。本法比一般针灸治疗颈痹具有更好的疗效,亦较易为人所接受,值得进一步深入研究与临床推广。

五、时间医学玄机妙用

殷克敬教授作为名老中医,深谙古老中医精华,对针灸学传统理论研究颇深。尤其对中国针灸时间医学研究较深。他认为时间医学虽然是一门新兴的学科,但在中医文献中都不乏记载,其内涵丰富、源远流长、自成体系,子午流注针法便是其典型代表。它与古代哲学、天文、历法等知识相结合,以中医经络学说为基础,将有关时辰治疗与传统生物钟思想渗透到中医生理、病理、诊断、治疗等各个方面,在临床治疗中发挥了巨大作用。殷克敬教授认为针灸时间医学是中国传统医学领域一项卓越成就,其独特思想和丰富内涵,深刻地展示了中国古代科学的系统观念和强调事物相互联系的思维特点,由于受历史条件的限制,其缺陷是显而易见的,概念代替了结论,思维代替了经验,但是它为时间针灸理论提供了科学依据,为时间生物学和时间医学的发展及现代针灸的研究提供了思路和方法,因而研究中国针灸时间医学,必将极大促进针灸医学发生巨大变革,同时能进一步推动时间生物学、时间医学的发展。

殷克敬教授在他的著作《针灸时间医学概论》一书中提到,中医时间医学萌芽于殷商、战国时期。人们生活在自然环境中,外界的寒、凉、温、热气候与朝夕光照的强弱对人体无时无刻有着不同的影响,逐渐地人们产生了相应的"节律反应",殷商战国时期的《易经》和湖南长沙马王堆西汉古墓出土的《五十二病方》《养生方》等文献都有相关记载。先秦至东汉时期中医时间医学逐渐形成,《内经》与《伤寒杂病论》揭示了人体受季节更替、月亏月盈、日光强弱等外环境影响而产生多种有关节律性的变化,提出"因时制宜""择时而治"等措施。《周易参同契》一书首次提到"纳甲"一词,唐末宋初,陈抟《无极图》《先天图》阐发了河图洛书,成为太极八卦的先导。汉至唐阶段有关时间医学在全面整理的同时应用于临床,孙思邈的《千金要方》《千金翼方》,王焘《外台秘要》等均记载随月生、日毁和日干支属性是"人气""人神"所在,提出日月变化、卫气沉浮、气血迟速的针灸禁忌,也是择时取穴的要旨。宋金元时期中医针灸疗法处于一个大的飞跃阶段,《圣济总录》首载60年运气图,逐一推算甲子周期,提出医学治疗疾病"必先岁气",即干支、运气作为诊断治疗疾病的首要考虑因素,使年、月、日、时的节律对人体影响这一观点得到极大的重视和发展。金人何若愚《流注指微针赋》概略地构建了流注针法的概貌,阎明广阐释何氏赋文的同时运用流注开穴,以补生数,以泻成数的"河图"生成数及"五门十变"学说为基础,撰写了《子午流注针经》二卷。这是现存最早的一部子午流注专著,全面地讨论了子午流注理论原理和具体方法,又以大量篇幅载录了十二经脉、五输穴内容及纳甲法、养子时刻注穴法,从而真正确立了子午流注针法的理论体系。金末元初窦汉卿《针经指南》首载"流注八穴",提倡八法流注,察日时之旺衰,按时治疗;元代王国瑞《扁鹊神应针灸玉龙经》是以洛书、八卦为理论,结合"九宫八风"学说,配合日、时、干支按时纳穴,创用"飞腾八法"。明代首推徐凤的《针灸大全·论子午流注针法》论述甚详,对日、时取穴讲得非常具体,还赋成歌,以便记忆,随时开穴,不等思忖;运用八卦的纳甲学说与流注八穴结合,倡用"灵龟八法","飞腾八法"对按时开穴的发展推广应用作出了重大贡献。高武在《针灸聚英》一书中,率先使用"十二经病井、荥、输、经、合补虚泻实"创立了"子午流注纳甲法"。李梴《医学入门》提出了"定时用穴"的原则,对纳甲法中的开穴空缺,提出夫妻、母子、合日互用取穴法则,扩大了子午流注纳甲法开穴范围。中华人民共和国成立后,1956年吴棹仙先生向毛主席献子午流注环周图,子午流注针法的影响剧增;1957年单玉堂先生贡献出家传"一四二五三零规律",解决了子午流注中闭穴的运用,对子午流注针法的发展运用作出了贡献。殷克敬教授撰著的《针灸时间医学概论》一书,对子午流注针法作出了详细论述。

殷克敬教授在前贤的基础上首创了一种颇具特色的针灸治疗方法——"空间时相针灸法"。该方法将医者、患者和经络腧穴三者融为一体,将传统针灸治疗法与《易经》和"螺旋守中"理论相结合,是以螺旋守中为指导原则,用干支为纪法,以运气学说为工具,通过多维立体调控、人体能量互补、信息转化、激发经络气血使紊乱功能呈现有序化,对人体五脏六腑系统中的病理进行诊治的创新方法。"空间时相针灸法"的理论依据人体的气血流注循环具有时空整合性,传统的子午流注针法是将"时间要素"作为研究的核心。本法在干支推演方面,克服了"子午流注针法"的传统机械开穴的缺点,在辨证的基础上采用"现象候时定位法",在继承时间针法优势的前提下,使得子午流注针法更加灵活实用。

"空间时相针灸法"是在《易经》"河图""洛书"时空互动原理的启示下参以"五运六气",通过多维调节使人体能量与信息达到有序化的独特疗法,为许多疾病的治疗,特别是疑难顽疾的治疗方面提供了许多新的思路。殷克敬教授受现代生物学启发:体内许多大分子物质具有螺旋结构,而最具代表的则是含有生命遗传物质的 DNA,其结构具有双螺旋性,这也是生命恒动过程中的瞬间表现,至于生命过程中的结构变化,所产生的动态表现迄今为止还鲜见系统的研究。因此,殷克敬教授提出从中医学的角度对具有"空间时相性"的螺旋守中原理进行研究探索。"螺旋守中"主要是指天地间万事从"中"而化的升降出入所形成的气化场,"中"对万事万物的正常生化起着决定性作用。干支在五运六气中的空间时相性是"螺旋守中"原理的宏观体现:干支不仅可以表示方位,而且还能通过"五运六气"这座桥梁来演化时令,即东方甲乙寅卯风木属春,南方丙丁巳午戊暑火属夏,中央戊己辰戌丑未湿土属长夏,西方庚金辛申酉燥金属秋,北方壬癸亥子寒水属冬。干支在五脏系中的空间时相性是"螺旋守中"原理的微观体现:干支最初是用来运气的,但是"人与天地相参也,与日月相应也"(《灵枢·岁露论》),所以用来纪岁运气的干支是完全适合于纪"五脏系"的。干支空间时相性的"术数"模式是"螺旋守中"原理的缩影。"阴阳论"是中国传统科学的高度概括,万事万物都分阴阳,而"术数"论则是中国传统技术的集中反映,是在"河图""洛书"和"五脏五行"之数三者的基础上整合所形成的"天人相应"的动态制化关系。

"空间时相针灸法"的应用法则依据"观象候时定方位"的辨证方法进行"推于十干十变,知空穴之开阖"(《标幽赋》)。殷克敬教授创造性地把"螺旋守中"原理中所示的"术数"模式用于治疗前的"辨证知机"上,通过"理色脉而通神明,合之金、木、水、火、土、四时、八风、六合"的方法来确定人体"六气"之病,亦即《伤寒杂病论》所示的"太阳、阳明、少阳、太阴、少阴、厥阴"病理的提纲性内涵。总结为四个方面：一是五运升降过程，升之前不变的病变，应当待时而刺，该运所主脏腑之经脉的相应五输穴如木运升之不前可刺足厥阴之井穴"阴井木"，而火运升之不前则刺包络之荥穴"阴荥火"，以此类推。二是五运降之不下，当折其所胜可散其邪，如木运降之不下，可刺手太阴之所出，手阳明之所入，以此类推。三是六气不迁正，乃天数不足，气塞于上，当刺不迁正之气相应脏腑之经脉的所流之穴，如厥阴不迁正当刺足厥阴之所流，而少阴不迁正则刺包络之所流，以此类推。四是六气不退位乃天数有余，复布化如令，当刺不退位之气相应脏腑之经脉的所入穴，如厥阴不退位当刺足厥阴所入，以此类推。

殷克敬教授通过对古代文献中有关内容加以全面系统地发掘整理，运用现代时间医学观点，提出"空间时相针灸法"，使古老的中国针灸时间医学有了新的发展和提高。目前，随着时间医学的迅速发展，时间医学与时间生物学结合很快发展成时间生理学、时间病理学、时间内分泌学、时间营养学、时间治疗学等等。研究最佳时间治疗，既节省药物，又避免药物的毒副作用，提高了疗效，按日按时取穴就是时间治疗学的典范，是多学科知识交织互相渗透的产物，带有显著的中国传统文化特征。其中子午流注、灵龟八法、飞腾八法最具代表性，长期以来以其独特风格，一直被认为是时间治疗学的缩影，甚至被国外学者誉为"中国生物钟疗法"，这块中华瑰宝，日益引起国内外学者极大关注，研究它对继承发扬中华民族文化遗产、丰富世界医学宝库具有非常重要的意义。

六、经络诊断探幽索微

经络诊断是中医诊断学的重要组成部分，有着丰富的内涵，它是根据中医经络学说，通过观察、触、按、循、扪等方法，来了解经络系统的功能变化，从而推知疾病的性质、病变的经脉脏腑、疾病的转归和预后。殷克敬教授认为，中医针灸治病，舍弃了经络，便舍弃了中医针灸的精髓，临床只有紧抓经络，才抓住了针灸治病的根本，才能做到"理明、法清、方简、穴精、手法适宜"，治疗疾病才能得心应手。因而治疗前通过中医四诊辨证及经络诊断，能有效地立法、组方、选穴施治。

殷克敬教授60余年的针灸临床工作中，常引《医门法律》所说"凡治病，不明脏腑经络，开口动手便错"。经络学说是我国历代医学家在长期临床实践中反复观察、反复实践，不断总结经验而逐渐形成的。人体通过经络把各个器官组织联结成一个有机的整体，以进行正常的生命活动。殷克敬教授遵循

《素问·三部九候论》"视其经络浮沉,以上下逆从循之",《灵枢·九针十二原》"血脉者,在腧横居,视之独澄,切之独坚",《灵枢·刺节真邪》"用针者,必先察其经络之实虚,切而循之,按而弹之,视其应动者,乃后取之而下之"等,强调在中医辨病、辨证的基础上,经络辨证是针灸论治的前提,经络诊察选穴是针灸临证的重点,形成了独具特色的经络诊察选穴方法,并以此作为针灸虚补实泻、选穴处方的依据,收到了卓著的疗效。

殷克敬教授的经络诊察就是在分析临床病候的基础上,对有关经脉(本经、表里经、同名经、相生相克经)及其腧穴进行审、切、循、按、扪的检查以发现异常的变动经脉。具体来说"审"包括审视和审度,前者指比较体表经脉色泽的异常、浮显、沉陷等以及体表出现的异常改变,后者指综合分析经脉系统的全部变化以确定哪些经脉发生了异常变动,以及与临床证候的联系,并且贯穿于经络诊察选穴的全部过程。"切"指切候全身体表经络及其"脉动"之处,了解经脉的充盈、虚小。"循"指循摸、推压体表经络的循行部位,了解经脉下有无结节、条索样、凹陷空虚样感,胸腹部有无肿块、疼痛,肢体有无畸形、触痛等变化。"按"指按压体表部位及腧穴,特别是各经脉的特定穴,了解其反应情况,是喜按还是拒按,是麻木、疼痛还是舒适。"扪"指以手掌面触贴患者的体表皮肤来比较各部位皮温的变化有无明显差异,并了解皮肤的润泽、枯涩变化。通过经络诊察来选穴(包括阳性反应点)治疗,明显比常规针灸治疗效果好,正如《灵枢·背腧》所说穴位"欲得而验之,按其处,应在中而痛解,乃其腧也"。殷克敬教授认为经络诊察是集形象思维、抽象思维、逻辑思维和灵感思维于一体的应用之学。经络诊察是一种迹象,不可能用语言、笔录等尽其神韵精髓,必须通过长期反复体察,逐步领会,相互对比,才能自得其要,掌握真谛。

殷克敬教授认为只有通过经络诊察,才能辨清经络的标本传变,才能辨别经络的虚实,指导针刺选穴和补泻手法。在诊察经脉时殷克敬教授强调要审视、审度结合,也就是观察经脉的异常变化,分析综合,达到"四诊参合,庶可万全",《素问·缪刺论》所载"凡刺之数,先视其经脉,切而从之,审其虚实而调之"。诊察经脉时殷克敬教授强调特定穴很重要,许多疾病的阳性反应点多在特定穴上,腧穴上的阳性反应点,是脏腑的有形气血在经脉体表的反映。大量的临床和实验研究证实,经络 - 内脏 - 大脑皮层相关的客观存在,会在一定腧穴上反映出来。例如,冠心病在灵道穴上有反应点,胃溃疡患者在胃仓穴有明显反应点,通过阳枢穴诊断肝病,右侧天宗穴诊断胆囊炎等等。查经寻找迹象,必须经过长期反复的体察对比,逐步领会,才能自得其要,掌握真谛。正如李时珍所说:"脉不自行,随气而至,气动脉应……血脉气息,上下循环。"在科学日益发展的今天,我们可以通过电子显像的全息效应,来客观地解释经络诊察的科学内涵,从全息论的观点来了解脏腑疾病,这一点无疑给中医理论、经络诊察疾病、脉诊等揭去了神秘的面纱,也赋予其科学的定义。必须临床多实践,四诊参合,临证中精心揣摩、体认,探幽索微,诊察经脉,其功在手,方法在妙,才能应之于手,了然于心。

经络诊察选穴源远流长,是经络理论的本源,是中医理论的核心之一,也是针灸临床的精髓。通过经络诊察选穴来提高针灸临床疗效是殷克敬教授的经验之一,对于继承与发扬发展针灸事业非常有意义。

七、探究腧穴颇有新解

殷克敬教授博学、勤思、善悟,所谓"有识才横者,必揽众长,勤学善悟,多实践,灵活运用"。这些也是对中医人的基本要求。学中善悟,悟中创新,并在实践中验证,学术才会有创新和发展。他深研中医经络理论,尤其对腧穴的探究方面,颇有新的阐发和创见。

1. 对五输穴的阐发 殷克敬教授认为,井、荥、输、经、合描述的是人体气血流行情况,是古人将气血在经脉中的运行用自然界的水流动向作比喻,对经脉气血的流注由小到大、由少到多、由浅入深地形容。"井"是经气所出之处,如水之源头,又是十二经"根"穴,位于四肢末端近指(趾)甲之侧;"荥"是经气所经之处,如同流出的微流泉水,脉气稍大,其穴位于指(趾)掌(跖)部;"输"是经气所灌注之处,如水流由浅入深,脉气较盛,其穴多位于腕、踝关节附近;"经"是经气所流行畅通的部位,如水流经通畅河道,多位于腕、踝关节附近及臂、胫部;"合"是经气汇聚之所,如同百川汇合入海,脉气深大,其穴多位于肘膝关节附近。阳经多一"原"穴,其意同"输"。

《灵枢·逆顺肥瘦》云:"手之三阴,从脏走手,手之三阳,从手走头,足之三阳,从头走足,足之三阴,从足走腹。"这是十二经脉在人体的循行。五输穴从源到流,从四肢末端向肘膝方向排列,这对手三阳与足三阴经还说得通,而对手三阴与足三阳经如何解释?这个问题历代医家没有明确提及,仔细琢磨《内经》原文,五输穴以标本作用方向排列。十二经脉原气皆以四肢端为根本,向上结于头面、躯干,为"标"。此种关系在《灵枢》均有明确阐释。"本"是经气作用所出的地方;"标"是经气影响所及的部位;"根"即四肢末端;"结"即头面、躯干有关部位。根结是说明经气循行两极相连的关系,而标本是说明经气弥散的影响,气街是全身各部隶属于标本根结的范围,是经脉之气汇集的通道,它们相互贯通。经脉内属脏腑,外络肢节,沟通内外,贯穿上下,构成了完整的机体;而标本、根结、气街则说明经脉的两极相连及经气集中与布散的关系,进一步说明机体功能的多样性。五输穴的应用,就是标本、根结、气街理论的具体体现。这些都说明十二经脉的原气由四肢末端始发,四肢末端对经气的接通有着重要的作用。五输穴是经气外发于四肢的重要部位,因此五输穴的排列并非同经脉循行一致就是这个道理。

五输穴为什么以"井"为始?《难经·六十五难》云:"井者,东方春也,万物之始生,故言所出为井也。"本难把井比象为春,来解释它在五输穴居首之因。这里的春与东方可以理解为阳气升发之处,以比象脉气如水有源;四方以东为始,四季以春为首来比象"井",荥、输、经、合依次排列其后。

十二经脉手足各有三阴三阳,阴经有五输而阳经多一"原",其理何在?《难经》认为三焦为阳经之腑,与各阳经同气相求,所以把各阳经三焦气化所过之处置一"原"穴。三焦又为原气之别名,原又为三焦之尊称,原气借三焦与经脉相通输布全身、调和内外、宣上导下,完成人体气化功能。《难经》中还提到脐下肾间动气就是原气,是人体维持生命的动力,也是十二经脉的根本。原气并非只通于阳,同时也通于阴,所以阳经有原与输并之,阴经有原以输代之。因而《难经·六十六难》所述"五脏俞者,三焦之所行,气之所留止也"就是这个意思。

另外,笔者查阅了十二经在肘膝关节以下所分布的经穴,发现阳经都较阴经穴位为多,而在《内经》中,阴经在肘膝以下仅有五穴,手太阴肺经虽有六穴,孔最穴是《针灸甲乙经》所添,如果在肘膝以上再置一原穴,就不符合十二原出于"四关"之理。而且阴经在体表循行较阳经为短,这些可成为阴经以输代原的另一理由。

关于五输穴的功效,殷克敬教授认为早在《内经》中不但对五输穴提出了名称和含义,并对它的功效也有明确提及,如《灵枢·邪气脏腑病形》云"荥输治外经,合治内腑"。说明荥穴、输穴部位较浅,用于治疗体表和经脉病症,合穴位置较深,用于治疗脏腑病症。《灵枢·顺气一日分为四时》云:"病在脏者,取之井;病变于色者,取之荥;病时间时甚者,取之输;病变于音者,取之经;经满而血者,病在胃及以饮食不节得病者,取之于合。"进一步提到了五输穴的应用。以后《难经》又做了补充,《难经·六十八难》云:"井主心下满,荥主身热,俞主体重节痛,经主喘咳寒热,合主逆气而泄。"五输穴的这些主治功效是根据五行的相生相克理论结合五脏六腑功能而确定的。

为什么阳经、阴经与五行配属不一?《难经·六十四难》云:"阴井木,阳井金……阴阳皆不同,其意何也?然,是刚柔之事也。"本难以五行中阴阳刚柔的配合关系来区分五输穴的属性;在十天干中分别配以五行,各有阴阳刚柔之不同。如甲为阳木被属阳的庚金所克;乙为阴木反和庚金刚柔互济相合,以此类推。十天干中甲、丙、戊、庚、壬为阳,乙、丁、己、辛、癸为阴,阴干配阴经,阳干配阳经,这种刚柔相济是根据阴阳交泰观点提出来的,也是阴阳互根的道理。阴经与阳经的五行排列都是相递而生的,表明五输穴如水流的连续性;阳经对阴经的五行排列是相克的,这种制中有生、阴阳刚柔对临床循经取穴有着重要的指导意义。

五输穴在阳经与阴经中五行排列不同而为何主治皆同? 这是因为五输穴的主治以出现的证候为依据。如"井主心下满",因井在阴经属木以应肝,邪在肝可乘脾(木克土),故出现心下满,治之于井不令木乘土;治之于阳经井者不令金邪木。"荥主身热",因荥属火以应心,邪在心,心火灼肺(火克金)故身热,治之于荥不令火乘金;治之于阳经荥者不令水克火。余皆类同。综上所述,不论阴经阳经,只要出现"心下满"证候取井穴以治疗,出现"身热"取荥穴治疗。以证候主治为使用标准,更显五输穴分类的扼要性。

在五输的临床应用方面,殷克敬教授提出两点。其一是对症选穴法:以症候作为选穴标准,如胃经病变出现心下满症状,取本经井穴厉兑;若兼体重节痛再取本经输穴陷谷;以此类推。"合主逆气而泄",凡气逆津液外泄症状,皆取合穴;如肺虚咳逆气喘而泄,取肺经合穴尺泽以补肺降逆,并可配胃经合穴足三里使土旺生金,此乃崇土补母之法。只有掌握好五行生克制化之理,才能针对病症灵活选用五输穴。如笔者曾治一翁,因食生冷而致腹痛,腹泻,畏寒发热,心烦口渴,小便色赤,脉象滑数,舌苔黄腻。取穴:天枢、足三里、上巨虚、内庭、大椎。一次治疗其泻大减,经二次治疗而愈。按:天枢乃大肠经募穴,具疏调肠腑、理气消滞之功;遵《内经》"合治内腑"之旨,取足阳明胃经"合"穴——足三里以调理胃肠;上巨虚乃大肠经"下合"穴,功擅调理肠胃、利湿消滞。内庭是足阳明胃经之"荥"穴,具清胃泄热作用;症兼畏寒发热,故配大椎清热解表。诸穴相配,使胃肠健、湿热清、食滞除而愈。其二是补母泻子法:根据五行相生规律制定的五输刺法,就是《难经》所谓"虚则补其母,实则泻其子"。当脏腑或某经出现虚证可取本经母穴或母经的母穴;实证则取本经子穴或子经的子穴。如肝虚取肝经水穴曲泉或肾经水穴阴谷;肝经实证取本经火穴行间或心经火穴少府。必要时还可对症选取配穴,以加强疗效。笔者曾治一女性刘某,因生气后胸闷胀满,胃脘隐痛,纳差,嗳气半月余,脉弦细,舌苔白腻。诊断为肝胃不和。针刺:行间、大都、中脘、足三里,经5次治疗而愈。按:胃主受纳,脾主运化,胃以降为和,脾以升为顺,协调地完成升清降浊的生理功能。今怒气伤肝,肝气横逆侮土,土不得运乃诸症从生。取肝经荥穴行间(实则泻其子),脾经荥穴大都(虚则补其母),配胃经募穴中脘健运中州,胃经合穴足三里调理脾胃消积导滞,使肝胃得和而愈。

上述五输穴用法仅是一般常用规律,如遇特殊情况还需灵活掌握,如《难经》谈到泻井刺荥法就是以荥代井。笔者治胃火牙痛也常刺内庭,收效比厉兑明显。元代滑伯仁又补充以补"合"代替补"井"等,都可作为临床应用时的借鉴。

2. 对督、任脉配穴应用有独特见解　殷克敬教授认为,督脉上通脑海,下达尾闾,循行于人体背部正中线,分布于脑、脊部位;十二经脉的手三阳经与足三阳经脉均会于督脉,督脉为"阳经之海",有调整全身诸阳之气的作用;同时督脉对人身元气有密切的影响,督脉由下向上,贯脊属肾,它的别络则从上而下,循膂络肾,肾为先天之本。中医学认为,左肾属水,右肾属火,为生命始生之门。所谓"贯脊属肾"与"循膂络肾",就是络属两肾,联属命门,以维系人身元气。若督脉不和,则会出现如《内经》所说"实则脊强,虚则头重,高摇之"。"脊强"是经气阻塞;"头重,高摇之"临床多见于阳虚而清阳不升或阴虚而风阳上扰两种类型;虽然病机的性质截然不同,但都与督脉有关。由于督脉统一身之阳,又络一身之阴,其经气发生异常时,还可导致阴阳乖错,而举发《脉经》所云"大人癫病,小儿风痫"。临床上治疗癫痫,角弓反张,首取督脉之百会穴。它如风气侵袭督脉,由经脉入脑,可发生"脑风";又因督脉支别由少腹上行,督脉不和,亦能发生少腹气上冲心,二便不通的"冲疝"症及癃闭、遗尿、痔疾、妇女不育等疾病。这些都为督脉治疗疾病范围提出了有力的论证。

任脉是三阴经脉与阴维脉、冲脉之所聚会,可调节全身诸阴经之气,故有"阴经之海"之称。历代医家在论述任脉之功能时提出"任者妊也,为阴脉之妊养""任主胞胎",又曰"妇人生养之本"等。任脉起于少腹,为阴中之阴,故任脉主病多为下焦少腹部位,特别是肝肾方面的疾病。如任脉经气虚耗或阴气衰竭则可致"地道不通,故形坏而无子也"。说明它同肾气和胞宫的关系密切。足三阴之脉皆循行少腹而隶属于任脉,故任脉与内科疾病也关系密切。临床上针灸治疗癫痫、月经病、疝气、带下等疾病时,多以任脉穴为主。

督、任二脉,交会于龈交穴,循环往复,维持着人身阴阳脉气的相对平衡,因而任、督的盛衰,常为导致神志病的因素。如癫狂等精神病与任、督之阴阳失调有关,故治疗时以调和任、督两经而取效。

在临床应用上,殷克敬教授认为任、督配穴既可以上调颠顶以治神志病,又可下调胞胎以治妇科等疾。但各有偏重,若神志病,以督脉穴为主,任脉穴配之;妇科等疾以任脉穴为主,督脉配之。这样有主有次地有机配合,奏效更佳。

对于神志病症,殷克敬教授认为其由"阴阳失调"所致,取任、督二脉穴位,一阴一阳,一前一后互相配穴。临床再根据阴阳之偏盛偏衰,运用补阴泻阳或补阳泻阴,使阴阳达到平衡。如狂躁为阳证实证,则可取督脉之大椎、水沟以泻阳,配任脉之中脘、廉泉以补阴。又如痰湿阴盛阳虚者,则可取任脉之中脘、鸠尾以化痰湿,取督脉之百会、命门以补阳,从而调节阴阳之逆乱。实践证明,针刺任、督脉穴,对大脑皮层的兴奋与抑制有明显的"调正"作用,我们多年来应用"任、督配穴"治疗神志病症也证实了这一点。正如现代研究水沟在鼻中沟,是第5、7对脑神经末端,刺督脉之水沟,可兴奋"上行激活系统",解除脑细胞之"超限抑制状态",针刺癫狂患者的百会、神门等穴位,可使大部分患者的脑电图"趋向规律",说明针灸能影响"大脑皮层的神经活动过程"。这些都为我们运用"任督配穴"提供了有力的客观依据。

3. 对"十三鬼穴"应用的阐发　"十三鬼穴"是唐代孙思邈在《千金要方》中提出治疗癫狂"鬼怪"疾病的常用穴。孙氏所指"癫狂"诸证,包括以下两类。癫狂类:"默默不声""或眠"等抑郁性精神病;狂证类:"多言,或歌或哭,昼夜游走,裸形露体"等狂躁性精神病。一般统称为神志病,或精神系统病症,如西医学的精神分裂症(狂躁、抑郁型)、癫痫、癔症、神经官能症、神经衰弱、健忘、失语、昏迷、脑病后遗症、痴呆、智力低下,乃至更年期综合征、老年性精神病等,因为大多为七情所致,也因其主症离奇古怪,又不能用一般方药治好,只能称为"鬼怪"之疾,而取"十三鬼穴"以治之。

殷克敬教授在临床将"十三鬼穴"作为醒神开窍和急救之要穴应用。醒神开窍常取"十三鬼穴"中之少商、隐白,乃手足太阴之井穴,和"类井穴"水沟等,被广泛用于各种昏迷、脑性瘫痪、癔症性瘫痪、嗜睡、惊风等"鬼怪"病症。通利舌咽常取"十三鬼穴"中水沟、承浆、舌下中缝(及金津玉液)、会阴等"类井穴",被广泛用于治疗暴暗、各种失语、失音、脑病后遗症呆滞、流涎、牙关紧闭等"鬼怪"病症,除用其醒神开窍之功外,又用其开窍利咽、宣通口齿之功。泄热镇惊常取少商、商阳,既是"十三鬼穴"中井穴,又是泄热之主穴,所以高热引起的昏迷、惊风、谵语、狂躁等急症及惊风也都首选"十三鬼穴"中之少商、商阳、水沟等穴,以泄热定惊开窍,多能转危为安,或能为减轻病情赢得时间,给进一步抢救、治本打好基础。"怪病多痰多瘀",一些癫狂之类的"鬼怪"病,多有血瘀,故取井穴,速刺放血以活血化瘀,往往为医家治疗癫痫、脏躁等"鬼怪病"必用主穴,且久病气滞,也可导致血瘀,血瘀则可出现郁证。胸痹、头痛、胃痛、眩晕、中风、痛经等顽固病症,除治相应病因外,亦可取相应井穴速刺放血,以活血化瘀,通络止痛。救急时常用的井穴和"类井穴"又为急症、急救常用穴,如高热、惊风、中风昏迷、癫痫发作、尸厥、风证、痉证、脱证、昏迷等急性病症都可急取上述"十三鬼穴"中井穴、"类井穴"急救之,多可收到针到病除之效。

4. 对"下合穴"应用的阐发　"下合穴"是指六腑相合于下肢阳经的穴位,归属于特定穴的范畴,即胃合于足三里,膀胱合于委中,胆合于阳陵泉,大肠合于上巨虚,小肠合于下巨虚,三焦合于委阳。因为手、足三阳经都合于下肢,所以称"下合穴",亦称"六合穴"。

"下合穴"始见于《灵枢·四时气》"邪在腑,取之合"。《素问·咳论》云:"治脏者,治其俞,治腑者,治其合。"说明六腑的疾病,临床可取合穴给予治疗。《灵枢·邪气脏腑病形》:"荥输治外经,合治内腑。"这是从五输穴的分布来确定其治疗范围的。荥穴和输穴在肢体远端,经气表浅,宜治脏腑之外经脉及所属器官的病证;而合穴所在部位较荥输为近,经气已盛,深入脏腑,宜治脏腑病症。上述经文从临床的角度指出了合穴的治疗范围。这里所指的"合穴",殷克敬教授认为是六阳经之下合穴,因为手三阳经虽有上肢的合穴,但对内腑疾病影响不大。晋代皇甫谧在《针灸甲乙经》中对下合穴的部位、治疗范围以及针灸的方法,作了较为详细的论述。

手三阳经各有其合穴,为什么又在足三阳经设下合穴? 这个问题历代医家没有明确直解。殷克敬教授根据经络循行和临床应用范围,认为手阳明大肠经、手太阳小肠经、手少阳三焦经,其经气不直接深入内腑,仅作用于头面、上肢等部位,所以它的合穴对内腑影响不大,故《灵枢·本输》在叙述手三阳经之五输穴时皆提及"上合"就是此意。而足三阳经的经气除作用于头面、躯干在表的循行部位外,其经气还由合穴之处别入内腑和本腑相通,成为治疗腑病的主要经脉,因而另设下合,就有了上合、下合之分。

手三阳经为何将其下合设于足三阳经之上巨虚、下巨虚、委阳三穴? 殷克敬教授认为,这应该从中医学对脏腑功能的认识来看待这一问题。《灵枢·本输》云:"大肠属上,小肠属下,足阳明胃脉也,大肠小肠皆属于胃,是足阳明也。"这里强调了胃与大肠、小肠在生理功能上相互资助,共同完成食物的消化、吸收和排泄的过程。在病理情况下,三者必然互相影响,大肠经气在上巨虚与胃合,小肠经气在下巨虚与胃合。因此,手阳明经与手太阳经下合穴分别设于足阳明经膝下的一定腧穴。手少阳三焦经下合于足太阳膀胱经膝下的委阳穴,也是因为三焦和膀胱在生理功能上联系密切。《素问·灵兰秘典论》云:"三焦者,决渎之官,水道出焉。膀胱者,州都之官,津液藏焉,气化则能出矣。"说明三焦主疏通水道,主持着人体水液代谢。膀胱在人体下部,是三焦水液聚会之处,下焦气化正常,则水道通利,从而维持着水液代谢的相对稳定。在病理情况下必然相互影响,临床上小便不利,水液代谢失调,常责之于三焦。委阳穴是足太阳经别行之络的起点,为三焦下输,三焦脉气上行于胭中外侧,合并于足太阳经脉,因此,手少阳三焦经下合于足太阳膀胱经委阳穴。从经脉分布上来说,六腑均居腹部与足经联系密切,其作用上下相承。人体上为阳,下为阴,阳根于阴,故手三阳经合于下,又称"手三阳下输"。《灵枢·本输》所说"六腑皆出足之三阳"便是其意。

5. 关于腧穴的双向调节作用 殷克敬教授认为针刺效应的产生是通过激发经气,调整人体的阴阳平衡,纠正其偏盛偏衰的病理现象,使人体恢复正常的功能状态。他认为针刺时患者的个体功能状态不同及应用针刺手法各异,某些腧穴有明显的双向调节作用,可使许多同一穴位产生补与泻、升与降、发散与收敛、散寒与清热等不同的作用。《灵枢·五邪》曰:"邪在脾胃,则病肌肉痛。阳气有余,阴气不足,则热中善饥,阳气不足,阴气有余,则寒中肠鸣腹痛,阴阳俱有余,若俱不足,则有寒有热,皆调于三里。"说明病邪在脾胃,无论是阳气有余的热证,或阴气有余的寒证,或是阴阳错杂寒热俱见之证,均可取足三里穴予以调治。可见腧穴的双向调节作用早在《内经》时代就有所认识。殷克敬教授认为针刺对机体每一个系统都具有双向调节作用,这种作用既可以反映在某一器官的某一功能上,又可表现于整体。例如针刺足三里和手三里可使胃在弛缓状态时收缩加强,胃在紧张状态时使之弛缓。董承统等报道应用针刺补泻的不同,可收到增、减心律的不同效果;如果以尿 17-羟皮质类固醇、17-酮类固醇为指标,发现针刺足三里、合谷、少海等穴,可使原含量低者升高,高者降低。笔者多年临床体会:百会穴既可以平肝潜阳治疗高血压,又可以升阳固脱治疗低血压;天枢穴、大横穴既可治疗腹泻,又可医便秘;膏肓俞既可补肺,又可泻肺,因而虚喘、实喘均可用之治疗;少泽穴既能回乳治疗乳痈,又能疗体虚而致乳汁不足;内关、郄门穴既能使心动过速患者心率减慢,又可使心动过缓者心率恢复正常;合谷配复溜穴既可发汗,又可止汗;三阴交穴既能治疗经闭又能医月经过多……均说明腧穴存在着良性的双向调节作用,中医学认为这种调节是因为针刺具有"调整人体阴阳平衡"的特点。

关于腧穴的双向调节主要取决的因素,殷克敬教授认为,因素有三:

一是针刺时机体所处的功能状态:中医学认为人体是一个有机的整体,充满着阴阳对立统一的关系,人体的正常生命活动是阴阳保持协调的结果,阴阳失调则导致机体功能偏盛偏衰而发生疾病,在不同的病理状态下,针刺可以产生不同的调节作用。笔者临床曾对因脾气虚弱引起的泄泻和因热结肠腑所致的便秘均针刺中脘、天枢穴而获效,对月经过多或经闭以针刺三阴交穴为主而病瘥;针刺内关穴对正常人心率每搏量和心排血量无影响,而对冠心病患者仅使心率减慢,但若心排血量已明显降低,则针后每搏量增加,心排血量也增多。实验电针家兔的合谷、曲骨、三阴交穴,对未孕子宫不起作用,对初孕子宫收缩增强,对已孕子宫收缩明显增强。可以看出,针刺可以使机体功能亢进者降低,低下者增高,不平衡者趋于相对平衡,且针刺对患者影响往往比健康人影响明显,因而针刺时机体所处功能状态是决定针刺双向调节的主要因素。

二是针刺的手法:应用针灸治疗,手法则是促使人体内在因素转化的条件,也是补虚泻实使阴阳趋于平衡,取得临床疗效的重要环节,所以在双向调节作用上,手法亦是影响的主要因素之一。实践证明,对健康人应用烧山火针刺手法,可引起血管舒张;用透天凉手法则引起血管收缩;即便是同一受试者,先施行烧山火后施行透天凉,则血管反应先舒张而后收缩,先施行透天凉后施行烧山火,则血管反应先收缩而后舒张。有报道捻转曲骨、中极穴后逼尿肌收缩,膀胱内压上升;不捻转时则逼尿肌舒张,膀胱内压下降。董承统等还用不同手法针刺同一受试者右足三里,结果表明补法引起脉速减弱,泻法引起脉速加快;针刺足三里穴拇指向前捻转,唾液淀粉酶含量骤升,拇指向后捻转则降低,左右捻转无明显影响。所以针刺手法的研究是针刺作用原理研究的重要部分,也是提高针灸疗效的重要途径,探讨针刺手法,也是指示人体自稳调节的一个重要方面。

三是腧穴的相对特异性:腧穴分布在经络循行线上,是经络脏腑与体表的相通点,是经气所发的空隙,又是疾病的反应点和治疗疾病的刺激点。腧穴除一般具有的局部作用和循经治疗作用外,某些穴位还具有相对的特异作用。所以对人体腧穴我们不能看作是孤立的、散乱的表浅点,而是有一定系统性和规律性,不同腧穴对人体功能的影响都有明显的不同。有报道针刺健康人阑尾穴,可引起阑尾蠕动增加,而针刺非阑尾穴(昆仑)对阑尾运动则无明显作用。实验对家兔白细胞数量和分类的影响,针刺非穴位作用远不如针刺足三里穴明显。因此,对穴位形态学特征及其作用内在联系的研究,也是针灸作用机制和经络实质研究的重要方面。

6. 针刺郄门穴治疗冠状动脉供血不足的研究 殷克敬教授坚持中医整体观和辨证论治观点,将辨证与辨病相结合,向西医同事请教探讨,倾心梳理中医、西医两个理论体系的差异与互补,他从不排斥用现代科学技术研究中医,多年来应用针刺心包经郄穴治疗冠状动脉供血不足取得了很好的疗效。为了进一步探讨其机制,他对 86 例患者针刺前后的心电图改变进行了观察研究。结果表明有效率81.4%,对针刺前后心电图改变经统计学处理 $P<0.01$,有非常显著的差异。观察结果表明,针刺郄门穴对治疗多种病变导致的慢性冠状动脉供血不足确有一定效果,其中冠心病不伴严重心律失常者效果好,对长期患有风湿性心脏病、肺源性心脏病、高血压冠心病等引起的冠状动脉供血不足或伴有严重心律失常(如心房纤颤等)的患者作用较差,他认为可能是因为后者病程较长,累及心脏传导系统较甚,即时效果较差,说明针刺郄门穴不仅对急性心肌缺血有一定的治疗效果,而且对慢性冠状动脉供血不足亦有一定的疗效。研究结果表明,郄门穴有通瘀活络、振奋心阳的作用,为临床应用郄门穴治疗冠心病提供了一定的科学依据。

八、乳腺疾病辨证论治

中医之"乳癖",多相当于西医之"乳腺增生病",是女性常见的非炎性、非肿瘤的良性增生性疾病,单双侧均可发病,以乳房疼痛伴乳房肿块为其临床特点,其临床症状的出现与加重多与月经周期和情志变化相关。殷克敬教授根据自己长期的临床经验,总结出临床思辨乳癖的独特方法,认为其病机为冲任失调(本)、肝郁气滞(主)和血瘀痰凝(标)。临床思辨特点:冲任失调者,燮理冲任以肾为主,故调冲任首补在肾;肝郁气滞是乳癖形成的关键,故疏肝解郁从气着手;脾为生痰之源,气血痰凝结聚乳络而成乳癖,故祛除痰瘀当以理脾选穴治疗,以竟全功。

1. **冲任失调型** 冲、任二脉,一为血海一主胞胎,共司乳腺发育成长。冲任脉调和,经盈有度,乳和则不郁;如果冲任失调,经络阻滞,气机郁滞,阻碍血行,从而导致血行不畅,气郁血凝,结于乳房则生结块,郁阻不通而痛。因而调理冲任,可起到治病求本的作用。冲、任二脉通盛、相资,以肾为主导,由肾来调约。且女子以肾为本,其经、带、胎、产、乳,在生理上均赖肾气之充盈,肝肾同源,冲任协调,发端天癸,以肝肾精血充养,气血才能毓麟,冲、任两脉隶属肝肾;冲、任脉失调,气机阻滞,郁而成块。穴取膺窗、关元、三阴交,以补肝肾,调理冲任,疏通乳络,消肿散结,使上行乳部冲任之气舒畅条达。

2. **肝气郁结型** 中医学认为女子以血为本,女子以肝为先天。"肝藏血,主疏泄"。所以血的调节取决于肝。《素问·举痛论》云:"百病生于气也。"气是构成人体和维持生命活动的最基本物质。清代《沈氏女科辑要》指出:"妇人多郁善怒,情志变化最显,气结则血亦结。"所以乳癖成因多为情志的异常,累及肝,导致气机升降出入失常。肝疏泄功能受阻,气机郁滞,必将影响其生理功能,气郁结于乳房成块。故乳癖发病首先责之于肝,肝气郁结、气滞血瘀是乳癖形成的关键。《灵枢·五音五味》说:"妇人之生,有余于气,不足于血。"女性气常有余,血常不足;气有余则肝气抑郁,血不足则肝失濡养,不能正常疏泄,气滞不行郁结于乳,发为肿块。所以从气着手,疏通气机对于预防乳癖发生具有重要意义。治疗穴取膺窗、内关、行间疏泄肝郁以通乳络。

3. **血瘀痰凝型** 中医学认为气为无形之物,是六郁之首,气郁病位以肝为主。五脏之中唯肝性喜条达、恶抑郁,肝气一郁即刻乘脾。脾经循行,出腋布胸胁,胃经循行从缺盆下乳内,如因脾胃功能受影响,运化失司,气机受阻,气血升降出入失常,津液不布,瘀而不散,湿郁互结。血瘀痰凝皆病理产物,瘀滞经脉,留滞于内,日久不散成块而致乳癖发生,即痰浊、瘀血蕴结乳络是乳腺增生的发病之标。《丹溪心法》说:"人身上中下有块者,多是痰""痰之为物,随气升降,无处不到"痰滞乳房,痰气瘀滞,络脉不通,肿块内生。痰浊瘀血皆病理产物,当流窜之痰浊与瘀血交搏,便生肿物。所以临床治疗乳腺增生不仅重视肝的疏泄,以解气滞,还应以脾切入以除血瘀痰凝之源,畅达气血,血行畅则气机达,气血调则瘀痰消,使气机通达。治疗穴取膺窗、膻中、丰隆健脾利湿、和胃祛痰,痰湿以除,气血通畅,脾阳得运,结聚而散。

九、重视临床继承创新

　　殷克敬教授非常重视临床工作,除了对经络、腧穴、针刺手法等作用进行研究外,还重视对针灸器材的变革。20 世纪 80 年代末,当地某军最先倡导将磁性材料用于为医疗服务;殷克敬教授被聘为医疗器械研制的高级技术顾问,他翻阅了大量的磁学资料,走访了国内知名的磁学家,对针灸针具进行改进。20 世纪 90 年代初,他们协同研制出一种新型功能性针灸针——磁极针灸针,这种针具采用了永磁性合金材料,在保持原普通不锈钢毫针的基本外形结构功能特点的同时,将针制成不同磁性(N 极、S 极),使针刺作用与磁疗作用有机结合,应用于临床产生了明显的治疗效果。

　　针灸针具数千年来经过了由砭石、骨针、青铜针、金针、银针到不锈钢针的发展阶段,针灸的学术理论,针刺的方法、操作技巧和治疗经验不断地积累、创新;而促进针灸学取得重大发展的主要原因,恰恰是针具的发展和变革;它们之间存在着一定的因果关系。每一次发展,针具的改革,都会使针灸医学产生质的飞跃,并一次次地将针灸医学推向新的高峰。磁极针既保持了传统针具的特点,又在性能上增强了磁疗的作用,提高了治疗的效果。

　　磁应用于医疗,中国是世界最早的国家,史料记载,早在公元前 6 世纪就有涉及,其后的许多中医药学著作均有记载。20 世纪 60 年代以来生物磁场和磁生物学有了很大发展,外磁的作用影响了体内生物磁场乃至细胞电位改变,细胞通透性增加,人体多种酶的活性增加,这一切引起了医学界的高度重视。在磁极针研制中,针对不同磁场穿透组织的深度等做了大量的动物实验,克服了磁场进入人体组织深度有限的缺陷,又根据补泻的原理将磁极针制作成 N 极、S 极两种,使微量的磁通过针刺导入机体腧穴,产生针刺与磁场作用的双重效应,对机体病态生物磁失调紊乱状态进行有序化调节,使其恢复平衡,从而达到机体阴阳平衡、气血调和、症状减轻消失、治愈疾病的目的。磁极针的研制成功,并通过反复的动物实验,而后应用于临床,确实起到了较普通不锈钢毫针增强临床效果的作用。20 世纪 90 年代初,殷克敬教授作为中国针灸讲师团教授成员应邀到北京中国中医科学院针灸研究所讲学,主讲磁极针的临床应用,并现场治疗,以独特的效果受到国内外同行和患者的极大赞誉。其后专著《中国磁极针》一书问世,得到中医针灸泰斗鲁之俊教授题写书名,中国工程院院士、中国针灸学会副会长程莘农教授及著名针灸学家、北京针灸骨伤学院院长王岱教授,中国针灸学会器材研究委员会主任甘笃教授和《中国针灸》杂志编辑部主任王居易教授为本书作序。1997 年 11 月 2 日,他的论文《磁极针临床应用研究及其展望》在世界针灸联合会成立 10 周年学术大会上交流,为磁极针的推广应用起到了很大作用。现代针灸医学是在汲取古代医学成就的基础上与现代科学技术紧密结合而形成的,磁极针的出现也体现了这点,它的地位和作用在当今多元医学中显示了特有的优势和强大的生命力;新的针具将不断地为促进针灸医学理论发展增添新的内容,开拓新的领域,将针灸医学推向更新发展的轨道。

十、深研经典博古通今

殷克敬教授常常反复研读经典,尤其是《内经》《难经》,两部古医籍是我国医学早期的中医经典著作,其所构建的蕴含中华民族传统文化的医学理论体系,被历代医家奉为圭臬。古往今来,两部古典医籍奠基大作,成为学习中医必读著作。殷克敬教授在教学、临床中参照经典,从不同的思维视角汲取所需知识,形成了深邃的理论见解,以及丰富的临证经验和医学心悟。

(一)探究中医针灸临证的思维模式

《内经》《难经》奠定了中医理论体系,张仲景创立了辨证论治体系,使医经与经方、针灸治疗水乳交融。将理论与实践紧密地结合,使中医药成为我国独有的医学科学。其独特的理论体系和医学模式具有特色的原创科学思维和潜能无限的想象空间。中医针灸的临证在传统文化中汲取了智慧,延续了文化基因,汲取了思维精华,形成了独特的医学体系。殷克敬教授认为中医针灸的临床辨证应遵循通过四诊、经络诊察、审证求因、阐明病机、立法治疗的基本诊断治疗原理,即司外揣内、见微知著、以常衡变的思维模式。

1. 司外揣内　《灵枢·本脏》曰:"视其外应,以知其内藏,则知所病矣。"中医诊断施治,首先分析患者的外在症状、体征,用望、闻、问、切四诊来审证,侦察了解疾病信息,然后进一步分析探求病因、病机、病位、病势的发展,为最后做出正确判断提供依据。四诊的表现是人体整个生命信息的表达,可以反映人体整个生命活动的全部信息,从局部可以看到整体的缩影,通过四诊、经络诊察等皆可测知内脏的不同层次病变。所以四诊望、闻、问、切和经络诊察是中医医生必须具备的基本功,当然现代的诊疗技术,如 X 线、MRI、B 超、内镜等可作为四诊的延伸参考,它不能完全代替人的感官,但临床要系统地作出诊断。审证是建立在四诊基础上的,对所搜集的疾病资料进行分析,审证不等于辨证,但是是辨证的基础,如果说"司外"是审察病因,那么"揣内"就是探求病机,了解机体、内外形神、阴阳气血、脏腑经络、津液代谢等等必须明辨其病机而审时审度。这种"司外揣内"的中医诊断识病原理,在学术上就是所谓的"黑箱理论",就是在研究一种事物时不需打开箱子,通过分析箱子传递出的信号变化,推断它的结构,但不是破坏它的结构,通过人体反馈出的各种信息,以及身体的外在表现,来推断内部气血阴阳的变化,立法施治。

2. 见微知著 "见微知著"就是通过微小的变化了解整体情况,在中医诊断中我们诊脉象、查舌苔、看掌纹、经络诊察等通过局部现象来了解五脏六腑、十二经脉、气血津液等变化,将局部与整体进行有机的联系。金元四大家李东垣说:"古之所谓良医,盖以其意量而得其节也。"这里的"意"就是指思维活动,"量"是思维的过程,"节"是通过思维活动得到的疾病机制和防治疾病的措施。所以"意"是科学思维的实质。清代名医陆定圃在《冷庐医话》中提出:"医者意也,苟得其意,不必泥其法,所谓神而明之,存乎其人也。"这里的"神而明之"我们可以理解为抽象思维,通过推理、判断得到本质,其实质就是去粗取精,去伪存真,由此及彼,由表及里的科学思维模式。"辨证施治"是中医治病的特点,具有辩证唯物主义的意义,科学的思维是严密的,疾病当前先以"意"为运量,后以"经"为法,以"纬"为方。"意"的运量是了解疾病情况,是客观存在的依据,"量"是对疾病分析、比较、综合的思维方式,也就是对疾病的判断,推理思维的过程。"经之以法,纬之以方"是指立法和处治方法。唐代孙思邈在《千金翼方》中说:"若夫医道之为言,实惟意也,固以神存心手之际,意析毫芒之里。"所以只有思维正确,才能剖析入微,洞察秋毫,见微知著,医者意也,其科学的内涵就是见微知著的精确性,也是中医针灸临证思维的一个模式。

3. 以常衡变 以常衡变就是以正常的标准来发现异常,例如在正常温度下,穿一件衣服就可以保暖,但有人多穿了几件还感到冷,我们从他的怕冷,就可了解他是"阳虚体质",就是用正常标准发现异常的表现。然后通过四诊等明确辨证以后,治则治法就顺理成章了,治则治法是论治的纲领,是根据病机拟定的治疗方案,也是指导处方用药、针灸取穴的圭臬,同时又是连接病机与方药取穴的纽带。中医学认为人体的脏腑组织器官是一个有机整体,在生理上相互关联,病理上又相互影响,在治疗上的脏腑调燮,形成了中医的又一大特色。脏腑调燮,即某一脏腑病变后,可以通过治疗相应脏腑以达到疾病痊愈的目的,这也是中医以常衡变的方法。张仲景在《金匮要略·脏腑经络先后病脉证》中亦云:"夫治未病者,见肝之病,知肝传脾,当先实脾。"这就是根据脏腑相生相克制化的关系,达到"扶土抑木""崇土实木"之目的,不仅如此,实脾培土还可生金,金气旺,肺的宣肃有常,自能克木,木气条达,疾病自愈。

医学面对的是一个复杂的对象,医生是针对这一对象实施诊疗的主体,思维的活动是诊疗的过程,中医是通过一系列的诊疗方法获得了疾病的信号,然后对这些信息进行思维分析加工,制定出相应对策。中医针灸的辨证体现了"司外揣内""见微知著""以常衡变"的特征,从宏观的认识来把握疾病的本质。

(二)《黄帝内经》中的治未病观

"治未病"的概念最早见于《黄帝内经》。《素问·四气调神大论》中首先提出"是故圣人不治已病治未病,不治已乱治未乱,此之谓也。夫病已成而后药之,乱已成而后治之,譬犹渴而穿井,斗而铸锥,不亦晚乎"。《灵枢·逆顺》亦云:"上工治未病,不治已病。"在《内经》引导下"治未病",已成为中医一个重要治疗原则,也是中医在整体观、辨证观的精神指导下在预防医学中的体现,是中医理论体系的重要组成部分。中医治未病,大致概括为顺应自然,防病于先;未病先防,形神兼养;已病抑变,防微杜渐;瘥后防复,调摄为最等。

1. **顺应自然,防病予先** 中医把人体脏腑气血功能活动与时空变化联为一体,这就是中医理论的"天人相应观"。人是时空生物的一种,时空运动导致了人体脏腑气血自然信息的规律变化并制约着人体生命活动。《素问·宝命全形论》云:"人以天地之气生,四时之法成。"人的生命活动必须顺应天道,依赖自然,二者已形成不可分割的联系。在"天人相应"的思想指导下,人们掌握了自然规律,通过顺应自然来预防疾病、治疗疾病、养生保健。正如《素问·六元正纪大论》曰:"用热远热,用温远温,用寒远寒,用凉远凉,食宜同法。"《素问·四气调神大论》又云:"夫四时阴阳者,万物之根本也,所以圣人春夏养阳,秋冬养阴,以从其根,故与万物沉浮于生长之门。"《内经》针对春生、夏长、秋收、冬藏的特点,提出养生防变适应四时变化规律,使人和自然产生天人合一的良好效果。在《内经》"天人相应"的思想影响下,目前养生保健医学、地理医学、气象医学正在应运而生。

2. **未病先防,形神兼养** 中医的阴阳理论是辩证法,是平衡统一,又是矛盾相争,所以中医学认为一切疾病的产生都是阴阳失衡的表现。《灵枢·本神》中云:"故智者之养生也,必顺四时而适寒暑,和喜怒而安居处,节阴阳而调刚柔。"说明生命健康在于平衡,也就是"守中",是守"生气之原"。这是未病先防的根本。《难经·八难》云:"所谓生气之原者,谓十二经之根本也……此五脏六腑之本。""守中"是维持平衡,平衡是要有适度的,既不过,也不及。这也是中医讲治未病的概念。《素问·六微旨大论》曰:"升降出入,无器不有。"这种从朴素的唯物论观点来认识生命的活动,就是从"守中"中求变,防病于未然。《素问·宝命全形论》明确指出:"天覆地载,万物悉备,莫贵于人,人以天地之气生,四时之法成。"变是常态,从"守中"中防变,防变变自我,顺应规律,找准位置,变后再达到新的平衡,正所谓"变通趋时,唯变所适"。另外,合理科学的生活方式,也是影响健康的一个重要因素。《素问·上古天真论》指出:"上古之人,其知道者,法于阴阳,和于术数,食饮有节,起居有常,不妄作劳,故能形与神俱,而尽终其天年。"又说:"恬淡虚无,真气从之,精神内守,病安从来。"《内经》恬淡虚无以恬愉为务,和于术数,要求人们摒弃私欲,使心无邪念,重德、纯洁稳定,形神兼养,这样才能筑起稳固的防线,以增强机体抵抗能力,防治疾病发生。《内经》治未病引领人们建立健康的生活方式,为人们提供了规范的准则。"医学以养生保健为中心"已成为中医未病先防的观点。

3. **已病抑变,防微杜渐** 中医之理,阴阳理论反映了平衡,五行理论反映了整体的相关性,这是中医传统文化的思想,也是人体生命活动的基本规律。中医将阴阳脏腑气血的异常变化辩证地归纳为子病及母,母病及子,通过四诊八纲基本方法辨证分析,根据体质不同状态、年龄的差异等,提出"补母泻子""泻子补母""母子同治"及"同病同治""异病异治""同病异治""异病同治"的方法,实现新的相对平衡,以防变故加重病情。《素问·阴阳应象大论》曰:"邪风之至,疾如风雨,故善治者治皮毛,其次治肌肤,其次治筋脉,其次治六腑,其次治五脏;治五脏者,半死半生也。"因而疾病发生后,准确地认识其病因病机,掌握其发展变化的规律,以防传变,制约疾病于萌芽。《难经·七十七难》在《内经》的基础上提出治未病的脏腑观点,即"所谓治未病者,见肝之病,则知肝当传之与脾,故先实其脾气,无令得受肝之邪,故曰治未病焉"。中医学认为,人体的内环境时刻保持气血平和,这对健康有重要的意义。《素问·调经论》说:"血气不和,百病乃变化而生。"引导气血通畅,达到动态的阴阳平衡,才能确保人体身心健康。已病防变,先贤要求医者必须掌握疾病的发展规律和传变途径,早期诊断,早期治疗,妥善处理,阻截传变,深化防治。清代叶天士也提出"多在先安未受邪之地",他主张在甘温养胃阴方中,加入咸寒滋肾之药,以防肾阴耗损。今天我们临床应用的"冬病夏治""夏病冬调""春夏养阳""秋冬滋阴"的观点都是导源于中医"治未病"思想。这种"先安未受邪之地"乃未雨绸缪之举,也是既病防变的具体运用。

4. **瘥后防复,调摄为最** 疾病过程中,患者的身心受到了很大的创伤,病瘥后的调理是康复医学的重要措施之一。随着现代医学由传统的生物医学模式向社会-心理-生物医学的转变,更全面地研究人体健康,即从生物-心理-社会角度防治疾病较传统的医学模式更具优势。疾病康复后的四时摄养、情志调适、合理膳食及适宜的动静,在瘥后防复中起着关键性作用,这一切也是中医"治未病"的措施之一。稽康在《养生论》中说:"修性以保神,安心以全身,……泊然无感,而体气和平。"保神、安神尤显重要,因为神动,人体阴阳会失调,气血会逆乱,疾病会在机体功能紊乱时自然而生。所以孙思邈"善养性者,治未病之病"论述的提出是从养生防病着手的。现代心身医学认为,积极向上的精神,对人体健康的保持有好处,而负面精神则有害于健康,中医的"三因制宜"法则更体现了这点。因而,中医将瘥后的精神调养放在首位。人体是一个复杂的有机系统,养生学涵盖生理、心理、伦理、社会、环境生态、运动等等,但关键的是,将谙熟人体生命客观规律,内化成健康的生活方式,使机体中微观的量变带来宏观的质变。精神情志的异常改变,会导致人体脏腑气血功能的失调紊乱,《素问·举痛论》中提到的"百病生于气"亦是此意。中医学认为气是构成和维护人体生命活动的最基本物质,生命的现象本源于气机的升降出入运动,一旦紊乱,疾病就会发生,气机一旦终止,生命也就结束。瘥后防复中还应以"不妄作劳"为戒,只有劳而不倦,劳逸适度结合,生活有序加之科学合理的膳食营养,才能维护、加强体质,远离疾苦。《素问·经脉别论》"生病起于过用"的明示等等,对瘥后防复调摄指明了方向,也为"治未病"引领人们建立科学健康的生活方式提供了规范的准则。

《内经》中顺应自然规律,以恬愉为务,开阔心胸,内守精神,合理膳食,劳逸适度等精辟的论述,为我们提供了良好的养生防病观。只有改善生存环境,修养情志,调摄精神,改变一切不良生活习惯,消除各种疾病诱发因素,才能使机体阴阳平衡,气血和合,健康生存。

(三) 扶阳思想与针灸临床

《内经》提出的"生之本,本于阴阳"(《素问·生气通天论》)和"天人相应""生气通天"充满活力且恒动不止的机体阴阳气化功能是生命健康的主要环节,用阴阳来解释生命现象,探索生命规律,并逐渐地用其来指导中医临床诊断和治疗。中医的"扶阳"思想反映了《内经》的本来面目,人活一口气,气就是阳气,后天血肉有形之躯是先天元气所化生,阴阳气化运动呈现的神机现象是人体精、气、神三位一体的有机协调,维持着生命"疏其气血,令其条达,而致和平"。

阳是生命之本。《素问·生气通天论》云:"阳气者若天与日,失其所,则折寿而不彰。"明确指出了阳气是生命活动的动力。阳气温煦机体组织,抗御外邪,主持人体脏腑器官开阖气化,维持机体动态平衡,是人体气机升降的枢纽。扶助正气就是扶阳,就是扶助人体自稳调节各脏腑免疫能力。《素问·阴阳应象大论》云"阳化气,阴成形",说明阳气主动而散,促进万物生化,阴主静而凝,促进万物成形。所以,人体内的结节、囊肿、增生等都是由于人体阳气不足,气化不利,气机不通,痰浊、湿毒、血瘀等阴邪聚集,阻碍气血以致运行不畅而形成的。中医针灸治疗采用扶阳、温阳、养阳、通阳之法。扶阳:重在补虚,针灸取穴关元、气海、陷谷、足三里等。温阳:重在祛寒,针灸取穴大椎、至阳、温溜、合谷等。养阳：重在扶正，针灸取穴百会、肾俞、关元、太溪等。通阳：重在化浊除湿祛痰活血，针灸取穴至阳、血海、膈俞、通里等。体现了"治之但扶其真元，内外两邪皆能绝灭，是以不治邪而实以治邪"的治疗理念。因为人体阴阳本体结构建立在阴、阳二气气化交感中，"阳主阴从"的动态平衡才是中医扶阳的核心思想。

中医针灸临床根据《内经》的"阴阳互根"，在辨证取穴中更应注意"阴中求阳，阳中求阴"，《素问·阴阳应象大论》"故善用针者，从阴引阳，从阳引阴"，这样形成了经络腧穴"相互感应""同频共振"的左右上下互通，"本神一体"。阴中求阳，阳中求阴，就是在以补阳穴为主治疗时适当加补阴之穴；以补阴穴为主治疗时，适当加入补阳之穴。正如张景岳提出的"善补阳者，必于阴中求阳，则阳得阴助，生化无穷；善补阴者，必于阳中求阴，则阴得阳升，而源泉不竭"。

临床扶阳调理三焦气机非常重要。三焦为阳经之父，中清之府，上主纳，中主化，下主通畅，主行气司决渎，是脏腑气血通畅的主要枢纽。所以有"三焦一通百病消"之说，"善治三焦者可愈百病"。疏通三焦是中医针灸治未病的主要方向，经常取三焦原穴阳池按压，并推拿环指，就能起到调理三焦的作用。《难经·六十六难》云"三焦者原气之别使也，主通行三气，经历于五脏六腑"。临床用好四穴：膻中、天枢、阴交、气冲。《难经·三十一难》云"上焦……其治在膻中……，中焦……其治在脐旁，下焦……其治在脐下一寸，故名曰三焦，其府在七街"。上焦在膻中，中焦在脐旁天枢，下焦脐下一寸是阴交，气街是气冲穴。

人体阳气的产生与心、肺、脾、胃、肾脏腑功能尤为密切。中医扶阳思想体现了《内经》"病在阳者扶阳抑阴，病在阴者用阳化阴"的治疗理念。人体一身之阳根舍于肾，肾为水火之宅，肾中阴阳化合为机体之少火。温阳，首先温肾阳，同时温心阳、脾阳，形成生命之动力，机体抗御外邪之活力。

（四）扶阳通督治疗中风

中医学认为中风的病机是人体阴阳失调，气血逆乱，其病位在脑，病因为风、火、痰、瘀、气虚，病性是本虚标实，上盛下虚。气血瘀阻，痰浊内壅，阳化风动，血随气逆，阻塞脑络而发为中风。目前临床多以肝肾阴虚立论，我们认为主要是人体元阳虚衰。我们遵《内经》之旨，从扶阳着手，提出"督脉-脑髓-元阳"一体观，从扶阳通督醒神切入取穴治疗。实践证明，早期针灸介入能有效地改善脑部血液供应，促进脑中风的康复，在临床上取得较为满意的效果。

治疗脑中风应立足于人体阳气虚衰。对于脑中风的治疗，目前都是根据临床辨证随机立法，多以平肝息风、活血通络，或清热化痰、滋阴潜阳，或祛瘀活血、益气养血等。根据闭证与脱证又分别祛瘀开窍醒脑，或回阳固脱，扶正祛邪；对恢复期多予以育阴潜阳，扶正祛邪，益气活血等治法。这些方法对脑中风治疗确有一定效果，能有效地缓解病情，但对于脑中风高致残率、高复发率问题的解决还有待商榷，我们认为还有些不完善之处。

生命是一团阳气，《内经》认为阳气是人体生命之本。《素问·生气通天论》云："阳气者若天与日，失其所，则折寿而不彰。"又曰："凡阴阳之要，阳密乃固。"说明阳气对人体生命的重要性，阳气必须密固，阳气虚弱，阴寒就会形成，《内经》提出"阳化气，阴成行"，阴寒形成会格阳于外，使阳不归位，就会形成阳郁向上的格局。对脑中风之因，只强调了肝肾阴虚，对阳气虚衰没有足够认识。中风病机变化多端，往往是一个动态的发展过程，并且各种病机又不是孤立地存在，而是错综复杂、互为因果的，如果对脑中风发生机制认识不足，则可能造成辨证有误，导致治疗的偏差，难以取得有效的治疗。因此，我们认为辨证中不可忽视阳气的重要性。

脑中风治疗扶阳通督理论的构建。《素问·生气通天论》云："阳气者，若天与日，失其所，则折寿而不彰。"又曰："凡阴阳之要，阳密乃固……阴平阳秘，精神乃治，阴阳绝离，精气乃绝。"生命的正常活动，必须阴要和平，阳要密固，阳的本位是在内，要密固。中医学认为"阳位于上，但根在下，阴位于下，但根在上"，正如《黄帝内经》所云"正气内存，邪不可干""邪之所凑，其气必虚"。脑中风发生的根本是人体阳气虚衰，《内经》云"邪气盛则实，精气夺则虚"，精是气储藏之方式，气是精的启用状态，精气就是肾中之阳气，肾中阳气是元阳，元阳是人体脏腑功能活动的原动力，阳虚就是元阳不足，致使元阳化生阴精功能受到影响，才会导致阴阳失调。清代医家郑钦安在《医理真传》一书中提出"阳衰在何处，风邪即中何处""风由外入，痰因内成，总缘其人素禀阳虚"。基于《内经》阳气理论，卢崇汉在《扶阳讲记》中认为人体生理以阳气为根本，阳气关系着人体功能的强弱，提出"病在阳者，扶阳抑阴；病在阴者，用阳化阴"。看来他非常重视阳气在人体生理、病理、治疗、预防及疾病康复中的作用，认为人体免疫力、抗病力和修复功能等皆与人体阳气密切相关，称"阳气者，抗力之枢纽也"。清代郑钦安在《医法圆通》中认为，中风是"正虚而邪始生，舍其虚而逐其末"，"一切祛风化痰之品，皆是耗散元气之物，未有不立增其病者"，他提出"治之但扶其真元，内外两邪皆能绝灭，是不治邪而实以治邪，未治风而实以祛风"，这种主张对临床治疗中风有一定的意义。

根据上述论述，脑中风之因：一是人体阴阳失调，阳气虚衰的结果，阳虚气机升降无力导致气滞血瘀，阴寒痰湿内阻；二是阳气不足，阴不藏精，阴盛格阳于外，阳不归位，携风邪上逆为患。根据《内经》提出的"病有标本，刺有逆从"立法治疗。

准确把握病机中阳气虚衰与风、火、痰、瘀、气虚的关系。《素问·三部九候论》云："实则泻之，虚则补之，必先去其血脉而后调之，无问其病，以平为期。"我们提出通督扶阳，治疗还须通三焦，使其正气通行无阻，达到通督、醒神、通络、通腑、化痰、行气、活血、温化内寒，收敛浮阳的目的。《难经·六十六难》提出"三焦者，元气之别使也"。《针灸大全》云："三焦乃阳气之父。"三焦是元气运行之通道，《中藏经》云："三焦者，人之三元之气也……总领五脏六腑，荣卫经络，内外、左右、上下之气也。三焦通，则内外、左右、上下皆通也……导上宣下，莫大于此也。"《金匮要略》曰："三焦通会元真之处，为血气所注。"它是人体气化功能的场所，元气根于肾，由先天之精气所化，赖后天之精以养，是脏腑功能活动的原动力，元气通过三焦输布全身，激发、推动各脏腑、组织、器官的功能活动。通上焦使热邪有出路，温中焦促使气机输转，温补下焦，使元阳归位，达到阴阳升降无碍，阳密乃固之目的。

《灵枢·本神》云："凡刺之法，必先本于神。"《素问·宝命全形论》曰："凡刺之真，必先治神。"《灵枢·官能》又云："用针之要，无忘其神。"《本草纲目》云："脑为元神之府。"张锡纯在《医学衷中参西录》中说："人之神明有体用，神明之体藏于脑，神明之用出于心。"督脉循行入脑，为阳脉之海，总督一身之阳，人体经脉直接或间接地均与督脉相通，督脉入络于脑，《难经·二十八难》云"督脉者，起于下极之俞，并于脊里，上至风府，入属于脑"。在形与神俱的观念下，根据以上之论述，我们构建了一个"督脉 - 脑髓 - 元阳"一体的轴心。对脑中风急性期治疗以扶正祛瘀、开窍醒神为主，从上而下，层层清理；对脑中风恢复期，以调理三焦，从下而上扶阳温通，收敛浮阳归位。促使阴阳升降，恢复常态，这样治疗，主次有别，先后有序，整体并进。

急性期主穴：百会、神庭、水沟、后溪透劳宫、太冲透涌泉。重在回阳救逆、通督开窍醒神。恢复期选取：百会、脑户、神庭、头维、后溪透劳宫、三阳络、足三里、悬钟、太冲透涌泉。通督扶阳、归位元阳、调理三焦。语言不清配廉泉；行动不便配天柱、申脉。

临床中我们论治脑中风运用扶阳通督醒神法，配合畅通三焦气机能够有效地提升疗效，三焦气机畅通，中焦生化有序，补而不滞，通而不碍，使五脏协调，益气养阳，络通瘀除，推舟而行，浊瘀得除，阴阳升降有序，阴平阳秘，正如张仲景在《金匮要略》中指出"阴阳相得，其气乃行，大气一转，其气乃散"。《内经》的扶阳思想是人体内阴阳化气运动表现的神机现象，是人体精、气、神三位一体的有机协调，从形而上之道使人体形神一体，人针合一，达到阴平阳秘的目的，实现中医临床治疗的最高境界。

中医针灸是中华优秀传统文化的重要组成部分，它承载着以人为本、天人合一的生命文化，也代表了传统文化的核心价值观。殷克敬教授为中医针灸学科不遗余力,他用其60余年的医、教、研经历诠释着一个道理,铸写着一种品德,弘扬着一种精神,那就是医者仁心,笃思善行,博极医源,恒真敬业,精勤不倦,竭诚尽职。他的高尚品德,高雅情操,为我们作出了具体的诠释和写真,真实地看到体现在殷克敬教授身上那种中国知识分子的谦和、坚韧、淡泊名利、求真务实、不断探索、勇于创新的优秀品质。

第三章

临床经验

一、中风偏瘫用针之妙

胡某,女,63岁,工人,于2012年11月17日因右半身活动不灵活2个月来诊。患者诉2个月前因工作劳累,晨起如厕时突然摔倒,出现右侧半身僵硬、麻木,言语不利,无意识障碍及恶心、呕吐症状,急送至当地医院治疗,颅脑CT示多发性脑梗死,经住院治疗2周好转出院,回家服用西药巩固治疗。仍有肢体活动不灵活,遂到我处就诊。来诊时神志清,精神欠佳,右侧肢体活动不灵活,右上肢肌力3$^+$级,下肢4$^-$级,病理反射阳性,腱反射稍亢进,脉弦,舌质红,苔白腻,血压138/66mmHg。

诊断: 中风。

证属: 痰瘀阻络。

治法: 涤痰祛瘀,舒筋通络。

取穴: 神庭、通天、肩髎、偏瘫异功点、三阳络、合谷、髀关、阳陵泉、申脉。

针刺治疗,每日1次,10次为1个疗程,经2个疗程治疗后,患者行走自如,上肢活动稍受限,语言明显好转,3个疗程治疗后,上、下肢活动自如,再巩固治疗10次,临床治愈。随访至今未复发。

按语: 中风是以猝然昏仆、不省人事,伴有口角喁斜,语言不利,半身不遂;或不经昏仆,仅以喁僻不遂为主症的一种疾病。因本病起病急骤,证见多端,变化迅速,与自然界中风性善行数变的特性相似,故历代医家从风的广义角度来认识此病,遂类比而名之为中风,又因其发病突然亦被称为"卒中"。有关中风方面的记载,最早始于《内经》,依据不同的症状表现和发病的不同阶段而有着不同的记载。在卒中昏迷期间有仆击、大厥、薄厥等记载;在半身不遂期间有偏枯、偏风、身偏不用等不同名称。在病机方面,《内经》记载很多,如《灵枢·刺节真邪》云:"虚邪偏客于身半,其入深,内居荣卫,荣卫稍衰,则真气去,邪气独留,发为偏枯。"《素问·生气通天论》云:"阳气者,大怒则形气绝,而血菀于上,使人薄厥。"《素问·调经论》云:"血之与气,并走于上,则为大厥,厥则暴死,气复反则生,不反则死。"此外,《内经》还认识到本病的发生与体质、饮食、精神刺激、烦劳过度等因素有着密切关系,如《素问·通评虚实论》曾明确指出:"……仆击、偏枯……肥贵人,则高粱之疾也。"至于中风病变部位,根据《素问·调经论》气血并逆之说,结合《素问·玉机真脏论》所云"春脉如弦……其气来实而强,此谓太过……太过则令人善忘,忽忽眩冒而癫疾(王冰:忘,当为怒字之误也。)"。可见中风病变部位主要在于头部。

现在一般认为中医学之中风,包括西医学中的脑出血、脑血栓形成、脑栓塞、蛛网膜下腔出血、脑血管痉挛,以及面神经麻痹等病。

中风之发生,主要因素在于患者平素气血亏虚,心、肝、肾三脏阴阳失调,加以忧思、恼怒,或饮酒饱食,或房事劳累,或外邪侵袭等诱因,以致气血运行受阻,肌肤筋脉失于濡养;或阴亏于下,肝阳暴涨,阳化风动,血随气逆,夹痰夹火,横窜经隧,蒙蔽清窍,而形成上实下虚,阴阳互不维系的危急证候。

(1)正气不足,经络空虚,风邪入侵。因气虚腠理不密,卫外不固,风邪乘虚入中经络,气血痹阻,肌肤经脉失于濡养;或患者痰浊素盛,外风引动痰湿流窜经络,而引起口角㖞斜、半身不遂等症。《金匮要略·中风历节病脉证并治》云:"寸口脉浮而紧,紧则为寒,浮则为虚,寒虚相搏,邪在皮肤,浮者血虚,络脉空虚,贼邪不泻,或左或右;邪气反缓,正气即急,正气引邪,㖞僻不遂。"

(2)烦劳过度,病后体虚,年老体衰,阴阳失调。因精血不足,肝肾阴虚,肝失所养,肝阳亢盛。在人体阴阳严重偏盛的情况下,加之情志过极,劳倦过度,或嗜酒劳累,气候影响等诱发因素的作用,致使阴亏于下,肝阳鸱张,阳化风动,气血上冲,心神昏冒,发为中风。此即《临证指南医案·中风》"肝血肾液内枯,阳扰风旋乘窍"之说。

(3)饮食劳倦,脾失健运,聚湿生痰,痰郁化热,阻滞经络,蒙蔽清窍;或肝阳素旺,横逆犯脾,脾失健运,内生痰浊,或肝火内热炼液成痰,以致肝风夹杂痰火,横窜经络,蒙蔽清窍而猝仆猝昏,痰僻不遂。此即《丹溪心法·中风》所谓"湿土生痰,痰生热,热生风也",以及《临证指南医案·中风》"风木过动,中土受戕,不能御其所胜……饮食变痰……风阳上僭,痰火阻窍,神识不清"。

(4)五志过极,心火暴盛,或暴怒伤肝,肝阳暴动,引动心火,风火相煽,气热郁逆,气血并走于上,心神昏冒而卒倒无知,发为本病。《素问玄机原病式·火类》说:"多因喜、怒、思、悲、恐之五志有所过极而卒中者,由五志过极,皆为热甚故也。"

综上所述,中风之发生,病机虽较复杂,但归纳起来不外虚(阴虚、气虚)、火(肝火、心火)、风(肝风、外风)、痰(风痰、湿痰)、气(气逆)、血(血瘀)六种,其中又以肝肾阴虚为其根本。此六端在一定的条件下,互相影响,互相作用而突然发病。由外邪侵袭而引发者称为外风,又称真中风或真中;无外邪侵袭而发病者称内风,又称类中风或类中。从临床来看,本病仍以内因引发者多见。

中风属于本虚标实之证,在本为肝肾不足,气血衰少;在标为风火相煽,痰湿壅盛,气血郁阻。但因病位有深有浅,病情有轻有重,标本虚实也有先后缓急之差异,所以临床常将中风分为中经络与中脏腑两大类。中经络者:病位较浅,病情较轻,一般无神志改变,仅表现为口角㖞斜,语言不利,半身不遂。中脏腑者:病位较深,病情较重,主要表现为神志不清,㖞僻不遂,并常有先兆和后遗症出现。

殷克敬教授在临床治疗中选取督脉神庭穴,为督脉与足阳明胃经、足太阳膀胱经之交会穴。该穴名意指督脉的上行之气在此聚集。本穴物质为来自胃经的热散之气及膀胱经的外散水湿,在本穴为聚集之状,本穴如同督脉天部气血的汇聚之地;通天为足太阳膀胱经穴,有清热除湿涤痰之功;偏瘫异功点为殷师治疗中风后遗症上肢活动不灵的经验穴;肩髎疏通局部气血;三阳络为手三阳经的阳气交会之所,舒筋通络,开窍镇痛;合谷属于大肠经原穴,为大肠经原气所输注之处,大肠经络肺过胃属大肠,故可调节胃肠功能,且此穴居于虎口,为人身气血之大关,又善息风镇痉,醒脑开窍。阳明经多气多血,此穴是阳明经之原穴,又位于关口,是调理人体气机之大穴,通过调气,以达理血活血、通经止痛之效;髀关为足阳明胃经穴,足阳明胃经为多气多血之经,"治痿独取阳明"故取之;阳陵泉为足少阳胆经穴,亦为筋会,肢体活动不灵为经筋病变,故选此穴;申脉属足太阳膀胱经,八脉交会穴之一,通阳跷,司下肢的运动功能。

我们认为针刺不同于药物外源性的投入,而是对机体功能的系统性良性调节。缺血性脑血管病其缺血部位的再灌注量不是短期量大就效果好,而是要适量,针刺对再灌注量的调节是通过机体本身效应来实现的,体现了针刺良性调节作用的优越性。统计资料表明,本病发病率高、死亡率高、致残率高。如果不失时机地抓住急性期进行有效针刺治疗,机体功能恢复快,有助于尽早下床功能锻炼,使致残率大大下降,提示针刺治疗作用的可靠性,同时说明中风急性期可及早配合针刺治疗,对促进早日康复有着积极的临床意义。

二、发蒙疗法聪耳息鸣

雷某,女,35岁,2013年12月10日,因左耳耳鸣10天来诊。患者诉因工作劳累,突然出现左耳耳鸣,伴头晕及听力下降。即去医院输液及服用激素治疗,连续治疗 1 周,效果不显,前来就诊。自诉患病期间心烦易怒,口苦咽干,夜休差时耳鸣症状加重,食纳尚可,大小便可,月经正常。查其舌脉:舌红,边有齿痕,苔薄白,脉弦滑。

诊断:耳鸣。

证属:肝胆热盛。

治法:清利肝胆,聪耳息鸣。

取穴:听宫、翳风、中渚为主穴,太冲、丘墟为配穴,主穴取患侧,配穴取双侧。

操作:针刺均用泻法,以捻转泻法为主。从听会透刺至听宫 1.5 寸深,一定要深刺达宫;翳风直刺 1.5 寸深,两穴刺后患者有闷胀感向耳内放散;中渚针 1 寸深,针尖朝手腕方向,有酸胀感向前臂放射。当患者有针刺得气感后对耳周穴位做"发蒙针法"。医者站在患者头顶方向或患者患侧方向,用押手关闭耳窍,先让患者深吸气,然后闭气,关闭耳窍的同时行捻转泻法,做完后让患者呼气,配合九六补泻。隔 35 分钟后再行手法,反复数次,留针30 分钟。

中药:生黄芪 15g,葛根 15g,当归 9g,川芎 9g,水蛭 6g,鸡血藤 15g,磁石 30g,蝉蜕 9g,防风 9g,钩藤 9g,天竺黄 9g,益智仁 12g,石菖蒲 9g,凌霄花 9g,白芍 15g,甘草 9g,黄芩 9g,首乌藤 9g。7 剂,水煎服,每日 1 剂,早晚分服。

患者经上述治疗 1 周后自觉耳中鸣响声音减弱,睡眠改善,舌脉同前。继续上述治疗 1 周,耳鸣症状明显好转,电测听听力较前明显改善,舌红苔薄白,脉弦。继续治疗 10 次后症状基本消失。

按语:神经性耳鸣是世界公认的难治性疾病之一,西医学尚无特效疗法,而中医学作为中华民族的瑰宝,在人类与疾病的斗争中表现出特有的优势,为许多疾病的治疗提供了有效的手段与方法,在临证中我们通过运用国家级名老中医殷克敬教授自创的聪耳息鸣疗法治疗神经性耳鸣收到了良好的治疗效果。

1. **针法独特,发蒙聪耳** 殷克敬教授在《黄帝内经》"发蒙针法"相关理论的基础上结合自己多年的临床经验等逐渐形成了一种新的针法,该针法将九六补泻融于其中,并结合患者呼吸吐纳调节阴阳平衡,以达到治疗之目的。主穴手太阳经听宫穴,开窍聪耳,通经活络;手少阳经翳风穴、中渚穴,祛风通络,散热降逆,宣通耳窍,远近结合,通上达下;听宫穴、翳风穴又是手太阳小肠经、手少阳三焦经、足少阳胆经三经的交会穴,此三经脉均能至目外眦而后直达耳中,所以针刺配合"发蒙针法",激发经气,调整气血,以达改善内耳血液循环,使窍通耳聪之目的。

2. **中药妙用,辨证论治** 《景岳全书》提出:"耳鸣当辨虚实。凡暴鸣而声大者多实,渐鸣而声细者多虚;少壮热盛者多实,中衰无火者多虚;饮酒味厚素多痰火者多实,质清脉细素多劳倦者多虚。"殷克敬教授认为耳鸣之症,实证多由肝胆火盛,上扰清窍所致,虚证多由肝肾阴虚,肝阳上扰所致,并指出在治疗中要注重辨证施治。经过大量临证观察发现,纯虚纯实之证不多,而大多表现为虚实夹杂之证,且病久者以虚为主,故在针刺治疗基础上,我们总结出治疗神经性耳鸣的专方,命名为聪耳息鸣方。因该病大多缠绕患者日久,而久病入络,故临证中常发现患者有气虚血瘀之象,常可见面色暗、夜梦多、舌质暗、脉涩之症。故在聪耳息鸣方中用生黄芪、葛根、当归、川芎益气升清、养血活血;水蛭、鸡血藤补血行血以通瘀滞不通之经络;给予磁石、蝉蜕以达益阴潜阳、息鸣止晕之功;《证治准绳》载防风用以配药治疗耳内虚鸣,其作用可升举清阳以降浊阴;钩藤、天竺黄息风涤痰以除烦;益智仁、石菖蒲聪耳宁神、上通耳窍;肝胆相表里,胆经之病易及肝经,故以凌霄花、白芍养血以柔肝;甘草为"国老",南北朝陶弘景云"此药最为众药之王,经方少有不用",明代李时珍赞其"有元老之功,善治百邪,得王道之化,谓药中良相也"。全方共奏聪耳宁神、息鸣止晕之功,根据兼证进行加减治疗,可获良效。本案患者平素性急易怒,为素禀肝旺之体,暴怒伤肝,肝胆火逆,上壅于耳致清窍失灵而出现耳鸣,肝藏魂、心主神,心肝阴虚阳亢,神魂不守舍,故夜寐不安。因此加用黄芩泻肝胆火热,首乌藤养心安神,效果颇佳。

三、经络诊察针到病除

李某,女,49岁,农民,于2012年4月20日因左肩关节疼痛,上举、外展受限半年就诊。患者诉半年前无明显诱因出现左肩关节疼痛,未曾予以重视,未做治疗,疼痛逐渐加重,并逐渐出现肢体活动障碍,上举及外展活动受限,疼痛以夜间尤甚。查:患臂上举<90°,外展<60°,后伸不能摸及骶部,搭肩试验(+)。舌淡苔白,脉沉。经络诊察在手太阳经支正穴处、手少阳经外关穴处诊察到条索结节样的反应点。

诊断:肩痹。

证属:风寒阻络。

治法:疏经通络,活血止痛。

取穴:支正、外关、肩前、肩贞、肩髃。

操作:在支正、外关两个反应点处常规消毒,沿皮平刺,推弩法行针,留针30分钟,并于肩前、肩贞、肩髃处拔罐10分钟。治疗1次后肩痛明显缓解。经5次治疗后手能举过头,继续治疗5次,痊愈,随访半年未见复发。

按语：《灵枢·刺节真邪》曰"用针者，必先察其经络之实虚，切而循之，按而弹之，视其应动者，乃后取之而下之"。殷克敬教授在《内经》理论的指导下，以中医经络学说为依据，结合证候分析，通过审、循、切、按、扪等方法对人体经络进行诊察，了解经络功能的变化，以推知病变的部位、病理性质，寻找经络形态方面的异常，从而为诊断、治疗提供依据。

肩关节周围组织炎属中医学"漏肩风""肩凝症""冻结肩"范畴，俗称"五十肩"。在《素问·痹论》中有骨痹、筋痹、脉痹、皮痹等分类，其病因与风、寒、湿有关。清代《医宗金鉴》总结了对肩臂痛的认识，指出肩臂痛有经络气滞、气虚、血虚以及兼风、兼痰等证候。殷克敬教授结合临床经验总结出疼痛病机不外乎邪阻经络，不通则痛；经络失濡，不荣则痛；经筋缩蜷，筋急则痛；神气失和，疼痛由生等。但归根结底，疼痛产生以经络气血变化为主体，故选取相应病变的经脉针刺。根据疼痛的部位，取患肢手腕处相应的经脉，用拇指沿相应经脉向上推摸，尤其在络穴和郄穴间常可摸到明显的结节样或条索样的反应点，此即循经反应点。肩前痛多在列缺穴至孔最穴（手太阴肺经）段有反应点；肩外侧痛多在偏历穴至温溜穴（手阳明大肠经）段有反应点；肩后侧痛多在外关穴至会宗穴（手少阳三焦经）段和支正穴至养老穴（手太阳小肠经）段有反应点。临床常见多经病变。

《素问·皮部论》中提到"凡十二经络脉者，皮之部也"，说明十二皮部与十二经脉、十二脏腑之间有密切关系，它不仅依赖脏腑经络气血的濡养，还分别络属于相应的经络脏腑，成为脏腑经络系统的卫外屏障，其功能也具有相应经络功能的一部分。刺激皮部，其经气会经过皮部-孙脉-络脉-经脉传导，从而疏通经气，活血通络，滑利关节。在针刺的深浅上，《素问》指出："病有浮沉，刺有浅深，各至其理，无过其道。"病在皮部，刺则一分二分，以取皮气。

在反应点的选择上，《灵枢·经筋》曰："足太阳之筋……其病……肩不举；手太阳之筋……其病……绕肩胛引颈而痛……；手阳明之筋……其病……肩不举。"说明本病多与足太阳、手太阳及手阳明等经筋和所属的经络不通有关。而肩部为手三阳之交会，又为肺之分域。"肺合皮毛"且"肺朝百脉"，肺气通过宣发功能把卫气和津液输布于体表，故针刺能促使经脉气血运行，将体内的病邪从皮肤驱除。在辨证论治的原则指导下，采用辨经取穴治疗，可使气至病所，使气血流通，关节肌肉得养，正气内充而驱邪外出。

这种疗法操作简单安全，很少出现像传统针刺那样的个体差异（不同的医生、不同的患者疗效不同）。不但没有药物治疗的副作用，而且还能避免传统针刺容易出现的断针、弯针、滞针现象，晕针也比传统针刺疗法更少发生。根据"经脉所通，主治所及"的经络原理采用循经远道取穴，沿经而刺，不仅能舒筋活络，还能引邪外出，促进局部血液循环，再配合局部拔火罐，以温经散寒、活血化瘀,可有效地促进局部气血循环,缓解肩背部局部的紧张疼痛,从而达到治疗目的。另外,殷克敬教授在临床取穴中也强调个体化的差异及经穴、经脉的变动。正如《灵枢·杂病》所说:"心痛,当九节刺之,按已刺按之,立已;不已,上下求之,得之立已。"可见当脏腑、经络发生疾病时其腧穴的位置也会发生相应变化,应按诊察经络选穴的方法,寻找相当之腧穴,才能达到针到病除的效果。

四、蠲痹通瘀骨痹良方

李某,男,38 岁,教师,于 2012 年 7 月 3 日因腰腿痛 10 余年,加重 10 天就诊。患者诉 10 年前即有慢性腰腿痛,当时未引起重视,后在剧烈运动时摔倒在地,当时腰痛剧,不能活动,遂被送往市某医院,拍 X 片示"骶髂关节炎",实验室检查,类风湿因子强阳性,经对症处理,症状减轻。出院后,遗留腰骶及双下肢疼痛,轻则经卧床休息及对症治疗数天即可缓解,重则生活不能自理,每年要复发 3~4 次,虽多方治疗亦不能缓解。2000 年复发后去北京诊治,经检查,确诊为强直性脊柱炎。此后经多年求治,均无效。于来诊前 10 天,症状又加重,经卧床休息及对症治疗不能缓解,遂来诊。刻诊:面色黧黑,精神差,痛苦貌,不能单独走路,需人搀扶,走路缓慢,头前倾,腰及双下肢僵直不能自由活动,腰痛以骶髂关节处为主。劳累及走长路后双髋疼痛,以右侧为甚,可放射至腹股沟及阴囊处,畏寒肢冷,腰骶喜温喜按,本次发病以来僵卧在床不能自由活动,久卧则小腿外侧酸痛不适。上述症状与天气变化有关,生活已不能自理。舌淡苔薄白,脉沉迟。

诊断:骨痹。

证属:肾虚痰瘀。

治法:补益肝肾,蠲痹通瘀。

处方:采用殷克敬教授临床经验方"蠲痹通瘀汤"治疗。服用半个月腰背痛较前减轻。服药 2 个月症状明显改善,活动基本自如,巩固服用 1 个月,随访 2 年未复发。

按语:强直性脊柱炎(AS)是一种原因不明的慢性进行性炎性疾病,在炎症的作用下,患者主要表现为腰背部疼痛、晨僵、活动受限。病变晚期可出现骨化性骨桥的表现,最终导致脊柱的强直畸形。本病属中医学"痹证""骨痹""肾痹"范畴。《素问·长刺节论》曰:"病在骨,骨重不可举,骨髓酸痛,寒气至,名曰骨痹。"说明骨痹的临床表现为骨重疼痛。《素问·逆调论》中说:"肾者水也,而生于骨;肾不生则髓不能满,故寒甚至骨也……病名曰骨痹,是人当挛节也。"《素问·痹论》指出:"肾痹者,善胀,尻以代踵,脊以代头。"都说明本病可以导致关节疼痛,能坐不能行,能低头不能仰头,脊柱上耸如驼状,这与强直性脊柱炎晚期导致脊柱关节严重变形的症状相符合。

国家级名老中医殷克敬教授结合《内经》理论及长期临床实践指出强直性脊柱炎的病机关键为肾精亏虚,痰瘀阻络。殷克敬教授认为强直性脊柱炎病在骨,肾主骨生髓,为虚实夹杂,本虚标实之证。肾为先天之本,主藏精,精生髓,髓养骨,肾精充盛,骨骼才能致密健壮,强韧有度;肾精亏虚,则髓亏骨损,出现关节疼痛甚至肿痛,运动功能障碍。殷教授认为,古有"怪病多痰"之说,而湿聚成痰,痰、湿二邪多相伴而生。湿性黏滞,符合该病缠绵难愈的特点;且痰湿之邪日久则阻滞经脉,血行不畅,使气滞血瘀。怪病多痰,符合该病病因不明的特征,故提出"痰瘀阻络"为本病之标。

针对强直性脊柱炎的主要病机,殷教授提出"蠲痹通瘀"的治疗大法。理论如下:①肾精亏虚是致病之本,肾精包括肾阴、肾阳。肾阳,即肾气,它是人体气化的原动力,是保证人体脏腑功能活动的根本,其作用更重要,故提出温肾法。②痰、饮、湿、瘀均为阴邪,治疗应当温阳化气以蠲痰祛瘀。阴邪致病,易阻遏气机,即使是阴虚发热或邪气郁久化热的患者,亦存在痰湿瘀滞为患的基本病机,并具有肾气不足的表现,治疗时可以兼清虚热,但"蠲痹通瘀"的大法不变。

殷克敬教授组方用药独具特色,本病缠绵难愈,起病缓慢,虽很少危及生命,但严重影响患者生活质量,因此要求治疗过程中要始终坚持以滋补肝肾为主,兼以治标,当充分发挥中医学优势,利用天人相应的整体观和辨证论治的治疗法则,始终坚持扶正以祛邪,祛邪不伤正的治疗原则。故蠲痹通瘀汤中,黄芪味甘性微温,入肺、脾二经,殷克敬教授认为其补无留邪之弊,治疗宽泛。杜仲甘温,能补肝肾、通督脉、强筋骨,"主腰背痛……坚筋骨"。狗脊归肝、肾经,具有强腰膝、祛风湿、固肾气的功效,与杜仲合用,平补肝肾,强督壮腰膝,补而不滞。透骨草舒筋活血,祛风止痛,活血除痹。土鳖虫为血肉有情之品,入络搜邪,具有良好的活血化瘀、通络止痛功效;鸡血藤活血补血,舒筋活络,行补兼备。骨碎补,补肾壮骨,活血续筋,同补血药共用有不可思议之妙。威灵仙通达十二经脉,宣痹通络,舒筋止痛,引诸药直达病所。《本草正义》载威灵仙,"以走窜消克为能事,积湿停痰,血凝气滞,诸实宜之"。青风藤性平,味苦、辛,具有祛湿、通络、镇痛、抗炎、改善关节僵硬等作用。穿山龙,善祛湿通络,舒筋强脊,活血止痛。石楠叶祛湿痹,通经脉,益肾气。红景天健脾益气,活血化瘀。全方共奏补肝肾强筋骨、活血祛瘀止痛之功,调和营卫、扶正祛邪、标本同治以达奇效。

五、三通一调颈痹立除

刘某,女,47岁,于2013年10月20日,因颈肩部疼痛2年,加重1个月来诊。患者诉2年前无明显诱因出现颈肩部疼痛,呈间断性轻中度钝痛,无头晕、头痛、耳鸣等症状,于当地诊所行推拿等治疗后症状缓解,1个月前无明显诱因上述症状加重,呈持续性中、重度钝痛,伴右上肢麻木,于外院行针刺、推拿等治疗后症状缓解不明显,遂来就诊。症见神志清,精神可,一般情况良好,舌质暗红,苔薄白,脉弦数。颈椎CT示颈3~4、颈4~5椎间盘突出。查体:颈肌紧张,颈3~6双侧脊旁压痛明显。

诊断:项痹。

证属:邪客筋脉,经络痹阻。

治法:通经散寒,舒筋活络。

取穴:风池、风府、风池与风府连线之间中点、肩井、天宗。

操作:针刺双侧风池、风府、双侧风池与风府连线之间各取1穴,选取1.5寸不锈钢毫针针刺穴位,进针后,泻法行针催气,以针刺穴位处酸麻胀痛为度;并配合选取双侧肩井、双侧天宗针罐法治疗留针30分钟,每5~10分钟行针1次。针后配合正坐端提手法:令患者正坐,术者站于患者身后,放松颈部肌肉后,术者一手托其下颌,另一手小鱼际抵住大椎穴,拇、示指分别置于双侧风池穴,并稍加用力调整颈脊稳定性,双侧交替操作,后以双手拇指按压双侧天宗穴,其余四指搭于肩部,双侧拇指同时用力挤向脊柱方向,最后猛发力向肩井穴方向推放。

次日,来诊诉疼痛减轻,右上肢麻木仍存在。治疗3次后诸症均明显减轻,治疗5次后症状消失,临床治愈,随访至今未复发。

按语:颈椎病又称颈椎综合征,是指颈椎间盘改变(或退变)、颈椎骨质增生及其继发椎间关节退化致使其周围重要组织受到损害所引起的一系列临床症状的综合征。因现代人工作及学习的方式或环境变化,使其致病因素变得更复杂。但是仍不外乎风、寒、湿、瘀等诸邪客于筋脉、注于经络、留于关节或动作失度、跌仆损伤所致。《诸病源候论》云:"风寒湿三气合而为痹……然诸阳之经,宣行阳气,通于身体,风湿之气,客在肌肤,初始为痹。若伤诸阳之经,阳气行则迟缓,而机关弛纵,筋脉不收摄,故风湿痹而复,身体手足不随也。"颈椎病虽多发于中老年人,但是近年来发病人群趋于年轻化。

殷克敬教授结合长期临床实践经验及研究,在中医辨证论治的基础上,总结出项痹病因,不外乎风、寒、痰、瘀等诸邪客于筋脉、注于经络、留于关节,或动作失度、跌仆损伤使寒凝血瘀、督阳被遏、太阳枢机不利,并首创"三通一调"方案治疗项痹。他以经络学说为指导,并结合藏象理论,选用以督脉、太阳经为主的针灸穴位,并配合正坐端提手法以通经散寒、振奋阳气、活血化瘀、松解颈肌、调畅颈脊顺应性。

《灵枢·海论》中云"脑为髓之海,其输上在于其盖,下在风府"。风府穴属督脉,为足太阳、督脉、阳维之会,亦为督脉与足太阳经之会,针刺之可调节全身阳气,疏通各经经气并能通利局部之气血痹阻,正如《素问·骨空论》所载"大风,颈项痛,刺风府"及《针灸大成》所言"风府主……项急不得回顾"。风池穴属足少阳胆经,亦与阳维脉交会。胆属木,气主升发,胆气升则气血得以上注于头。刺之可以疏通少阳经经气以利足少阳经循行所过之颈项部及头面、五官部气血运行,如《针灸甲乙经》所载"颈项痛不得顾,目泣出,多眵瞒,鼻衄衄,目内眦赤痛,气厥耳目不明,咽喉偻引项筋挛不收,风池主之"。故风池一穴通多经,能调整全身阴阳气血平衡,升发阳经之气血,使之上注于脑,髓海得养。风池与风府之间的穴位于颈项部,处于督脉与足少阳经之间,为颈椎病病位所在。"督脉者,起于少腹……足太阳起于目内眦,入络脑,还出别下项,循肩髆内,夹脊,抵腰中";《灵枢·经脉》云"督脉之别,名曰长强,挟膂上项,散头上,下当肩胛左右,别走太阳,入贯膂"。由此可见,督脉其主干循环,之别,其所发,均与夹脊的穴位密切相关,故通过针刺此穴能使督脉及足太阳经经气畅通,阴阳调和。全方取穴少而精,配合正坐端提手法,共奏通经散寒、宣通营卫、活血通脉、调畅颈脊顺应性之功。

《金匮要略》云:"若五脏元真通畅,人即安和,客气邪风,中人多死……"通过脏腑的联系,以"三通一调"法通调营卫,使阴阳气化出入正常,升降有序,正气得以护布周身,五脏相生,气血和调,达到阴阳脏腑经脉机能平衡,故能较好地消除病痛。"三通一调"法最大的特点是治疗后配合适当的整脊手法调整颈部脊柱的顺应性,改变突出的椎间盘位置。但是应用端提手法时应适可而止,防止颈部小关节出现不稳定现象。

六、经络别通通则不痛

刘某,男,35岁,工人,于2012年8月20日因腰脊部疼痛3小时来诊。患者诉3小时前因搬运重物,用力不当,出现腰脊部疼痛,伛偻不能仰,躬身而行,转侧困难,遂来就诊。症见神志清,精神状态欠佳,一般情况良好;患者呈痛苦面容,由两同事搀扶而来,伛偻不能仰,躬身而行,转侧困难。查体:腰肌紧张,第3腰椎双侧脊旁明显压痛。舌质暗红,苔薄白,脉弦数。经络诊察:发现双足太阳经经络条索状反应点明显。腰椎 CT 平扫结果未见明显异常。

诊断:腰痛(急性腰扭伤)。

证属:气滞血瘀。

治法:舒筋活络,行气化瘀。

取穴:太渊、太白。

操作:常规消毒,太渊穴,斜向上刺 1 寸;太白,以 1.5 寸毫针直刺,进针后,嘱患者双脚踏实地面,以泻法行针,待患者自觉针感酸胀明显时,令其活动腰部,顿觉腰部轻松,可稍做俯仰转侧,留针 10 分钟,每 3 分钟泻法行针 1 次并嘱患者活动腰部。出针时分段渐出以引邪气外达。

针后患者即感腰痛症状基本消失,次日依前法治疗后即愈,随访至今无复发。

按语:急性腰扭伤是指腰部肌肉、韧带、筋膜、腰骶或骶髂关节部位的急性损伤。以腰部剧痛、活动受限为主要临床表现。多由突然接受间接外力、负重过大、腰部活动范围过大或直接暴力冲击、压砸所致,以青壮年男性多见,属中医学"闪腰""岔气""腰部伤筋""损伤腰痛"的范畴。中医学认为用力过度或不当,跌仆闪挫,致筋肉、络脉损伤,瘀血凝滞,气血不通而痛;或长期劳倦或房事不节,耗伤肾气,腰失所荣,活动不便而致痛;或起居不慎,感受风寒湿邪,邪气内侵,壅滞经络而发病。

腰部肌肉、韧带、筋膜等部位的急性扭伤可致经络气血瘀滞、气机不通,故而在相应经脉循行处踝关节以上的"本"部找到条索样结节状病变经脉。以六经"开、阖、枢"为基础,得出经络脏腑功能互补,信息转换的经络别类相通结论。他们之间相互的作用更进一步阐明了六经所属脏腑的密切关系。太阳经与太阴经相别通,少阳经与少阴经相别通,阳明经与厥阴经相别通。在确定条索、结节样病变明显的经脉后,选择与病变经脉相别通的经脉,在此经脉上选穴,根据《难经·六十八难》曰:"井主心下满,荥主身热,俞主体重节痛,经主喘咳寒热,合主逆气而泄。"急性腰扭伤属取"俞穴"的主治,故选病变经脉相别通经脉的手太阴经"俞穴"太渊、足太阴经"俞穴"太白针刺,此两穴既达到经络别类相通,又起到"关刺"止痛的效果。《灵枢·九针十二原》云:"刺之要,气至而有效。"明代杨继洲言:"有病道远者,必先使气直到病所。"《标幽赋》中亦道:"气速至而速效,气迟至而不治。"因此治疗本病时也要注重行针手法,先以白虎摇头催气,待气至针下后再泻法行针,以散邪扶正,既通经络,祛瘀止痛,以竟全功。

经络别通,是根据《内经》开、阖、枢机理论,在了解经络的生理功能、病理特点和经络离合、互根、转输、升降、出入基础上的一种取穴法,这种方法,取穴少而精,配合适当针刺手法,可尽快使人体阴阳气化出入正常,升降有序,达到阴阳脏腑经脉功能平衡、清除病痛的效果。本例患者因急性腰扭伤来诊，经络诊察后，病在太阳经脉，根据经络别通取太阴经，中医学认为，太阴为三阴之表，具有盛阴之气，凡气血周流、津液输布，均为太阴所司，太阳、太阴为开，开机不利，正如《灵枢·根结》所云"开折则肉节渎而暴病起矣"。取太阴经穴，也体现了阴阳互根之理。对于急性腰扭伤患者的治疗，常规的选穴针刺往往所需辨证时间较长，选穴较多，无形中增加了患者痛苦。运用"经络诊察"结合"经络别通"选穴针刺治疗急性腰扭伤，只需找到受累经脉，依据其选穴，穴皆中肯，往往单穴即效，疗效显著。

七、玄机妙用时间医学

刘某，男，23岁，学生，于2003年12月11日17时30分（癸未年冬季，戊午日，壬戌时）因胃脘痛1小时来诊。患者诉下午4时左右食冷柿子2个后，感觉胃部不舒，逐渐加重，现疼痛难忍，阵发性加剧，伴有恶心、欲吐。自服止痛药（具体不详）后疼痛未缓解。症见神志清，精神状态欠佳，血压127/75mmHg，心率80次/min，心律齐，未闻及明显杂音，两肺（-），一般情况良好；察其表情痛苦，来诊检查时双手捧腹不能直立，面色苍白，汗出，四肢厥冷，上腹部肌肉紧张，胃脘部压痛明显，无反跳痛，肝脾未触及，舌质淡苔薄白，脉象沉弦而细；上腹部超声未见明显异常。

诊断：胃脘痛。

证属：饮食不当，寒凝气滞。

治法：行气活血，散寒止痛。

治疗：运用子午流注纳甲法，戊日戌时开取束骨穴，并按遇俞过原，再取胃经原穴冲阳穴，常规消毒，以毫针针刺1.2寸，针用泻法，行针时患者自觉针感沿胃经向上放散，约5分钟后疼痛开始缓解，患者安静，每隔5分钟行针1次，留针20分钟后胃脘痛消失，仅感胃部稍有不舒，再针刺承浆穴，泻法不留针，针后查腹平坦，按压无不舒，临床治愈。

按语："子午流注"是传统中医针灸学中一个玄奥的组成部分，它以时间作为主要条件，根据经脉气血在人体流注时间的不同，按时取穴，构成了针灸学中颇具特色的应用方法；而以纳甲法最为系统且具有代表性，至今仍广泛应用于临床。

子午流注纳甲法是以我国古代干支作为时间体系，按阴阳五行生克制化规律，根据人体气血流注与开阖，选取相应经脉腧穴来治疗疾病的一种针刺方法；与国内外近年来兴起的以生物节律为基础的时间医学颇多相似，其科学价值越来越广泛地引起人们关注,国际时间生物学奠基人 Franz Halberg 教授誉之为"中国的生物钟"。

子午流注纳甲法的独特理论体系是建立在《内经》天人相应、经脉气血流注和针灸候气逢时等学说基础上的。人生活在自然界,自然界的各种变化对人体产生巨大的影响,随着时间的更替,人体逐渐形成与自然界相应的节律性,人只有顺应自然界的变化,才能养生防病。《灵枢·岁露论》云:"人与天地相参也,与日月相应也。"《素问·厥论》又云:"春夏则阳气多而阴气少,秋冬则阴气盛而阳气衰。"《灵枢·四时气》云:"四时之气,各有所在,灸刺之道,得气穴为定。"可见"子午流注纳甲法"是以"天人相应"的整体观为主要基础逐渐发展而来的。

经脉是运行气血的通道,气血运行如自然界水流动向,循环不息。《灵枢·营气》云:"常营无已,终而复始,是谓天地之纪。"元代滑伯仁在《十四经发挥》中指出:"经脉者,行血气,通阴阳,以荣于身者也……昼夜流行,与天同度,终而复始也。"这些为子午流注纳甲法按时开穴提供了理论依据。

按时刺灸是《内经》针刺候气逢时的概念演变。《灵枢·卫气行》曰:"是故谨候气之所在而刺之,是谓逢时。"《素问·八正神明论》:"凡刺之法,必候日月星辰,四时八正之气,气定乃刺之。"说明中医学非常重视气候的变迁、日月的运转、昼夜的交替等自然界变化与人体生理活动、病理变化的密切关系,并逐渐地认识到把握时间进行治疗的重要性。

古代自然观的阴阳五行学说是解释自然界各种现象的框架,在子午流注针法运用中得到了体现,使按时开穴刺灸理论加以系统化。可以看出,子午流注纳甲法是运用阴阳五行学说联络日时干支与经络腧穴,是明显受到易学象数理思维方式的影响,结合时间因素,针灸施治,充分体现了按时刺灸的学术思想与传统文化的特征,使子午流注纳甲法成为针灸治疗学中一个颇具特色的疗法体系。

第 四 章

临 证 医 案

一、常见杂病验案

（一）心肾不交之不寐治验案一

邵某,女,40 岁,农民,1979 年 12 月 31 日因反复失眠 15 年来诊。诉:15 年前,因与邻居争吵后出现失眠,此后症状反复出现,以夜间入睡困难为主,必服安眠药方可入睡,昼则浑身困,注意力不集中,健忘,烦躁易怒,手脚心发热,每晚睡眠时间 3~4 小时。曾服中药、西药,并采用针灸等治疗,病情未见好转。患者神志清,精神差,察其表情痛苦,眼睑半睁,面色晦暗,舌淡苔少,脉沉细。

诊断:不寐。

证属:心肾不交。

治法:滋阴降火,交通心肾。

耳穴:耳神门、皮质下。

操作:酸枣仁贴耳神门、皮质下。按揉 1 分钟,并嘱患者每晚睡前揉按 1 次,3~5 分钟。次日来诊精神好转,已有睡意。继续贴 3 次,半年后随访,基本维持正常睡眠。

按语:不寐,即西医学的失眠,是指无法入睡或无法保持睡眠状态,导致的睡眠不足,又称入睡和维持睡眠障碍,常表现为各种原因引起的入睡困难、睡眠不深或频度过短、早醒及睡眠时间不足或质量差等,是一种常见病。中医学认为,耳并不是一个单纯孤立的听觉器官,它和人体经络、脏腑密切相关。《灵枢·口问》曰:"耳者,宗脉之所聚也。"西医学认为,耳郭分布着丰富的血管和神经,与大脑皮质、躯体内脏有密切联系。酸枣仁,性味甘酸,归属心、肝两经,有养心益肝、安神镇静之功;现代药理研究证明,酸枣仁的水溶成分有滋养强壮、镇静催眠等作用。应用酸枣仁贴压对耳穴是一个良性刺激,通过末梢神经传到大脑皮质的相应区,从而减弱或抑制了原有的病理兴奋灶,调节大脑皮质细胞的兴奋和抑制状态。耳神门主要治疗失眠、多梦、烦躁。皮质下治疗神经衰弱疗效显著。本例为心肾不交型。心火旺于上,肾阴亏于下,水火不济而成心肾不交。故本例采用宁心安神作用的酸枣仁贴压耳神门、皮质下以交通心肾而收安神镇静之效。

(二)心肾不交之不寐治验案二

戴某,男,45 岁,教师,1975 年 7 月 10 日因失眠 5 年,加重 1 年来诊。诉:5 年前因劳累过度而失眠,日渐加重,长期服用安眠类药物,有时每晚服 15 粒"鲁米那"仍无效。曾服中药亦未效,心烦易怒,心悸不安,多梦易醒,眩晕,耳鸣,咽干口燥,腰膝酸软,注意力不集中,健忘。近 1 年来已不能坚持工作。查:发育、营养均可,情绪不好,两肺呼吸音清,心率 98 次 /min,心律齐,腹软,肝脾无肿大,舌质红,脉细数。

诊断:不寐。

证属:肾阴亏耗,心肾不交。

治法:滋阴降火,交通心肾。

取穴:百会、印堂、神门(双)、太溪(双)。

操作:常规消毒,以毫针针刺 0.8 寸,平补平泻,每日 1 次,7 次为 1 个疗程。休息 3~5 天,再进行第 2 个疗程。

治疗后次日患者面露喜色,自诉已有睡意,针刺 2 个疗程后症状减轻、入睡后梦亦减少,经 2 个月治疗后,基本能入睡,诸症减轻,可以上班。

按语:本例患者属心肾不交型,临床表现包括心烦易怒,心悸不安,多梦易醒,眩晕,耳鸣,咽干口燥,腰膝酸软,注意力不集中,健忘,舌红,脉细数。

本症为阴虚失眠,而致心肾不交,神志不宁。督脉上通脑海,下达尾闾,循行于人体背部正中线,分布于脑、脊部位;百会系督脉与手、足三阳经之会穴,具有镇静安神、回阳固脱之功,印堂虽系奇穴,但位于督脉循行线上,有宁神定志之效能。更配心之原穴神门,养心安神,肾经原穴太溪,滋补肾阴,以降心火,使水火相济,心肾相交,神得安宁,诸症乃消。

(三)肝火内扰之不寐治验案

杨某,男,29 岁,干部,1980 年 10 月 20 日因反复失眠 1 月余来诊。诉:1 个月前因连续 3 晚加班,白天休息不好,而致头晕胀痛,心烦,口苦口干,失眠多梦,有时似睡非睡,睡眠不深,甚至每晚只睡 3 小时左右,曾服"眠尔通"等药效不著,又针刺四神聪、神门穴,似有好转,但仍多梦易醒。查:神志清,精神状态差,察其表情痛苦,面色晦暗,头部低沉,自诉心中烦闷,似有无名火欲发,注意力不集中。舌红苔薄,脉弦。

诊断:不寐。

证属:肝火内扰。

治法:清泻肝火安神。

耳穴:耳神门、皮质下。

操作:酸枣仁贴耳神门、皮质下。按揉 1 分钟许,嘱患者每晚睡前揉按 1 次,3~5 分钟。次日来诊精神好转,自诉贴后效果很好,夜晚可睡 6 小时左右,梦已减少,再贴 4 次,睡眠基本恢复如前。

按语:不寐,《内经》中又称"目不瞑""不得眠""不得卧",属西医学的睡眠障碍,是指无法入睡或无法保持睡眠状态,导致睡眠不足。是由于情志、饮食内伤,或病后及年迈,禀赋不足,心虚胆怯等病因,引起心神失养或心神不安,从而导致经常不能获得正常睡眠为特征的一类病症。主要表现为睡眠时间、深度的不足及不能消除疲劳、恢复体力与精力,轻者入睡困难,或寐而不酣,时寐时醒,或醒后不能再寐,重则彻夜不寐。失眠是临床常见病症之一,虽不属于危重疾病,但妨碍人们正常生活、工作、学习和健康,并能加重或诱发心悸、胸痹、眩晕、头痛、中风病等病症。顽固性的失眠,给患者带来长期的痛苦,甚至形成对安眠药物的依赖,而长期服用安眠药物又可引起医源性疾病。中医学认为本病病机有肝郁化火、痰热内扰、阴虚火旺、心脾两虚、心胆气虚五种。本例患者属肝火内扰型,临床表现包括头晕胀痛,急躁易怒,心烦不眠或多梦,口苦口干,舌红苔薄,脉弦。

早在马王堆帛书《阴阳十一脉灸经》中就提到了与上肢、眼、颊、咽喉相联系的"耳脉"。到了《内经》时期,对耳与经脉、经别、经筋的关系都作了较为详细的记载。如手太阳小肠经、手少阳三焦经、足少阳胆经等经脉、经筋分别入耳中,或循耳之前、后;足阳明胃经、足太阳膀胱经则分别上耳前,至耳上角;手阳明大肠经之别络入耳合于宗脉。六条阴经虽不直接入耳或分布于耳郭周围,但均通过经别与阳经相合。因此,十二经脉均直接或间接上达于耳。故《灵枢·口问》说:"耳者,宗脉之所聚也。"《灵枢·邪气脏腑病形》亦说:"十二经脉,三百六十五络,其血气皆上于面而走空窍。其精阳气上走于目而为睛,其别气走于耳而为听。"临床实践中发现,接受耳针或耳穴贴压治疗的患者,有轻微的触电或气体流动或一股发热暖流感由耳郭沿着一定路线向身体的某一部位放射,其经过路线大部分与经脉循行的路线相似。耳与五脏六腑的关系十分密切,是机体体表与内脏联系的重要部位。《素问·金匮真言论》说:"南方赤色,入通于心,开窍于耳,藏精于心。"《灵枢·脉度》亦说:"肾气通于耳,肾和则耳能闻五音矣。"《备急千金要方》中说"……神者,心之脏……心气通于舌,舌非窍也,其通于窍者,寄见于耳……荣华于耳。"《证治准绳》也说："肾为耳窍之主,心为耳窍之客。"耳与脏腑在生理方面息息相关。耳郭的神经、血管最为丰富,刺激耳部穴位有调整机体内分泌系统及内脏功能的作用。酸枣仁,性味甘酸,归属心、肝两经,有养心益肝、安神镇静之功。采取中药贴敷耳穴治疗失眠疗效肯定,操作简便,值得推广应用。本例是肝火内扰神明导致的心神不宁而不寐,用酸枣仁贴耳神门、皮质下宁心安神以收显效。

(四)肝胃郁热之呃逆治验案

刘某,男,48 岁,工人,2011 年 7 月 10 日因间断性呃逆 2 个月,加重 3 周来诊。患者 2 个月前午餐后出现不自主呃逆,初起每隔 3~5 分钟发作 1 次,每次多持续 15~30 分钟,发作时少量饮水或进食稍能缓解,曾在当地就医服用西药未见明显效果,即选择针刺治疗,当时有效,过后又复发,3 周来症状不断加剧,呃逆呈持续状态,响声有力,始感气短,求治本院内科,服中药治疗,因其胃部不舒停药,故又求治于针灸科,取攒竹、内关、中脘等穴,针后呃声变小,间歇延长,但不能完全止呃。查:症见呃逆频作,满面通红,表情痛苦,舌质红,苔黄腻,脉弦滑数。

诊断:呃逆。

证属:肝胃郁热。

治法:平肝和胃,调理上下。

取穴:翳风、承浆、鸠尾。

操作:翳风针刺用泻法,承浆提捏针尖向下深刺,针刺后让患者闭口,舌自然顶住上腭,鸠尾留针拔罐,行针后呃逆即止,偶尔发作 1 次,但频率少,呃声小,10 分钟后起罐,留针 40 分钟,每隔 3~5 分钟行针 1 次,针后呃逆停止,就诊当天上、下午各针 1 次。第 2 天来诊,呃逆已止,未再发作。为巩固治疗再针 1 次,随访 2 周未复发。

按语:呃逆,又称"打呃""哕症",是指胃气上逆动膈,以气逆上冲,喉间呃呃有声、声短而频,难以自制为主要表现的病症。西医学称为"膈肌痉挛",是由迷走神经和膈神经受刺激,反射性地使膈肌产生痉挛性收缩而造成的。中医学认为,本病病位在膈,基本病机为气逆动膈,凡上、中、下三焦诸脏腑气机上逆或冲气上逆均可动膈而致呃逆。如上焦肺气或虚或郁,失于肃降;中焦胃气失于和降,或胃肠腑气不通,浊气上逆;下焦肝气郁结,怒则气上;肾气不纳,虚则厥逆等均可动膈。本病例为肝胃郁热所致,其临床症状包括呃逆频作,满面通红,舌质红,苔黄腻,脉弦滑数。翳风(双侧)、承浆、鸠尾是殷教授治疗呃逆的经验穴方。《灵枢·经脉》论述三焦主病中有"主气所生病……"的记载,而翳风为手少阳三焦经与足少阳胆经之会穴,针刺翳风可疏调三焦经气,使肺气得宣,胃气得降,肾气得纳,气机协调,不再上逆,则呃逆自止,为降逆要穴。殷教授多年的临床经验证实针刺三焦经上的翳风止呃效果颇佳。承浆,《针灸穴名解》曰:"承浆穴近于任督二脉之交……又为足阳明经左右交叉及任脉之会……穴虽浅小,因居交通要隘,故亦在重要穴位之列。"承浆为任脉与足阳明经之会穴,可治口舌咽喉疾病,并有和胃降逆止呕之功。又因承浆为任脉最后一穴,该穴生于天,气通于地,针刺后让患者闭口,舌自然顶住上腭以通天地之气,疏通任、督二脉,使督脉的阳气通过任脉传入五脏六腑,从而使腹中膈肌和胃得到温煦,因此,承浆一穴对寒邪客胃所致呃逆的效果尤为显著。鸠尾,首见于《灵枢·九针十二原》,鸠尾位近膈肌,内应胃上口,为任脉之络穴,膏之原穴,性善调和,故刺之能宽胸理气,和胃降逆,以调和上下。治疗呃逆,三穴合用疗效显著。

(五)风寒束表之感冒治验案

李某,男,32岁,2012年11月10日因项背疼痛,微恶风寒2天来诊。诉2天前因吹风后出现项背疼痛,伴有鼻塞流涕,未做治疗,因体温升高1天,物理降温无效,故来诊。症见神志清,精神状态欠佳,一般情况良好。查:项背压痛(+),转侧尤甚,微恶风寒,鼻塞流清涕,纳差乏力,舌苔薄白,脉浮紧,体温38.6℃。

诊断:感冒。

证属:风寒束表。

治法:疏风散寒,解表通络。

取穴:申脉、后溪。

操作:取申脉、后溪常规消毒,毫针针刺进针1.2寸,二穴均取泻法。得气后留针30分钟,每隔5分钟行针1次。次日来诊,诸症皆除,嘱其避风寒,慎起居,合理饮食,随访3个月未复发。

按语:西医学认为感冒大多是由于病毒感染所致,对此目前尚无特殊有效的治疗方法;中医学认为感冒主要是由六淫、时行病毒侵袭人体而致,以六淫之首的风邪为主,临床上常见的有风寒、风热、暑湿三证。本病多由外邪侵袭,卫外功能减弱,肺卫调节疏懈,外邪趁机侵袭卫表而致。感冒风寒束表者多是由于风寒侵袭人体,卫外功能减弱,肺卫失调。症状为恶寒、无汗、流清涕、打喷嚏、关节酸痛、咳嗽、咳稀白痰等。本例患者风寒之邪阻滞经脉,卫表被遏,阳气不宣,循经而致项背疼痛,伴有发热;腠理闭塞,肺气不宣,故而出现鼻塞流涕、微恶风寒等症状。治当疏风散寒,解表通络。申脉属足太阳膀胱经穴,通阳跷,为"阳跷所生",阳跷起外踝并足太阳脉上行,络腰背,结头部,膀胱经过头背部,故选此穴以愈项背痛。《通玄指要赋》载:"头项痛拟后溪以安然。"

《拦江赋》言："后溪专治督脉病……"《针灸甲乙经》记载后溪可治"头痛不可顾""颈项强";《针灸大全》提出后溪可治"两腮颊痛红肿,咽喉闭塞偏正头风,两眉角痛不已,头目昏沉风泪下不已";《针灸大成·八脉图并治症穴》认为"头疼眼肿泪涟涟"后溪穴可治疗。后溪通督脉,督脉行脊背主一身之阳,是人体诸阳经脉的总汇。本穴为前谷穴传来的天部湿热之气,至本穴后外散的清阳之气上行于督脉,将清阳之气沿督脉散布周身,以御外邪。后溪又为手太阳小肠经输穴,"输主体重节痛",故选此穴可治疗头项强痛等症。后溪与申脉分属手、足太阳经脉,同名经上下一气,同气相求,共奏散风祛邪、疏调经脉之功。二穴相配又是根据标本、根结原理的八脉交会配穴法。

(六) 风寒侵袭之面痛治验案

齐某,女,45 岁,工人,1985 年 8 月 10 日因左侧面颊部疼痛 1 周来诊。患者诉:1 周前不慎感受风寒而致感冒,后出现左侧面部隐隐疼痛,疼痛呈阵发性加剧,疼痛发作时牵及颈项,痛时伴有肌肉震颤,尤以夜间为甚,于附近医院诊断为"牙龈炎",静脉及局部用药治疗后症状缓解不明显,后又拔牙二枚,其痛仍未缓解,遂转针刺治疗。症见神志清,精神状态欠佳,一般情况良好;察其表情痛苦,来诊检查时因触及鼻旁即刻剧烈疼痛,手扶面部痛苦难忍,约 1 分钟痛止,查其耳后乳突部无压痛,面部皮肤感觉正常,无面肌运动障碍。生命体征平稳,心肺(−),肝脾(−),舌淡苔薄,脉细数。

诊断:面痛。

证属:风寒侵袭,经脉阻滞。

治法:疏风散寒,通经活络。

取穴:太阳、风池、下关、颊车、合谷。

操作:针刺太阳、风池、下关透颊车、合谷,常规消毒,以毫针针刺,进针深度 1.2 寸,待气至病所时卧倒针身,给予中强度刺激。留针 30 分钟,每隔 5 分钟行针 1 次。次日来诊,生命体征平稳,疼痛减轻,发作次数减少,精神好转。2 周后症状消失,随访 3 个月未复发。

按语:面痛,即西医的三叉神经痛,是三叉神经分支范围内反复出现的阵发性短暂剧烈疼痛,发作突如其来,其痛如刀割、锥刺、撕裂、烧灼样,常因说话、刷牙、洗脸、咀嚼、吞咽等激惹鼻旁或面颊部的"扳机点"而诱发,持续时间短,一般数秒,多不超过 2 分钟,伴同侧面肌抽搐肿胀,汗出流泪、唾液分泌增多。检查时常无感觉缺失等神经传导功能障碍。中医学将其归于"头痛""头风""眉棱骨痛""面风"等范畴。

本病例为风寒之邪侵及阳明所致,其临床症状包括头痛恶风,面部抽搐,遇暖则舒,形寒肢冷,舌淡苔薄,脉浮紧。多因风寒侵袭,经脉阻滞,血气不通,不通则痛而出现疼痛。高巅之上唯风能到，风邪升发，上犯头面而致头痛恶风，面部抽搐；寒为阴邪，易伤阳气，故形寒肢冷，遇暖则舒；寒性凝滞又善收引，易致气血阻闭，因而痛甚；脉、舌之象皆风寒之征。治当疏风散寒，通经活络，故取穴以阳明经穴为主，行中强度刺激。针灸处方选取太阳、风池、下关、颊车、合谷穴。太阳疏风止痛，风池系手、足少经与阳维脉之会，功擅祛风通络；下关、颊车疏调局部经气；手阳明经脉上行贯面颊入齿中，取手阳明经原穴合谷，清阳走表，祛风散寒。

（七）肝肾阴虚风阳上扰之面痛治验案

朱某，女，68岁，1978年11月16日因右侧面颊部阵发性疼痛3年来诊。患者诉：3年前无明显诱因出现右侧面颊部阵发性剧烈疼痛。先后于西安、咸阳等地多家医院诊断为"右侧三叉神经痛"，并给予西药及局部注射等治疗，病情未见好转。就诊时神志清，精神状态欠佳，一般情况良好；察其表情痛苦，检查时因触及鼻旁即刻剧烈疼痛，手扶面部痛苦难忍，约1分钟痛止，平时耳鸣烦躁，血压170/90mmHg，心肺（-），肝脾（-），舌质红绛少津，脉弦数。

诊断：面痛。

证属：肝肾阴虚，风阳上扰。

治法：平肝潜阳，息风通络。

取穴：太溪、太冲、下关、巨髎。

操作：针刺太溪、太冲、下关、巨髎，常规消毒，以毫针针刺1.2寸，太溪用补法，余穴均用泻法。留针30分钟，每隔5分钟行针1次，治疗5次为1个疗程。次日来诊，生命体征平稳，疼痛减轻，发作次数减少，精神好转。治疗2个疗程后，每隔日针1次，再治疗10次即愈，随访未复发。

按语：本病例为肝肾阴虚，阴不制阳，肝阳升动，化风上扰，虚阳上乘而致面部灼热疼痛。其临床症状包括面部灼热而痛，突发突止，肌肉抽搐，目眩耳鸣，烦躁易怒，舌质红绛，少津，脉弦数。肝肾阴虚，阴不制阳，肝阳升动化风上扰，虚阳上乘而致面部灼热疼痛、目眩耳鸣、烦躁易怒；肝风内动，其性数变，出现疼痛突发突止，肌肉抽搐；肝肾阴虚，阴虚生内热，煎灼津液，故舌质红绛，少津，脉弦数。治当平肝潜阳，滋阴降火，取穴以足厥阴、足少阴经穴为主。针灸处方选取太溪、太冲、下关、巨髎穴。肝阳化风上扰，其源为肝肾阴虚。《临证指南医案》云："精血衰耗，水不涵木，木少滋荣，故肝阳偏亢，内风时起。"故取足少阴肾经原穴太溪益阴清热，滋水养肝；足厥阴肝经原穴太冲平肝潜阳，疏木理肝，配下关疏导局部经气；巨髎穴乃手足阳明与阳跷脉之会，功长清热散风、通经镇痛，为治疗面痛的常用穴。

（八）胃热上扰之面痛治验案

常某,男,62岁,退休,1982年3月18日因右侧面颊部灼痛2个月来诊。患者自诉:2年前无明显诱因出现右侧面颊部阵发性烧灼样剧烈疼痛。先后于多家医院诊断为"三叉神经痛",并给予外用药物及局部注射等治疗,病情未见好转。检查:症见神志清,精神状态欠佳,一般情况良好;察其表情痛苦,来诊检查时因触及鼻旁即刻剧烈疼痛,手扶面部痛苦难忍,约1分钟痛止,平时伴口臭、口干、大便秘结,血压150/90mmHg,心肺(-),肝脾(-),舌红苔黄腻,脉滑数。

诊断:面痛。

证属:胃热上扰。

治法:清热解郁,通经止痛。

取穴:太阳、下关、合谷、内庭。

操作:针刺太阳、下关、合谷、内庭,常规消毒,以毫针针刺1.2寸,待气至病所,均行泻法。留针30分钟,每隔5分钟行针1次。次日来诊,生命体征平稳,疼痛减轻,发作次数减少,精神好转。治疗10次即愈,随访未复发。

按语:三叉神经痛,1756年由法国Nicolas Andri首先报道。由于发作时多数伴有面肌抽搐,故称为"痛性抽搐",主要是指局限在三叉神经支配区内的一种反复发作的短暂性阵发性剧痛。三叉神经痛可分为原发性、继发性两种:原发性三叉神经痛的病因及发病机制尚不清楚,多数认为病变在三叉神经半月节及其感觉神经根内,也可能与小血管畸形、岩骨部位的骨质畸形等因素导致对神经的机械性压迫、牵拉及营养代谢障碍有关。继发性三叉神经痛又称症状性三叉神经痛,常为某一疾病的临床症状之一,如由小脑脑桥角及其邻近部位的肿瘤、炎症、外伤及三叉神经分支部位的病变所引起。其病程呈周期性发作,每次疼痛发作时间可为数秒钟或1~2分钟,发作后即骤然停止。每次发作周期可持续数周至数月。其发病机制尚不明确。中医学将其归于"头痛""头风""眉棱骨痛""面风"等范畴。

本病例为胃热循经上扰经脉,气血运行不畅,不通则痛而出现疼痛。其临床症状包括面部疼痛,齿龈肿胀,口臭,口干,便秘,舌红苔黄腻,脉滑数。足阳明之脉起鼻沿,交额中,旁纳太阳入齿中;《景岳全书》云:"火邪头痛者,虽各经皆有火证,而独惟阳明为最。"胃热之邪循经上扰则面痛眼肿,阳明郁热,热甚则口臭,口干,大便秘结;脉、舌表现皆胃热炽盛之象。治当清热解郁、通经止痛,取穴以清泄阳明为主,行中强刺激。针灸选取太阳、下关、合谷、内庭。太阳疏解热邪,下关疏调局部经气;大肠多实少虚,泻其原穴合谷以清热解郁,四总穴歌"面口合谷收"意在手阳明经循头面而治面口之疾;取足阳明"荥"

穴内庭,以制上炎之火。

(九)脾胃虚寒之腹泻治验案

李某,女,32岁,1980年3月18日因腹泻1月余来诊。诉:1个月前,因饮凉水后,腹泻月余,每日大便4~5次,泻前腹痛隐隐,痛时欲泻,便后痛解,无里急后重,便物无黏液脓血,多因吃肉食后腹泻加重,遇冷则下腹部胀痛。既往因工作原因,长期生活不规律。近日来胃纳减少,体倦乏力。就诊时症见神志清,精神状态差,一般情况良好;察其精神倦怠,皮肤暗黄,干燥,少量脱屑。患者自感疲乏软弱、四肢无力、头昏头痛。舌淡苔薄白,脉沉迟。

诊断:腹泻。

证属:脾胃虚寒。

治法:温中祛寒,健脾益胃。

取穴:上巨虚、天枢、足三里。

操作:针刺上巨虚、天枢,常规消毒,以毫针针刺上巨虚1.2寸,天枢0.8寸,待气至病所行平补平泻手法。留针30分钟,每隔5分钟行针1次。足三里用艾炷灸5壮,每日2次。次日来诊,大便次数减为日2~3次,腹部胀痛减轻,纳食比前增加。按上法继续治疗10天而愈。

按语:腹泻是一种常见症状,即中医学的泄泻,俗称"拉肚子",是指排便次数明显超过平日习惯的频率,粪质稀薄,或含未消化食物或脓血、黏液。腹泻常伴有排便急迫感、肛门不适、失禁等症状。中医学认为其病位主要在脾胃和大小肠,其中主脏在脾,其致病原因包括感受外邪、饮食所伤、情志失调、脾胃虚弱、脾肾阳虚等。其主要致病因素为湿,即《难经》所谓"湿多成五泄"。本病例为脾胃本虚、复感寒邪所致,其临床症状腹痛隐隐,痛时欲泻,便后痛解,无里急后重,便物无黏液脓血,多因吃肉食后腹泻加重,遇冷则下腹部胀痛。舌淡苔薄白,脉沉迟。"下合穴"是指六腑相合于下肢阳经的穴位,归属于特定穴的范畴。"下合穴"始见于《灵枢·四时气》"邪在腑,取之合"。患者素体脾胃虚弱,又因饮冷导致中阳不健,运化无权,不能受纳水谷和运化精微,清气下陷,水谷糟粕混杂而下,遂成泄泻。针灸处方取手阳明大肠经下合穴上巨虚以调理肠腑;天枢乃大肠经之募穴,宣导大肠,取胃经合穴足三里以增强腑气,灸之温中祛寒,使脾胃健而气机畅,泄泻乃愈。

(十)气滞血瘀之落枕治验案

杨某,男,40岁,工人,1994年2月7日因颈部不能左右转动半天来诊。诉:清晨起床后,颈部不能左右转动,俯仰更为困难,无外伤史。未经过其他治疗,即来求诊。来诊时症见神志清,精神状态一般,察其表情痛苦。查:颈部外观无异,头部转动时躯干随之,天柱穴、肩井穴压痛明显,尤以右侧为甚。舌质红,苔薄白,脉弦。

诊断:落枕。

证属:经脉阻滞,血气不通。

治法:疏通经络。

取穴:列缺。

操作:针刺列缺穴,常规消毒,以毫针针刺1.2寸,间断捻针,并嘱患者尽量头部左右、前后活动,5分钟后,疼痛减轻,留针20分钟后,头颈部活动自如,1次针刺而愈。

按语:落枕,或称"失枕",是一种常见病,好发于青壮年,以冬春季多见。落枕的常见发病经过是入睡前并无任何症状,晨起后却感到项背部明显酸痛,颈部活动受限。多因睡姿不当,导致经脉阻滞,血气不通,不通则痛。本病主要原因:一是肌肉扭伤,二是感受风寒,三是某些颈部外伤,四是素有颈椎病等颈肩部筋伤。一般表现为起床后感觉颈后部、上背部疼痛不适,以一侧为多,或有两侧俱痛者,或一侧重,一侧轻,起床后由于身体由平躺改为直立,颈部肌群力量改变,可引起进行性加重,甚至累及肩部及胸背部。

列缺是手太阴肺经之"络"穴,又是八脉交会穴之一,通于任脉。其功效为宣肺理气,疏风解表,通调任脉。《肘后歌》云:"或患伤寒热未收,牙关风壅药难投,项强反张目直视,金针用意列缺求。"《马丹阳天星十二穴治杂病歌》曰:"列缺腕侧上,次指手交叉,善疗偏头患……"按照经络穴位的主治基本概念,"经脉所过,主治所及",列缺属手太阴肺经穴,经脉并不上到头项,为什么能治疗头项强痛?因为列缺为手太阴肺经之络穴,别走手阳明大肠经;手阳明经脉从手走头面部,同时列缺又通于任脉,任脉与督脉相通,头项又为督脉所循行的部位,所以列缺治疗头项痛,是通过手阳明经脉和任、督二脉的关系而起作用的。"头项寻列缺",故列缺治疗落枕疗效显著。

(十一)肝肾阴亏之面风治验案

袁某,女,40岁,工人,1992年8月9日因右侧眼睑抽动1年,加重1个月来诊。诉:1年前不明原因突感右侧眼睑抽动,逐渐加重,近1个月来自觉右侧眼、面颊、口唇均肌肉抽动,心情紧张时更甚,心烦,急躁。曾用维生素、谷维素等药物及封闭治疗无效。来诊时症见神志清,精神状态欠佳,一般情况良好;右侧眼睑及面部肌肉不自主抽搐,阵发性加甚,神经系统检查未发现阳性体征,舌苔薄白,脉象弦细。

诊断:面风。

证属:肝肾阴亏,阴虚风动。

治法:滋阴潜阳,养血祛风。

取穴:丝竹空(右)、太阳穴(右)、翳风(右)、合谷(左)、太冲(双)、太溪(双)。

操作:丝竹空透太阳穴,可用 1.5 寸毫针,从丝竹空穴进针后以 30° 左右夹角斜刺向太阳穴;翳风穴刺入后,斜向内达完骨下(面神经出颅部位);合谷穴直刺。以上穴均用平补平泻手法;太冲穴用泻法;太溪穴用补法。每日 1 次,每次留针 30 分钟。次日来诊,抽动明显减少,经 10 次针刺治疗后痉挛明显好转,嘱在所针穴位,每日自行按摩 2~3 次;继针 10 次后,抽动基本停止,为巩固疗效,休息 3 天后再针 10 次而愈。

按语:面风,即西医学的面肌痉挛,又称“面肌瞤动症”,以半侧面部肌肉表现不规则的抽动为主要临床症状。本病多因肝肾阴亏而致。肝为木脏,藏血而主筋,与少阳相表里;肾为水脏,藏精主髓,上属于脑;头为诸阳之会,六阳经脉皆交会于头面,足厥阴经上达目系出额与督脉会于巅顶。肝虚经筋失养,脉络空虚,风循经上头;肾亏水不涵木,木旺生火,伤阴耗血,则筋惕肉瞤,取合谷穴既调阳明经气,又祛风通络;取丝竹空透太阳、翳风以疏调局部经气;更配肝经原穴太冲,以潜浮越之风阳;肾经原穴太溪,补肾滋阴,诸穴合伍,以滋阴潜阳,养血祛风,疏调局部经气,使血和风消而动止。

(十二)脾胃气虚之痹证治验案

徐某,男,32 岁,工人,1992 年 8 月 9 日因肢端麻木疼痛半年来诊。诉:半年前不明原因出现腹泻,服用呋喃唑酮片泻止,后出现肢端麻木继而四肢肌肉疼痛。口服西药甲钴胺片及行推拿等治疗,未见好转。来诊时症见神志清,精神状态欠佳,面色少华,形体消瘦、神惰疲惫;肢体疼痛,萎软无力,两手持物不能,不能站立行走,由家人搀扶来诊,纳少、大便不实。颈软,上肢肌力 2 级,下肢肌力 3 级,四肢肌肉轻度萎缩。舌质淡,苔薄白,脉细软。

诊断:痹证。

证属:脾胃气虚。

治法:调脾养胃,升运脾气,疏通经络。

取穴:脾俞、中脘、足三里、气海、曲池、合谷、阳陵泉、悬钟、大包。

操作:针刺脾俞、中脘、足三里、气海、曲池、合谷、阳陵泉、悬钟、大包穴,常规消毒,针刺得气后留针 30 分钟,每 5 分钟行针 1 次,每日治疗 1 次,10 次为 1 个疗程。针刺 1 个疗程后,食纳可,上肢肌力 3 级,下肢肌力 4 级,病情好转,按原法继续治疗,并嘱其进行适当的功能锻炼。经过 6 个疗程的治疗,诸症皆除,痊愈,随访 1 年未复发。

按语:本例患者表现同药物性多发性神经炎,以四肢末端肢体麻木、疼痛等感觉异常为主要表现,尤以双下肢为甚。多系脾气虚弱,不能输布精微、脉络失养,经筋不用,致四肢萎缩,治当遵"脾主肌肉""清阳实四肢"之理,以补脾益气,以愈四肢之病。中脘与足三里相伍,出自《杂病穴法歌》"水肿水分与复溜,胀满中脘三里揣"。《行针指要歌》云:"或针痰,先针中脘、三里间。"笔者按:中脘、三里伍用,善治各种胃病,故为大家所习用。《内经》云"阳明之上,燥气治之",燥者阳明之本也,二穴合用,专理胃腑,兼治腹中一切疾病。气海为任脉经穴,乃本经脉气所发,为生气之海,可调补下焦气机,补肾虚,益肾元,和营血,理冲任,振元阳。曲池为手阳明大肠经腧穴、合穴,有疏风解表、清热退烧、调和气血、通经活络、利水除湿之效。曲池走而不守,调气血,利关节。合谷为手阳明大肠经腧穴,乃本经脉气所过,为本经原穴,有通经活络、行气开窍、疏风解表、通降肠胃之功。阳陵泉又名筋会,筋之会穴善治筋病。悬钟为足少阳胆经腧穴,又是八会穴之一——髓会悬钟,即髓之精气聚会的处所,它具有通经络、祛风湿、利关节、止疼痛、壮筋骨之效。大包穴为脾之大络,总统阴阳诸络,使气血物质汇聚体表,阴浊回归脏腑,沟通表里。《针灸大成》提到大包主治百节尽皆纵之症。脾俞为足太阳膀胱经腧穴。穴在处是脾气转输、输注之处所,是治脾病之重要腧穴,有补脾阳、益营血、助转运、除水湿、敛脾精之功。穴用气海、脾俞、中脘、足三里以健脾养胃,温运中阳;阳陵泉、悬钟壮筋骨生髓;曲池、合谷为"治痿独取阳明"之义。诸穴合用,使脾气健旺,胃气充盈,气旺血行,脉道通利,经络得以充养,故痿弱之体得以康复。

(十三)寒湿凝滞之着痹治验案

吴某,女,50岁,工人,2015年11月20日因周身关节疼痛1年来诊。诉:1年来手指关节僵硬疼痛以拇、示、中指为最,晨起握物困难,稍事活动后逐渐缓解,近日来周身疼痛,夜间以肩部酸痛困倦,时轻时重,进行性加重,现以手指小关节肿痛、两膝关节疼痛为主,遇冷更甚,全身乏力,经常服用风湿骨痛丸,外敷风湿止痛膏,有时服止痛片治疗,曾在当地就医。查:抗链球菌溶血素"O"(抗"O",ASO)阳性,类风湿因子阳性,诊断为类风湿性关节炎,服泼尼松治疗效不著。来诊时症见神志清,精神欠佳,痛苦面容;全身多关节对称性疼痛,查双手及双膝X线片示骨质疏松、双膝关节间隙变窄,无骨质破坏;红细胞沉降率(血沉,ESR):30mm/h,抗"O":400IU/ml,类风湿因子(+),脉象沉细,两尺无力,舌质红稍腻,查经脉发现手、足阳明经脉,手、足少阳之脉,足少阴经脉条索样结节明显。

诊断:痹证(着痹)。

证属:寒湿凝滞,瘀阻经脉。

治法:温补肝肾,蠲痹除湿,活血通络。

中药处方：独活寄生汤加味。生黄芪 30g，独活 9g，桑寄生 30g，炒杜仲 12g，青风藤 9g，细辛 6g，当归 9g，桂枝 24g，透骨草 9g，骨碎补 9g，鸡血藤 15g，伸筋草 9g，土鳖虫 9g，石楠叶 9g，穿山龙 9g，炒白术 15g。水煎服，每日 1 剂，每天药渣浸泡手足。

取穴：百会、八邪、天柱（双侧）、大椎、肾俞（双侧）、悬钟（双侧）、申脉（双侧）。

操作：百会、八邪、天柱（双侧）、大椎（针罐）、肾俞（双侧、针罐）、悬钟（双侧）、申脉（双侧）。常规消毒针刺，得气后留针 30 分钟，每 5 分钟行针 1 次，每日治疗 1 次，10 次为 1 个疗程。休息 3 天后再行第 2 个疗程。经 10 天治疗后，手指关节肿胀疼痛明显减轻，关节活动较前大有好转，僵硬改善，患者诉近来便溏，前方加肉豆蔻 9g，继服治疗，经 50 天治疗后关节肿胀疼痛消失，活动灵活，手可持物劳动，查抗"O"、类风湿因子正常。临床治愈，随访 1 年未复发。

按语：独活寄生汤来源于唐代孙思邈《备急千金要方》，是临床常用治痹证的名方，《内经》论述痹证成因，乃风、寒、湿三种邪气联合侵袭人体，湿邪重着，黏滞，缠绵难愈，中医学认为"久病多虚""久病多瘀""久病入络"，殷克敬教授临床数十年来，根据类风湿性关节炎，痹证日久，肝肾不足，气滞血瘀，经脉瘀阻的特点，在此基础上灵活变通加减，对顽痹有很好的治疗作用。方中独活、桑寄生、细辛、透骨草、桂枝、伸筋草散风除湿止痛；炒杜仲、骨碎补补益肝肾；生黄芪、当归、鸡血藤益气活血；苏土元疏风通络，蠲痹止痛；石楠叶、穿山龙舒筋通络，强骨止痛；青风藤性平味苦辛，具有祛湿、通络、镇痛、抗炎、改善关节僵硬等作用；炒白术健脾利湿，益气养血，更配合针刺百会、大椎通督益阳；天柱、肾俞、悬钟补益肝肾；八邪通经活络止痛；申脉温阳利湿，强健肢体。治法邪正兼顾，祛邪不伤正，扶正不留邪，协同作用，温补肝肾，调理气血，除湿通络，活血祛瘀，蠲痹止痛，以竟全功。

（十四）湿热侵袭之湿热痹治验案

杨某，男，52 岁，干部，2013 年 5 月 6 日以左侧踇趾红肿热痛 20 余天来诊。诉：20 余天前去大连参加一次会议，连续多天食用海鲜、酗酒过多，回来后即感左踇趾红肿热痛，渐渐加重。在当地医院治疗，实验室检查：血尿酸（UA）620μmol/L，X 线片示踇趾关节正常。诊断为痛风，服西药别嘌醇片后胃脘不舒，疼痛恶心，纳差而停药。又服"痛灭定"疼痛稍缓解，但胃痛恶心加重，停药来诊。来诊时症见神志清，精神欠佳，痛苦面容；患者走路跛行，左踇趾及足背和内踝红肿，局部压痛明显，皮肤呈暗红色，脉象弦数，舌质红，舌苔黄腻。

诊断：痹证（湿热痹）。

证属:湿热留滞,气血瘀阻。

治法:清热利湿,祛瘀通络,消肿止痛(嘱忌服海鲜、啤酒)。

中药处方:黄芪15g,土茯苓30g,青风藤12g,萆薢15g,威灵仙9g,鸡血藤15g,丹参15g,穿心莲9g,豨莶草12g,通关草12g,苍术15g,红景天15g,藤梨根15g,生薏苡仁30g。水煎服,每日1剂。

取穴:阴陵泉、太白、丘墟、申脉、内庭,穴位均取患侧。

操作:针刺患侧阴陵泉、太白、丘墟透申脉、内庭,常规消毒,针刺得气后留针30分钟,每5分钟行针1次,每日治疗1次,针用泻法。针药结合治疗1周后疼痛大减,红肿消失,复查血尿酸(UA)320μmol/L,停止针刺治疗,中药再继续服1周,巩固治疗,随访1年未复发。

按语:痛风性关节炎是以体内嘌呤代谢紊乱引起血清尿酸增高为特点的一种疾病,主要表现为起病突然,呈非对称性的关节红肿热痛,中医学将其归为"痹证"范畴,多因长期恣食厚味、酗酒等导致湿热滋生,湿热蕴结,毒瘀交夹,流注关节,气血瘀阻,经遂不通引起关节肿痛。针刺取穴足太阴脾经"合穴"阴陵泉,清热利湿、活血化瘀;足太阴脾经"原穴"亦是"输穴"之太白穴和足少阳胆经"原穴"丘墟,除湿通络、活血止痛;内庭穴乃足阳明胃经"荥穴",以清阳明湿热瘀毒;足太阳膀胱经穴申脉,为八脉交会穴,通阳跷脉,司下肢运动,有通经脉,除痹痛之效。配合自拟治疗痛风的经验方,方以清热利湿、搜剔蕴毒、活血化瘀为主,重用土茯苓,因其有二大特点,一是除湿解毒,二是通利关节,与萆薢同伍利湿清热以降浊毒;加入疏风通络之通关草、豨莶草、威灵仙、穿心莲以通络化浊,可解除关节疼痛;更用藤类药入络搜剔瘀毒;更有活血通络之丹参等活血化瘀,苍术淡渗利湿,薏苡仁清热排毒。针药结合,清热祛瘀、排毒利节、通络止痛,以达协同作用。

(十五)肾阳不足脾湿痰滞之尪痹治验案

刘某,男,32岁,工人,2013年9月3日因腰脊疼痛反复发作1年余来诊。诉:1年前曾在新建房屋内住了一段时间,自述可能受潮湿而致腰脊疼痛,经多家医院按风湿腰痛治疗,效果不佳,逐渐地自觉晨起活动不利,稍事活动后好转,无多注意,渐渐地症状加重,腰椎活动范围变小,双侧腰以下关节疼痛,曾服"强腰健肾丸"及"活络丹"等,效不著来诊。除上述症状外,胃纳可,二便正常,近月来翻身有点不利,乏力畏冷。来诊时症见神志清,精神可;脊柱外观无异,有叩击痛,骶髂关节叩击时疼痛较明显,活动范围前屈60°左右,后伸15°左右。MRI片示腰椎生理曲度变直、韧带无明显异常,双侧骶髂关节增生,间隙稍变窄。免疫检查血沉17mm/h、HLA-B27(+),脉象沉弦,两尺力弱,舌质红苔稍腻。经络诊察发现足厥阴经、足少阴经、足太阴经、足太阳经有明显的条索样结节。

诊断:尪痹。

证属:肾阳不足,脾湿痰滞。

治法:祛湿涤痰,补养肝肾,强筋止痛。

中药处方:黄芪30g,川续断9g,杜仲12g,狗脊12g,透骨草9g,骨碎补12g,伸筋草9g,青风藤9g,麻黄9g,土鳖虫9g,穿山龙9g,石楠叶9g,鸡血藤15g,片姜黄9g,威灵仙9g,红景天15g,巴戟天9g,炒白术15g。水煎服,每日1剂。

取穴:天柱(双侧)、大椎双侧旁、肾俞(双侧)、腰阳关、悬钟(双侧)、申脉(双侧)。

操作:针刺双侧天柱、大椎双侧旁(加火罐)、肾俞(加火罐)、悬钟、申脉,腰阳关(加火罐),常规消毒,针刺得气后留针30分钟,每5分钟行针1次,每日治疗1次,10次为1个疗程。休息3天后再行第2个疗程。经过10次治疗病情缓解,腰脊疼痛减轻,晨僵现象好转,查血沉12mm/h,效不更方,继续治疗10天,症状明显向愈发展,经过2个月的治疗,症状基本消失,活动自如,复查血沉8mm/h、HLA-B27(-),停止针罐治疗。以上中药方作丸剂,继服3个月,巩固疗效,随访2年未复发。

按语:尪痹乃痹邪久驻,经脉瘀滞,气滞血瘀,阻遏阳气。方中黄芪实乃动态之补,补不留邪。川续断、杜仲、狗脊三药合用补肝肾、通督脉、强腰脊、养筋骨,又入肾经血分,宣通气血。透骨草、伸筋草舒筋通络、活血止痛;片姜黄、鸡血藤外散风湿,内行气血,活血补血,行补兼备,藤可入络,络可通脉;骨碎补,补肾壮骨,活血续筋;威灵仙通达十二经脉,宣痹通络;青风藤祛湿通络镇痛;穿山龙祛湿通络,舒筋强脊,活血止痛;石楠叶祛湿痹,通经脉,益肾气;红景天健脾益气,现代研究表明有抗风湿、抗疲劳、抗衰老、调节神经、强心益脑之功;麻黄,《现代实用中药》载"对周身关节疼痛有殊效"。《日华子本草》谓其可"通九窍,调血脉";更配土鳖虫血肉有情之品入络搜邪;巴戟天壮阳温经;白术健脾利湿。配合针灸治疗,大椎、腰阳关通督强脊;天柱是足太阳"根、溜、注、入"上入之穴;悬钟穴为髓之所会,调补肝肾;申脉为阳跷脉始生之处,强筋健骨;肾俞补肝肾、强筋骨。针药并用,祛湿涤痰,补养肝肾,疏调督脉,通经活络,强筋止痛。

(十六)气滞血瘀之痛经治验案

刘某,女,23岁,学生,1997年10月9日因经前乳房胀痛3个月来诊。诉:近3个月来每逢月经来潮前1~2天出现双侧乳房胀痛不舒,心慌烦躁,胸闷嘈杂,以及小腹疼痛,腰困乏力。经后2~3天疼痛即逐渐减轻,经期经血量少,色暗夹有血块,曾自服"当归丸、止痛片"等药物后,症状未缓解。遂转针灸治疗。来诊时症见神志清,精神状态可,一般情况良好;察其表情痛苦,行经1日,双侧乳房及小腹疼痛,心肺(-),肝脾(-),舌质暗苔薄白,脉沉弦。

诊断:痛经。

证属:气滞血瘀。

治法:行气调经,活血止痛。

取穴:地机、太冲、三阴交、气海。

操作:针刺地机、太冲、三阴交、气海,常规消毒,以毫针针刺1.2寸,针刺时,先取双侧地机穴,用泻法,针后疼痛即渐渐缓解;继而针刺太冲、三阴交穴,用泻法,另取气海穴,用平补平泻法。留针30分钟,每隔5分钟行针1次,针后患者疼痛即明显缓解。次日来诊,生命体征平稳,疼痛减轻,精神好转。嘱下次月经来潮前再来针刺。针刺3次痛经即愈,随访未复发。

按语:痛经指在行经前后或经期,小腹及腰部疼痛,甚则剧烈难忍,并有全身不适,随月经周期而发作,严重影响日常生活。其病机有气血虚弱、寒湿凝滞、气滞血瘀和肝肾亏损等不同,因而疼痛有虚、实、寒、热及血瘀、气滞之异。经血为气血所化,血随气行,气充则血充,气顺则血和,所以治疗痛经必须畅运调和气血,才能止痛。本病例为气滞血瘀,经行不畅所致,其临床症状包括经行不畅,少腹疼痛,如腹痛拒按,经色紫而夹有血块,下血块后痛即缓解,脉沉,为血瘀;胀甚于痛,或胀连胸胁,胸闷泛恶,脉弦,为气滞。肝郁气滞,瘀滞冲任,气血运行不畅,经前经时,气血下注冲任,胞脉气血更加壅滞,"不通则痛",故经行小腹胀痛拒按;肝气郁滞,故胸胁、乳房胀痛;冲任气滞血瘀,故经行不畅,经色紫暗有块;血块排出后,胞宫气血运行稍畅,故腹痛减轻。舌暗、脉沉弦为气滞血瘀之征。治当行气活血,祛瘀止痛。针灸处方选取地机、太冲、三阴交、气海。地机为足太阴脾经之郄穴,地,脾土也,机,机巧、巧妙也。该穴名意指本穴的脾土微粒随地部经水运化到人体各部,运化过程十分巧妙。脾为后天之本,气血生化之源,因此,此穴有健脾渗湿、调经止带之功。太冲为足厥阴肝经原穴,肝主疏泄,能调畅气机,通经活络。三阴交为足太阴脾经、足少阴肾经、足厥阴肝经交会之处,除可健脾益血外,也可调肝补肾,是针灸治疗妇科疾病的常用穴位。气海为任脉穴位,此穴能助全身百脉之沟通,凡气之所至,血乃通之,故中医常云,气为血之帅。各穴合用能疏肝解郁,活血通络,以达良效。

(十七)气滞血瘀之痛经治验案

史某,女,18岁,学生,2007年11月12日因经行腹痛1天来诊。诉:经前1天开始小腹胀痛,痛势剧烈,难以忍受,在床上翻滚、呻吟,经色紫暗,夹有血块,血块排出后痛稍减。查:面色稍暗,神疲体倦,表情痛苦,舌质暗有瘀点,苔黄白相间,脉沉弦。

诊断:痛经。

证属:气滞血瘀。

治法:活血行气,祛瘀止痛。

取穴:次髎。

操作:患者俯卧,选用次髎穴,常规消毒,毫针刺入1.5寸左右,针感向小腹部放射,得气后,施用盘针法,痛稍缓解,留针15分钟左右,再行盘针法痛止。为巩固疗效,连续治疗3次而愈,1年后随诊,再未复发。

按语:次髎穴位于骶部第2骶后孔,穴内布有第2骶神经后支。《素问·骨空论》云:"督脉者,起于少腹以下骨中央……其络循阴器,合篡间,绕篡后,别绕臀,至少阴,与巨阳中络者,合少阴上股内后廉,贯脊属肾。"《灵枢·经脉》云"膀胱足太阳之脉……络肾属膀胱";《灵枢·五味》云"冲脉任脉皆起于胞中,上循背里";《类经·经络类》云"故曰任脉冲脉督脉,一源而三歧也"。以上经文论述了一源三歧同起胞宫而主胞宫,阐述了肾经与督脉的相通联络,论述了膀胱经与肾经的表里相通,从而阐明了膀胱经与子宫的密切关系。故针刺膀胱经,可激发督脉元阳与肾命真火温暖胞宫,能疏达冲任和通畅胞脉,活血破瘀,使经行"通则不痛"。次髎穴深刺可触及盆腔神经丛,故可调节盆腔脏器的功能,解除子宫平滑肌的痉挛,并通过刺激使体内脑啡肽的含量升高,提高痛阈,而达到止痛效果。

(十八)寒凝血滞之痛经治验案

李某,女,15岁,学生,于2009年10月9日因经行腹痛1年来诊。诉:1年前月经初潮小腹疼痛不适,经后可减。近3个月来因受凉,每逢月经来潮,即小腹绞痛难忍,自服止痛片可减轻,周期28天左右,经行5天,经量尚可,色暗紫有块。患者来诊,呈痛苦状,双手按压小腹,面色㿠白。查:小腹疼痛拒按,舌质红,苔薄白,脉沉弦。

诊断:痛经。

证属:寒凝血滞。

治法:散寒行气,活血止痛。

取穴:承浆、地机、三阴交、关元、血海。

操作:针刺承浆、地机、三阴交、关元、血海(加火罐),常规消毒,针刺治疗5分钟疼痛缓解,留针30分钟,无疼痛起针。当日下午继续针刺1次,为巩固疗效第2天治疗1次。嘱下次月经前3天来治疗,患者如期接受治疗,疼痛未再发作。

按语: 痛经系临床常见妇科疾病,因为痛苦不堪影响正常工作和生活,西医学一般将痛经分为原发性和继发性,原发性妇科检查多无器质性疾病,继发性多兼见盆腔疾病。寒邪侵袭,留滞宫腔,则气血不通。承浆为任脉经穴,足阳明与任脉之交会穴,针刺可疏通气血、镇痉止痛。寒邪非温不散,非热不行,血海加火罐温通气血。地机穴系足太阴经之郄穴,足太阴经循于少腹,阴经郄穴治疗血证,可调血通经止痛。关元是足三阴经与任脉交会穴,通于胞宫,针之行气活血、温通经脉、散寒止痛。三阴交为足三阴经交会穴,调理肝、脾、肾。

(十九)寒邪客胃之胃脘痛治验案

朱某,女,41岁,1976年5月10日因胃部疼痛半天来诊。诉:于今晨食凉粉后,觉胃脘部疼痛,1小时后疼痛加重,欲呕,遂来诊。来诊时症见神志清,精神状态欠佳,一般情况良好;察其表情痛苦,双手按腹弯腰,呻吟不已,面色苍白,肝脾(−),胃脘部疼痛拒按,舌淡苔薄白,脉沉迟。

诊断: 胃脘痛。

证属: 寒邪客胃。

治法: 温中和胃。

取穴: 足三里、梁丘。

操作: 针刺足三里、梁丘,常规消毒,以毫针针刺1.5寸,待气至病所行补泻手法,足三里用补法,梁丘用泻法。留针30分钟,每隔5分钟行针1次。3~5分钟后其痛缓解,留针20分钟痛止。

按语: 胃脘痛是由脾胃受损、气血不调引起的胃脘部疼痛的病证,在历代文献中又称"心痛""心下痛"。如《素问·六元正纪大论》说:"民病胃脘当心而痛。"胃痛发生的常见原因有寒邪客胃、饮食伤胃、肝气犯胃和脾胃虚弱等。胃主受纳腐熟水谷,寒邪客于胃中,寒凝不散,阻滞气机,可致胃气不和而疼痛;或因饮食不节,饥饱无度,或过食肥甘,食滞不化,气机受阻,胃失和降引起胃痛;肝对脾胃有疏泄作用,如因恼怒抑郁,气郁伤肝,肝失条达,横逆犯胃,亦可发生胃痛;若劳倦内伤,久病脾胃虚弱,或禀赋不足,中阳亏虚,胃失温养,内寒滋生,中焦虚寒而痛;亦有气郁日久,瘀血内结,气滞血瘀,阻碍中焦气机,而致胃痛发作。本病例为寒邪客于胃中,寒凝不散,阻滞气机,可致胃气不和而疼痛,其临床症状包括胃部突然疼痛,遇寒加重,得温则减,面色苍白,呕吐清水痰涎,舌淡苔薄白,脉沉迟。"下合穴"始见于《灵枢·四时气》,其曰"邪在腑,取之合"。《素问·咳论》曰:"治脏者,治其俞,治腑者,治其合。"说明六腑的疾病,临床可取合穴予以治疗。患者因食生冷,致使胃腑受寒,寒性凝滞,阻碍气机,不通则胃脘疼痛,针灸处方取足阳明胃经合穴足三里,足三里为胃的下合穴,合治内腑,用补法以温中、散寒、健胃;配本腑郄穴梁丘,郄穴多用来治疗急性痛证,用泻法以疏通气机而痛止。两穴相配,共奏温胃散寒止痛之功。

(二十)寒邪客胃之胃脘痛治验案

陈某,男,28岁,农民,1987年11月17日因胃脘部疼痛3小时来诊。诉:3小时前,因食凉面一碗后,胃脘不舒,继则剧烈疼痛,阵发性加重,伴有恶心烦躁,遂来诊。来诊时症见神志清,精神状态欠佳,一般情况良好;抱腹屈腰,疼痛难忍,头汗出,心肺(-),胃脘部拒按,舌质红苔薄,脉紧有力。

诊断:胃脘痛。

证属:寒邪客胃。

治法:温中和胃。

取穴:足三里。

操作:针刺足三里穴,常规消毒,以毫针针刺1.5寸,强刺激,间断捻转,3分钟后,患者烦躁渐好,痛可忍,继续留针20分钟,疼痛消失,神态自若而愈。

按语:胃脘痛是临床上常见的一个症状。西医学认为其多见于急慢性胃炎,胃、十二指肠溃疡病,胃神经官能症;也见于胃黏膜脱垂、胃下垂、胰腺炎、胆囊炎及胆石症等病。中医学则认为常由脾胃受损、气血不调所引起。本例因寒邪客于胃中,寒凝不散,阻滞气机,而致胃气不和疼痛。足三里是足阳明胃经的下合穴,"肚腹三里留"是指足三里主治,其功效为调理脾胃,疏通经络,镇痉止痛,补益气血。足阳明经脉沟通脾与胃的表里关系,胃又为五脏六腑之海,多血多气。由于它经脉内联的关系,足三里可统治消化系统的疾病。《灵枢·五邪》曰:"邪在脾胃……皆调于三里。"《素问·咳论》又云:"治脏者治其俞,治腑者治其合。"《灵枢·邪气脏腑病形》曰:"荥、输治外经,合治内腑。"《针灸甲乙经》曰:"五脏六腑之胀,皆取三里。"针灸处方取足阳明胃经合穴足三里,足三里为胃的下合穴,合治内腑,该患者为实证,故用强刺激,可以镇静止痛。

(二十一)气机阻滞之胁痛治验案

刘某,女,38岁,1976年4月20日因右侧胸部疼痛2天来诊。诉:右侧胸部疼痛2天,咳嗽时加重,痛如针刺,遂来诊治。来诊时症见神志清,精神状态差,一般情况良好;察其表情痛苦,因触及疼痛处即刻剧烈疼痛,痛苦难忍。查心肺(-),当第5肋间隙右锁骨中线外侧2cm处有明显压痛,痛点范围2cm×2cm,深呼吸时疼痛加剧,舌淡苔薄白,脉微弦。

诊断:胁痛。

证属:气机阻滞,经脉失畅。

治法:疏通气机。

取穴: 阳陵泉。

操作: 针刺阳陵泉,常规消毒,以毫针针刺1.2寸,得气后行泻法。留针30分钟,每隔5分钟行针1次。患者即感疼痛减轻,继而令其咳嗽、深吸气,均无痛感,留针15分钟,针治1次而愈。

按语: 胁痛是以一侧或两侧胁肋部疼痛为主要表现的病证,古又称胁肋痛、季肋痛或胁下痛。肝居胁下,其经脉布于两胁,胆附于肝,其脉亦循于胁,所以,胁痛多与肝胆疾病有关。凡情志抑郁,肝气郁结,或过食肥甘,嗜酒无度,或久病体虚,忧思劳倦,或跌仆外伤等皆可导致胁痛。本例系由气机阻滞,经脉失畅所致,故以针刺阳陵泉为主疏通气机而收显效。阳陵泉乃足少阳胆经的下合穴,其经脉循行胁肋部。"合治内腑",阳陵泉可治疗胆经循行部位的疾病。患者胁肋疼痛,疼痛部位正好是胆经经过的部位。《医学入门》曰:"胁痛只须阳陵泉。"故取之使气机疏调而痛止。

(二十二) 肾气不足膀胱失约之遗尿治验案

朱某,男,10岁,学生,2011年10月20日因间断性夜间尿床10年来诊。家长代诉:自幼儿时期起,无明显诱因出现每天夜间尿床。先后于西安、咸阳等地多家医院诊治,并给予西药及中药治疗,病情时轻时重,反复不愈,随年龄增长,造成心理负担,遂来就诊。来诊时症见神志清,精神状态欠佳,一般情况良好;每天夜间,尿床后不自知,第二天晨起发现。查体:发育营养好,心肺(-),腹软肝脾不大,舌质红苔白腻,脉象微沉。X线示骶椎未见明显异常。

诊断: 遗尿。

证属: 肾气不足,膀胱失约。

治法: 补益肾气、固摄膀胱。

取穴: 关元、中极、三阴交。

操作: 针刺关元、中极、三阴交,常规消毒,以毫针强刺激手法针刺1寸左右,待酸、麻、胀感明显后,留针30分钟,每5分钟补法行针1次,每日1次,治疗5次,休息1天。次日来诊,诉治疗当晚未尿床,继续原方法治疗。10次治疗后,患儿母亲代诉,其间2次尿床,尿床后可清醒。情况较前明显好转。继续前法治疗。再治疗10次后复诊,夜间未再出现遗尿现象,停针。2个月后随访,诉未复发。1年后随访,仍未复发。

按语: 遗尿,俗称"尿床",因多发于夜间,又称夜尿症,是先天禀赋不足,素体虚弱,导致的夜间睡眠时小便不自主流出。病因复杂,多因肾气不足,下元虚冷,致膀胱失职,不能约束水道而出现尿液流出。中医学认为本病多由肾与膀胱二经之气虚弱所致,因肾主二便,膀胱为津液之府,二者气虚,则不能约束水道之窍,所谓膀胱不约则遗溺。西医学认为,原发性遗尿多属功能性,是由大脑皮质下中枢功能失调所致,常见原因为精神因素,如突然受惊、过度疲劳,以及父母教养方法不妥等。本病例为肾气不足,膀胱失约所致,其临床症状包括夜间尿床,精神不济,记忆力减退,舌质红苔白腻,脉象微沉。本病例为非器质性病变,故针刺效果颇佳。根据"循经取穴,以穴归经"的取穴方法,治疗选取关元穴、中极穴、三阴交穴针刺,达到了满意的治疗效果。关元穴属小肠经之募穴,足三阴、任脉之会穴,针此穴可补益肾元,又因"肾主骨,骨生髓,脑为髓海",故补关元可填充髓海。中极属膀胱经之募穴,为任脉腧穴,又是任脉与足三阴经之交会穴,内与胞宫、精室所应,有培下元、助气化、理下焦、利膀胱之功。三阴交系足太阴脾经腧穴,又是足太阴、足厥阴、足少阴经之会穴,具有助运化、利水湿、疏下焦、通经络之效,针刺三阴交可调补三阴而益肾液。盖任脉总任周身之阴经,为阴脉之海,中极与三阴交相伍,总调任脉与足三阴经之经气,理下焦、促气化、固下元、涩精止遗之功益彰。

(二十三)惊恐伤肾之遗尿治验案

秦某,男,12 岁,学生,1981 年 4 月 22 日因遗尿 7 月余来诊。其母代诉:患儿于 1979 年 10 月看一些比较恐怖的电影后,即恐惧惊怕,夜间经常惊叫、汗出、尿床,伴纳差、神疲乏力,遂来诊治。来诊时症见神志清,精神状态差,一般情况良好;查见发育营养尚可,心肺(-),腹软,肝脾(-),舌淡苔薄白,脉细数。

诊断:遗尿。

证属:惊恐伤肾,开阖失常。

治法:培元固本,疏调三焦。

取穴:关元、三阴交、委阳、神门。

操作:针刺关元、三阴交穴,常规消毒,用补法,每日 1 次,针治 3 次毫无效果;遂取穴关元、委阳、神门穴,常规消毒,以毫针针刺 0.8 寸,得气后行针均用补法,留针 30 分钟,每隔 5 分钟行针 1 次。次日来诊,诉昨晚即无尿床,继用原法,共治疗 7 次而愈。

按语:遗尿俗称尿床,通常指小儿在熟睡时不自主地排尿。本案系由惊恐伤肾,肾伤导致气化失职,气乱因而固摄无权,使膀胱开阖失常所致,故以针刺关元、委阳为主,培元固本、疏调三焦,神门安神定志而收显效。排尿出自气化,决渎职在三焦。《素问·灵兰秘典论》云:"三焦者,决渎之官,水道出焉。膀胱者,州都之官,津液藏焉,气化则能出矣。"说明三焦主疏通水道,主持着人体水液代谢。膀胱是人体水液代谢器官之一,它与肾互为表里,而膀胱的气化又取决于肾气的盛衰。三焦主行诸气,为元气和水谷运行的通道,元气发源于肾,借三焦敷布全身。患者因惊恐伤肾,惊则气乱,肾伤导致气化失职,气乱因而固摄无权,使膀胱开阖失常而遗尿。取关元以培元固本,神门安神定志,委阳乃三焦经之下合穴,又是膀胱经之别络,可调三焦之气,使膀胱开阖有度,排尿乃能复常。

(二十四) 气虚之月经量多治验案

李某,女,34岁,农民,1975年10月8日因月经量多1年余来诊。患者诉:1年前因经期劳累过度,经量多而持续时间长,以后每潮如此,半年来加重,全身困倦无力,稍动则心慌气短,诸医均以贫血治疗,曾服中药及"力勃隆"、注射维生素 B_{12}、仙鹤草素等,但下次月经来潮依然如故,经量多色淡,小腹常感空坠,本次来潮已过12天不止。来诊时症见神志清,精神状态欠佳,一般情况良好;血压 90/60mmHg,面色㿠白,舌淡苔薄,脉沉细无力。

诊断:月经量多。

证属:气血虚弱,冲任不固,不能摄血。

治法:温阳补血,固摄冲任。

取穴:命门、神阙。

操作:在命门、神阙穴涂上凡士林后,放置艾炷,点燃施灸,待艾炷燃烧2/3时,更换艾炷,每穴灸5壮。次日来诊,自诉经血大减,5次而愈。嘱每次经前1周开始施灸,3个月后患者告知经量已正常。

按语:月经过多,即功能失调性子宫出血,简称功血,是一种常见的妇科疾病,是指异常的子宫出血,经诊察后未发现有全身及生殖器官器质性病变,而是由于神经内分泌系统功能失调所致。表现为不规则的子宫出血,月经周期紊乱,出血时间延长,经血量多,甚至大量出血或淋漓不止。本病乃气血虚弱、冲任不固,不能摄血,取督脉命门穴,培补元气以温肾阳,督脉和任脉同起于胞宫,神阙属于任脉腧穴,任脉主女子胞胎,神阙乃心神所居之宫阙,阳气所舍所合之处,所以神阙又名"气舍""气合"。灸此二穴,以温补肾中之阳气,暖胞宫而补益气血。胞宫阳气恢复,自然阳气得以摄血,《内经》所云"阴阳之要,阳密乃固"亦是此意。

(二十五) 经脉不通之足踝痛治验案

吴某,女,56岁,退休,2011年10月8日因左侧足踝疼痛1周来诊。诉:1周前无明显诱因突然出现左侧足踝关节处疼痛活动受限,足背伸时足底部疼痛难忍,患者足部无肿胀且无外伤史。来诊时症见神志清,精神状态欠佳,一般情况良好;察其表情痛苦,来诊检查足部无肿胀,足背伸时足底部疼痛。经脉诊察发现患者膀胱经经脉阻滞不通。

诊断:足踝痛。

证属:经脉阻滞,血气不通。

治法:疏通经脉。

取穴:后溪。

操作:后溪常规消毒,以毫针针刺 1.2 寸,得气后留针。留针 30 分钟,每隔 5 分钟行针 1 次。次日来诊疼痛减轻,3 次痊愈,随访未复发。

按语:经络纵横交错,网络全身,相互沟通,传导信息,运行气血,调节平衡,它是生命运动信息调控和能量转换的通道,而腧穴就是网络气场上的纽结,担负着人体整体的调节功能。正如《灵枢·经脉》云:"经脉者,所以能决死生,处百病,调虚实,不可不通。"经络的内传外作用使许多疾病都会反映到体表经脉上,通过触、扪、循、按,了解经络功能的变化,以推知病变的部位、病理性质,为治疗疾病打下基础。通过经络诊察,然后选穴应用,每获佳效。根据《类经》"凡病邪久留不移者,必于四肢八溪之间有所结聚,故当于节之会处索而刺之",在受累经脉选取穴位"关刺"玄机奥妙在其理中,往往应手而效,其果显越。《灵枢·官针》曰:"关刺者,直刺左右,尽筋上,以取筋痹……"《类经》十九卷注"左右,四肢也""尽筋上"即关节之处,筋肉会于骨节,四肢筋肉的近端是关节旁骨肉之间。所以"关刺"是指针刺四肢关节部位筋之近端。治疗各种痛证、痹证如用法得当,疗效颇佳,对有些疾病可一次治愈,效果立竿见影。

(二十六) 邪毒聚结之乳痈治验案

贺某,女,28 岁,干部,于 2008 年 5 月 8 日因右侧乳房肿胀疼痛 5 天来诊。诉:产后 1 个月,生气后右侧乳房肿胀疼痛 5 天,乳汁减少,两天来右侧乳房肿胀,红肿灼热疼痛加剧,经用抗生素等治疗效果不佳。查:营养可,体温 38℃,右侧乳房肿胀红赤,右四肋间乳中有 2cm×3cm 硬结块 2 个,压痛明显,舌苔薄黄,脉弦数。

诊断:乳痈。

证属:邪毒聚结。

治法:疏肝理气,散瘀消肿。

取穴:肩井、曲池、膻中、少泽。

操作:针刺肩井、曲池、膻中、少泽(点刺出血),用泻法,留针 30 分钟,每日 1 次。第 2 天来诊,红肿疼痛减轻,经 3 次治疗后,仅剩一 0.5cm×0.5cm 的肿块,共针 5 次而愈。

按语:乳痈是指发生于乳房部的急性炎症,临床上以乳房部的红、肿为主症,甚则成脓,故名乳痈。本病多发于产后哺乳期内,也有发生于妊娠期者,以前者最多见。本病即现代临床之急性乳腺炎,西医学多主张抗感染治疗,行局部温热敷,旨在令其早期消散。若脓已成则主张切开引流,排脓。本病病因主要有三:其一忧思恼怒,肝气内郁。其二多食厚味,胃中积热,壅滞经脉,因乳房正当肝、胃二经之分野,今肝、胃之经脉阻塞,血气凝滞,乳汁不能通畅,积乳邪热互结成痈,热腐成脓。其三乃由乳头皮肤破损,邪毒侵入或乳汁过多未能排尽,败乳瘀滞,阻塞乳络及局部挫伤、挤压,损伤乳络也可以引起败乳凝聚,与侵入之邪毒结聚成痈。近年来,针灸治疗本病常能于早期控制症状,消退痈肿,减轻痛苦,免于手术。急性乳腺炎为乳房急性化脓性疾病,中医学将其归入"乳痈"范畴,早期应用针灸治疗效果良好,取穴肩井为手足少阳、足阳明和阳维脉之会穴,清泄肝胆之火郁,是古人治疗本病的经验穴,《百症赋》"肩井痈痛而极效",曲池清泄阳明积热,为清热解毒之要穴;膻中为气之会穴,宽胸理气,疏通乳络,消肿散结;少泽为通乳络的效穴,点刺放血,以达清热解毒之作用。

(二十七)气滞血瘀之落枕治验案

孙某,女,44岁,工人,于2007年3月12日因颈肩部疼痛伴活动受限1天来诊。诉:昨日晨起忽觉颈肩部疼痛,转侧困难,活动受限。曾在某医院做颈部按摩,症状仍未减轻,反见疼痛加重,故要求针灸治疗。查:头部右侧倾斜,头、颈部各方向活动均不同程度受限,右侧斜方肌及胸锁乳突肌呈条索状,颈背部肌肉紧张,局部红肿,压痛明显。舌淡红,苔薄白,脉弦。

诊断:落枕。

证属:气滞血瘀。

治法:行气化瘀止痛。

取穴:肩髃。

操作:患者取坐位,常规消毒后,用30号毫针在肩髃穴进针1.5~2寸,大幅度提插捻转1分钟左右,使患肢有酸痛或酸麻感,然后小幅度提插捻转5分钟左右,摇大针孔出针。起针后医者用双手提肩髃穴深部,使局部皮肤发紫,造成皮下出血或挤出少量血液,然后活动患肢。针后症状减轻,3次后痊愈。

按语:落枕大多因睡眠姿势不当,颈部肌肉扭伤,劳损或感觉风寒等诱因,致局部肌肉痉挛,经脉气血运行不畅,不通则痛。表现为颈项部强痛,活动受限,头不可回顾,向患侧倾斜,重者疼痛牵及肩背,局部肌肉痉挛,压痛明显。该病属经筋病变,其病位在颈部、肩背部,涉及太阳、阳明、少阳三经脉、经筋循行布散之处,根据经脉所过、主治所及的原则,治疗以取手、足三阳经穴为主,针用泻法。肩髃穴为手阳明、足太阳经筋所结的重要部位。《灵枢》有述,"手阳明之筋……结于髃,其支者,绕肩胛,挟脊……其病……肩不举,项不可左右视""手阳明之正……别于肩髃,入柱骨""足太阳之筋……结于肩髃"。由此可见,手阳明、足太阳经筋病变皆会反映到肩髃穴,故针肩髃穴能调理手阳明、足太阳肩背项部的经气,舒筋活络而止痛。

(二十八) 风寒袭络之落枕治验案

曾某,男,30 岁,于 2013 年 5 月 2 日因左侧颈项僵直,活动受限 3 小时来诊。诉:今晨起床后感觉左侧颈项部酸楚强直而痛,不能仰俯,转侧活动受限,不能向右回顾。查:头向右侧扭转时,左侧颈项活动受限,压痛,外观无异,脉象弦紧,舌质红,苔薄白。

诊断:落枕。

证属:风寒袭络,筋脉拘急。

治法:祛风散寒,舒筋缓急。

取穴:后溪、束骨。

操作:取后溪、束骨,均在健侧,针刺泻法,行针后即感头部左右扭转自如,疼痛锐减,留针 30 分钟,每 3~5 分钟行手法 1 次,起针后疼痛消除,活动自如,1 次治愈。

按语:落枕是指一侧项背部肌肉酸痛,活动受限,多因睡眠时风寒袭入经络,或睡眠体位不适,致使气血不和,筋脉拘急而致病。西医学认为其病理变化为颈项部肌肉痉挛,筋膜发炎或肌纤维膨出。《灵枢·官针》云:"关刺者,直刺左右尽筋上,以取筋痹。"《类经》注:"关刺者,直刺左右,尽筋上,以取筋痹(关,关节也。左右,四肢也。尽筋,即关节之处也)。"筋肉会于骨节,四肢筋肉近端关节旁骨肉之间的刺为"关刺",取后溪穴,手太阳经之"输",其性属五输之木,束骨为足太阳经之"输",亦属五输之木穴,均可宣通阳气,祛风活络,通经止痛,五输之功效"输主体重节痛",正如《灵枢·杂病》曰:"项痛不可俯仰,刺足太阳,不可以顾,刺手太阳也。"后溪穴乃八脉交会之一,通督脉,针刺可调节督脉经气,达到"通则不痛"的效果。足太阳膀胱经分布于背部,主筋所生病;手太阳经,出肩解,绕肩胛,交肩上。"经脉所过,主治所及",故取后溪、束骨,可祛风散寒、缓急、舒筋、止痛。

(二十九) 血瘀气滞之膝痹治验案

魏某,男,65 岁,退休,2014 年 3 月 18 日以左侧膝关节内侧疼痛 2 小时来诊。诉:于就诊前 2 小时由蹲位站立时用力不当突然出现左侧膝关节疼痛,行走加重,自行局部按揉后症状未减轻,关节部位无外伤史。来诊时症见神志清,精神可;不能独自站立及行走,左膝关节屈曲时疼痛加剧,关节无肿胀,周围皮色、皮温均无异常,胫骨内侧髁压痛明显。通过经络诊察发现踝关节以上足太阴脾经循行线上有明显反应点。膝关节 X 线检查:关节无畸形,骨质未见异常。舌质红苔稍腻,脉象弦涩。

诊断:膝痹。

证属:气滞血瘀。

治法:行气活血,舒筋止痛。

取穴:养老。

操作:取患侧养老穴,常规消毒,针向肘方向斜刺 1.2 寸左右,行泻法,针刺部位有明显酸胀感并留针,治疗后让患者自行活动患侧部位,即刻疼痛消失,第 2 天患者自行走路来诊,自述行走路途稍长仍觉不舒,如法再取养老穴,治疗后不舒适感消失,行走如常,随访 3 个月未复发。

按语:患者因扭伤膝关节内侧部位疼痛来诊,殷克敬教授通过经络诊察发现反应点在足太阴脾经上,根据《内经》"开、阖、枢"原理,按"经络别通"的关系,手太阳小肠经与足太阴脾经相别通,取手太阳小肠经的腧穴养老穴,此穴又是手太阳经脉之"郄穴",是本经脉气血聚集之地,亦即"下病上取"。正如《素问·五常政大论》记载:"病在上,取之下;病在下,取之上;病在中,傍取之。"临床针刺养老穴畅通经脉,以达通经止痛目的。

(三十) 气滞血瘀之踝关节扭伤治验案

姜某,女,40 岁,农民,2014 年 3 月 10 日因扭伤导致左踝疼痛 1 周来诊。诉:于 1 周前劳动时不慎扭伤左侧足踝,自述扭伤后自行外擦红花油无效。来诊时症见神志清,精神可,左侧足踝关节稍微肿胀,活动受限。X 线显示骨质无异常。经络诊察触诊发现足少阳胆经踝关节以上有明显条索样结节的压痛反应点。舌质红苔黄,脉象弦涩。

诊断:痹证。

证属:气滞血瘀。

治法:行气活血,舒筋止痛。

取穴:神门、阴郄。

操作:针刺左侧手少阴心经神门穴透阴郄穴,常规消毒,针刺用泻法,针刺的同时让患者活动患侧踝关节,留针 30 分钟。治疗后疼痛明显减轻。第 2 天患者左踝关节肿胀消退,述活动时仍稍有痛感。如法再针后,不适症状消失,随访 3 个月未复发。

按语:根据《内经》"开、阖、枢"的关系,足少阳经脉为"枢",手少阴经脉亦为"枢",枢机具有调控人体功能,担负着阴阳气血的协调输转。《灵枢·根结》云"枢折即骨摇(繇)而不安于地",说明枢机失职会导致筋弛骨摇,不能安稳立地。《灵枢·根结》又曰"枢折则脉有所结而不通",说明枢机受损则经脉阻滞不通。足少阳胆经与手少阴心经相别通,取手少阴经脉之"输""原"

穴神门,透向阴郄穴,以达"枢"转气机、通络止痛的目的。

(三十一)气滞血瘀之扭伤治验案

郑某,男,24 岁,学生,于 2008 年 5 月 20 日因右踝关节疼痛肿胀,伴活动受限 1 天来诊。诉:患者昨日于班级篮球赛中,不慎将右踝关节扭伤,出现疼痛、肿胀、行走不便,曾外用红花油擦揉无效,同学搀扶来诊。查:右踝关节稍肿胀,微红,皮温稍高,丘墟穴处压痛明显,踝关节活动受限。

诊断:扭伤。

证属:气滞血瘀。

治法:行气活血,通经止痛。

取穴:阴郄、通里。

操作:取阴郄穴,向上透通里穴。用泻法,3~5 分钟,踝关节活动疼痛明显减轻,留针 30 分钟,第 2 天来诊,肿胀消退,活动自如,继针 1 次而愈。

按语:扭伤是指劳动或运动中因动作不慎用力过猛或跌仆、闪挫而造成四肢关节或躯干部的关节、韧带、肌肉、肌腱、血管或皮肤等软组织损伤。但未伴有皮损、肉破、骨折、脱臼等损害,其主要的临床表现是受伤部位肿胀、疼痛,关节活动受限。经络别通是根据《内经》三阴三阳经"开、阖、枢"的关系提出的经脉别类相通的取穴治疗原则,通过经络诊察,辨经选穴,以调控经络气血,使紊乱的脏腑经络气血功能互补,信息转换,从而达到有序化的效果。它有别于表里经脉及同名经脉的相通关系,例如足太阳经脉对应手太阴经脉,按《内经》中"开、阖、枢"的关系,都属"开";手厥阴经脉与足阳明经脉相通,属《内经》中"开、阖、枢"的"阖";手少阳经脉与足少阴经脉相通,则是"枢"的关系。经络别通拓展了手足三阴经、三阳经之间的关系,在脏腑经络气血理论应用上得到了延伸。正如明代张景岳在《类经》中所说"所谓开阖枢者不过欲明内外而分其辨治之法也"。"开、阖、枢"理论强调经脉之气的动静出入关系,在临床应用上结合郄穴在阳经常治疗急性疼痛,阴经常治疗血证。丘墟处压痛明显,丘墟属于足少阳胆经,根据经络别通,足少阳经与手少阴经相别通,取手少阴经郄穴,阴郄穴透其络穴通里,亦符合中医经络理论"病在下者,取之上"。络脉通畅,气血运行,通则不痛,以达消肿止痛目的。

(三十二)经脉阻滞之扭伤治验案

吴某,女,56 岁,退休,于 2011 年 11 月 16 日因左踝关节疼痛 1 周来诊。诉:患者于 1 周前突然出现左侧足踝关节处疼痛、活动受限,足背伸时足底部疼痛难忍。患者足部无肿胀,且无外伤史。查:左侧足踝稍肿胀,无红肿。查膀胱经经脉阻滞不通。

诊断：扭伤。

证属：经脉阻滞,气血不通。

治法：通经活血止痛。

取穴：后溪。

操作：取左侧后溪穴,常规消毒,以毫针针刺1.2寸,行泻法。针1次后疼痛即减,可活动踝关节。治疗2次后踝关节只有轻微疼痛,活动障碍解除。治疗3次即愈,随访未再复发。

按语：扭伤在古代文献上有"筋断""筋转""筋走""筋割"等名称,辨证中主要掌握划分筋断与筋不断两大类,筋断是指扭伤后肌肉或肌腱的部分撕裂,筋不断是指扭伤后瘀血肿痛,功能活动受到阻碍。扭伤后,局部出现疼痛、肿胀或青紫、功能活动障碍等现象,多因气血受阻,经脉瘀阻,营卫不和而致。营血离经,皮下溢血凝滞,故出现肿胀或青紫,瘀血阻滞经脉,"不通则痛"。局部气血受损,筋失所养,即出现伸屈不利等功能活动的障碍。如伤后处理不当,早期失治或年老体差,易致风寒乘虚侵袭,则使局部湿浊瘀血互结,脉络阻滞,气血不运,疼痛缠绵,步履乏力,经久不愈。对于无器质性病变且局部疼痛剧烈的患者,若在痛处治疗,会增加患者的心理负担,影响针刺疗效,因此可选取病变经脉的同名经腧穴,小肠经与膀胱经属于同名经脉,同气相求,故选小肠经。《难经·六十八难》则说："井主心下满,荥主身热,俞主体重节痛,经主喘咳寒热,合主逆气而泄",故常配合用输穴来治疗疼痛,本病选后溪治疗。

(三十三)气滞血瘀之急性腰扭伤治验案

纪某,男,35岁,干部。于2000年5月10日因腰部疼痛2天来诊。诉：患者于2天前因抬重物腰部扭伤,曾在家贴活血止痛膏,拔火罐,治疗效果不著。遂来诊。查：腰部向右弯曲不能伸直行走,腰外观无异常,第4、5腰椎两旁压痛明显,肌肉紧张,下肢无放射样痛。

诊断：急性腰扭伤。

证属：气滞血瘀。

治法：调气活血,通络止痛。

取穴：水沟、后溪。

操作：针刺水沟、后溪,常规消毒,强刺激,留针15分钟,留针期间嘱患者做腰部前后左右活动,针后自述疼痛锐减,活动基本正常,一次治愈。

按语：急性腰痛多见于急性腰扭伤,又称闪腰,古代又称"梗腰"。本病因为运动或劳动时腰部肌肉、肌腱、韧带等软组织过度牵拉而引起,常发生在不正确姿势或突然用力抬扛,搬重物时。临床表现为腰部疼痛、活动障碍等,是腰背痛中最常见的疾病,早期治疗效果良好,否则会留有长期腰背痛,造成治疗困难,给患者带来痛苦,影响劳动及工作。《金匮翼》中说:"瘀血腰痛者,闪挫及强力举重得之。盖腰者,一身之要,屈伸俯仰,无不由之。若一有损伤则血脉凝涩,经络壅滞,令人卒痛不能转侧。"急性腰扭伤是常见病之一,多由用力不慎扭伤腰部,造成局部气滞血瘀,"不通则痛"。水沟穴是治急性腰痛的效穴,水沟能通调督脉,故可治腰痛、项强等症。《通玄指要赋》说"人中除脊膂之强痛"。《玉龙歌》说"脊背强痛泻人中,挫闪腰酸亦可攻"。后溪属手太阳经,乃八脉交会之一,通于督脉,为治急性腰痛之有效穴。针刺二穴可调节督脉经气,达到"通则不痛"的效果。

(三十四)气滞血瘀之急性腰扭伤治验案

陈某,男,48岁,工人,于2010年3月10日因间断性腰骶部疼痛1月余来诊。诉:1个月前因负重而致腰痛并未在意,自贴活血止痛膏不效,继则牵及左下肢痛,遂去医院骨科就诊治疗。CT示腰4~5椎间盘中央偏左突出,建议住院牵引,必要时手术溶核治疗。患者选择门诊牵引治疗效不著,又经针灸热敷等治疗,效仍不佳。因畏怕手术来诊。来诊时腰部仍痛,牵及左侧臀下部及小腿外侧麻木胀痛。走路、坐时均感疼痛。查腰4~5棘突旁压痛、叩击痛明显。经脉诊察发现足太阳经、足少阴经脉有明显反应点。

诊断:急性腰扭伤。

证属:气滞血瘀。

治法:行气活血,化瘀止痛。

取穴:照海、束骨。

操作:照海下赤白肉际处"关刺"1.2寸,催气后行补法;束骨穴关刺卧针催气后,通关过节用泻法,取针后当即腰腿痛减轻,腰可伸直。次日来诊明显好转,针刺后配合腰部推拿手法,腰部可屈伸活动,下肢稍有麻木胀痛。经5次治疗后疼痛完全消失,腰部活动自如。随访未再复发。

按语:《灵枢·经脉》云:"经脉者,所以能决死生,处百病,调虚实,不可不通。"所以经络的内传外作用使许多疾病都会反映到体表经脉上,通过触、打、循、按了解经络功能的变化,以推知病变的部位、病理性质。"关刺"法是《灵枢·官针》刺法之一,即针刺骨节旁筋肉交界之处。《类经》云:"凡病邪久留不移者,必于四肢八溪之间有所结聚,故当于节之会处索而刺之。"在受累经脉选取穴位"关刺"之玄机奥妙在其理中,往往应手而效,《灵枢·官针》曰:"关刺者,直刺左右,尽筋上,以取筋痹……"《素问·脉要精微论》称:"腰者,肾之府。"患者腰部疼痛,因此在足少阴肾经经脉上有明显反应。《难经·八十六难》云"输主体重节痛",照海为足少阴肾经脉气所聚之输穴,故选之。《灵枢·经脉》云"膀胱足太阳之脉……其支者,从腰中,下挟脊,贯臀,入腘中",

膀胱经循行部位与患者病变处相符,因此其输穴束骨对于腰背部的疼痛有调理之功。

(三十五)外感风热之急性扁桃体炎治验案

孙某,男,15岁,学生,于1980年5月10日因咽痛2天来诊。诉:患者2天前感觉吞咽时咽部疼痛,昨日始咽痛加重,自觉发热。查:咽部充血红肿,扁桃体Ⅱ度肿大,体温38℃。

诊断:风热乳蛾(急性扁桃体炎)。

证属:外感风热。

治法:疏散风热。

取穴:少商、耳尖、曲池、合谷。

操作:常规消毒,少商、耳尖针刺放血,曲池、合谷毫针刺用泻法,留针30分钟,针后即感咽部舒适痛减,当天下午继针1次,翌日咽部已不痛,扁桃体肿消,体温36.6℃。

按语:急性扁桃体炎,归属中医学"喉痹""乳蛾"范畴。中医学认为该病咽喉肿痛发热属阳明经和太阴经的实热证。病因为肺胃蕴热,风热之邪犯肺,肺气失宣,邪热循经搏结于喉核。治疗应以解表清热,通利咽喉为主。咽喉为手太阴肺经循行所过之处,"经络所过,主治所及",少商为手太阴肺经的井穴,为肺经脉气所发之处,少商点刺放血不但能泄热,还能活血化瘀、通络止痛。《灵枢·口问》说:"耳者,宗脉之所聚也。"耳部穴位与各经脉息息相关。《厘正按摩要术》说:"耳皮肉属肺。"而足阳明胃经的支脉、经别上耳脉,至耳上角,且耳尖之穴最善泻肺胃之热,疏解上焦风热之邪。曲池、合谷可清泻阳明郁热。共奏疏风泄热、利咽止痛之效。

(三十六)肺胃热壅之急性扁桃体炎治验案

杨某,女,9岁,学生,于2007年3月13日因咽喉肿痛3天来诊。其母代诉:3天前咽喉疼痛、发热、浑身不舒服,吞咽食物时咽喉痛甚,纳差,大便干燥。查:体温37.8℃,咽部红肿充血,扁桃体Ⅱ度肿大,舌质红,苔薄白,脉细数。

诊断:乳蛾(急性扁桃体炎)。

证属:肺胃热壅,经络郁阻。

治法:清泻肺胃之热,利咽通络止痛。

取穴:少商、耳尖、扁桃穴、曲池、合谷、内庭。

操作:少商、耳尖针刺放血,扁桃穴、曲池、合谷、内庭毫针刺,均用泻法,留针期间,自觉咽部疼痛锐减,当天下午继针1次,次日来诊咽喉已不痛,咽部红肿充血消退,扁桃体明显变小,针3次而愈。

按语:耳尖穴属于经外奇穴,是临床常用耳穴之一。耳与人体脏腑经络、组织器官、四肢百骸相互沟通,与人体经络有着不可分割的联系,能使脏腑之火热毒邪随血外出而泻,具有清热解毒、消肿散结、祛瘀通络、镇静止痛的作用。急性扁桃体炎属中医学"乳蛾"范畴。病机为风热火毒循经上扰,蕴结咽喉。耳与经络脏腑密切相连,手、足十二经脉的循行均直接或间接上达于耳,《灵枢》云"耳者,宗脉之所聚也"。结合耳尖穴位的特殊性,在耳尖穴放血有清热解毒、泻火、抗过敏、消炎、抗感染等功用。咽喉为手太阴肺经循行所过之处,少商穴是手太阴肺经之井穴,如点刺出血,可使热随血而泻,经络通畅,以泻肺经之热。扁桃穴是治疗急性扁桃体炎的特效穴,曲池、合谷、内庭可泻阳明郁热。

(三十七)风寒侵袭之鼻炎治验案

赵某,女,40岁,工人,于2008年4月16日因嗅觉迟钝3个月来诊。诉:患者3个月前感冒,治愈后自觉头痛、鼻塞、嗅觉迟钝、不闻香臭,呼吸畅通,味觉可,曾在当地医院检查鼻窦、鼻腔正常,鼻内点滴药物不效来诊。查:鼻窦无压痛,脉沉弦数,舌质红,苔薄白。

诊断:伤风鼻塞(鼻炎)。

证属:风寒侵袭,鼻窍失灵。

治法:祛风散寒,通经利窍。

取穴:通天、颧髎、迎香、委中。

操作:颧髎穴透刺迎香穴,通天、委中毫针刺,均用泻法,留针30分钟,间断行针。第2天患者来诉,已能嗅出味道。为巩固疗效,继针1次,临床治愈。

按语:急性鼻炎是由细菌或病毒感染引起的鼻黏膜的炎症,临床上以严重鼻塞、喷嚏、流涕、嗅觉减退为主要特征。患者颇为痛苦,若不及时治疗,辄易迁延成慢性鼻炎,甚至可引起急性中耳炎、鼻窦炎、咽喉炎及肺炎等并发症,故应采取积极的防治措施,以期尽快治愈。《内经》载"天气通于肺","在脏为肺","在窍为鼻",又曰"肺气通于鼻,肺和则鼻能知臭香矣"。正如《百症赋》所云:"通天去鼻内无闻之苦。"通天穴和委中穴属足太阳膀胱经,足太阳主开,针刺该穴能够疏通膀胱经气疏散表邪,宣通肺气而利鼻窍。手阳明经与手太阳经,其脉上夹鼻孔,迎香又近鼻部,故取颧髎透迎香,以通调手阳明经气,疏散表邪,宣肺气而利鼻窍。

(三十八)肝火亢盛之鼻衄治验案

邓某,男,45岁,工人,于2009年8月3日因两鼻孔出血2小时来诊。自诉午睡时突发两鼻孔出血,经局部冷敷、口服和肌内注射止血药,鼻孔内撒云南白药等方法,效果不明显。遂至我针灸科。既往有高血压病史4年,素嗜烟酒。血压130/70mmHg。查:面部潮红,两鼻孔所塞卫生纸已经染红,血时从口中流出,头晕,视物模糊,舌红,苔白,脉数。

诊断:鼻衄。

证属:肝火亢盛,虚火上炎。

治法:滋阴息火。

取穴:颈百劳、太溪。

操作:令患者取坐位,双手拇指重按颈百劳穴,向脊柱挤压。针刺太溪穴,用补法,3~4分钟后,出血明显减少、颜色渐淡,30分钟后出血停止,留针中继续间断按压颈百劳穴。经五官科医生检查无异常发现,1次治愈。

按语:鼻衄属中医学"衄血"范畴。凡鼻、齿龈、耳、舌、肌肤不因外伤而出血者,谓之衄血。因出血部位不同而有鼻衄、齿衄、舌衄、肌衄之分。其中尤以鼻衄常见,轻者出血较少,尚易止住,重者则鼻衄如泉涌,血流不止,患者甚则因大量出血而面色㿠白,昏晕虚脱,称为鼻洪。鼻为肺窍,本病因患者平素肝火亢盛,肾水亏虚,水不涵木,火刑肺金,血随火升,益出肺窍而成。太溪乃肾经之原穴,滋肾水,而益阴清热。毫针补太溪穴,一则可引火归元,二则可清热滋阴以镇上扰之阳。颈百劳穴是治疗鼻衄的经验效穴。

(三十九)新型冠状病毒感染后嗅觉失灵治验案

例1. 李某,女,42岁,农民,2023年1月7日以新型冠状病毒感染后嗅觉失灵2个月来诊。诉:2个月前感染新型冠状病毒,发热咳嗽、咯痰、咽痛、纳差,浑身不舒,嗅不到味。经治疗后其他症状痊愈,但嗅觉一直未恢复,且不时能嗅到焦煳异味,经中、西医多种药物治疗后无效,医生还告知对这种症状目前没有特效治疗药物。遂来我处行针灸治疗。查舌质红苔腻,脉象沉涩,追问病史,患者患过敏性鼻炎多年,每于春季复发。刻下用75%乙醇和风油精涂于患者手背测试,嗅不出气味。经络诊察发现手太阴经、手足阳明经及足太阳经脉在肘膝关节以下均可触摸到大小不等坚硬结节,压痛明显。

诊断:鼻聋。

证属:疫毒阻络。

治法:宣肺逐瘀,祛邪通窍。

取穴:孔最、颧髎、迎香、合谷、飞扬。

操作:针刺双侧孔最、合谷、飞扬,颧髎透刺迎香,常规消毒,针刺得气后,行捻转泻法,留针30分钟,每5分钟行针1次。针后触摸结节明显缩小变软,压痛明显减轻,测试嗅觉患者表示稍有恢复,每日针刺1次,3次治疗后患者诉可以嗅到饭菜香味,再无异味存在,共治疗 5 次,嗅觉完全恢复。随访 1 个月未复发。

例 2. 马某,男,30 岁,干部,2023 年 3 月 8 日就诊。患者诉:40 天前感染新型冠状病毒嗅觉失灵后一直未恢复,味觉也逐渐丧失,服药无明显效果,遂来我处行针灸治疗。查:舌质红苔腻,边有齿痕,刻下用 75% 乙醇和风油精涂于患者手背进行测试,患者表示嗅不出味。经络诊察发现:手足太阴经和手足阳明经,在肘膝关节以下部位可触及明显结节,而孔最穴与丰隆穴处结节较大,质硬且压痛明显。

诊断:鼻聋。

证属:疫毒阻络。

治法:宣肺逐瘀,祛邪通窍。

取穴:孔最、颧髎、迎香、合谷、丰隆。

操作:针刺双侧孔最、合谷、丰隆,颧髎透迎香,常规消毒,针刺得气后,行捻转泻法,留针 30 分钟,每 5 分钟行针 1 次。针刺后触摸结节明显缩小,压痛基本消失,再次测试,可辨别出风油精味但乙醇味仍辨不出。5 次治疗后嗅、味觉明显改善,再针刺 3 次嗅、味觉恢复。2 个月后患者带亲属来治疗胃病,回访患者情况,诉已完全恢复。

按语:新型冠状病毒之邪上犯于肺,引起一系列肺系病变,清代叶天士《温热论》中云:"温邪上受,首先犯肺。"《灵枢·脉度》云:"肺和则鼻能知臭香矣。"第一例病案中,患者素有过敏性鼻炎病史,感染新型冠状病毒后,肺气失和,肃降失职,代谢毒素不能及时排出,毒素长期浸润,气机阻滞,瘀阻脉络,肺系受累以致嗅觉丧失。研究表明,病毒入侵人体,对嗅觉神经元产生影响,使嗅觉上皮细胞参与炎症反应的 T 细胞受到广泛浸润。通过治疗虽然受累组织上的新型冠状病毒已经清除,但 T 细胞介导的炎症依然存在,从而导致嗅觉丧失,但神经元细胞尚未完全耗尽,针刺治疗可激活仍具备一定神经细胞修复能力的神经元,使被病毒损伤嗅觉感觉神经元尽快修复。通过经络诊察,了解到受累经脉,选取主穴手太阴肺经郄穴孔最穴,快速调控经络气血,使瘀阻的经脉畅通,改善脏腑器官气血供应,配表里经脉原穴合谷调畅经脉气血使气机生化,配取受累部位颧髎透迎香穴,统调经气。例一中患者除嗅觉失灵外偶还自觉有焦煳异味,根据《内经》六经的"开、阖、枢"经络别通关系,配取足太阳经络穴飞扬,《针灸甲乙经》中的"治窦鼻",就是治疗流涕,嗅觉失灵。例二配取阳明同经,同气相求的足阳明络穴丰隆穴,上病取下,气血上奉,诸穴相伍,改善、促进经络气血气化功能,使脏腑器官营养得到改善,畅通经脉,驱毒于外,促使嗅觉恢复常态。郄穴是经脉气血聚集的地方,也是疾病反应最明显的点,两例患者经络诊察时孔最穴皆出现不同大小的结节并伴有明显的压痛,针刺时针下又出现不同程度的涩紧感,这是邪气瘀阻经脉之象,须不断调整针刺的角度、方向、深度,用泻法来疏泄穴下经气,驱邪外出,防止闭门留寇。

二、特长专病验案

(一)肾虚之耳鸣治验案

梁某,男,50岁,农民,2013年11月30日因耳鸣耳聋1月余来诊。诉:1个月前,因过度劳累引起左耳耳鸣,继之出现左侧中度耳聋,第二天出现眩晕,并有外景物转动之感,恶心呕吐,先后于咸阳、西安等地多家医院住院治疗,病情未见好转。来诊时症见神志清,精神状态欠佳,一般情况良好;耳鸣时作时止,伴有腰膝酸软,疲乏无力,倦怠,舌质暗淡,苔薄白,脉细弱。耳科检查:电测听示平坦型曲线(平均听阈65dB)。

诊断:耳鸣。

证属:肾精亏虚。

治法:补肾开窍。

取穴:听会、翳风、中渚、太溪、肾俞。

操作:针刺听会、翳风、中渚、太溪、肾俞,常规消毒,听会直刺针1寸,翳风直刺1.2寸,两穴刺后患者有一闷胀感向耳内放射;中渚针刺1寸,针尖朝手腕方向,有酸胀感向前臂放射,当患者有针刺得气感后,再对耳周穴位做发蒙针法。先让患者深吸气,然后闭气,医生站在患者头顶方向或患者患侧方向,用押手关闭耳窍,关闭耳窍的同时行针刺泻法,做完手法后让患者呼气,配合九六补泻。隔5~10分钟后再行第二次手法,反复做数次,留针30分钟。在做该手法时,患者自觉耳内有憋胀感,每日1次,10次为1个疗程,休息3天,进行下个疗程。次日来诊症状稍减轻。针5次后自觉耳鸣耳聋症状明显减轻,共针3个疗程,已能听见表声及小声说话声。

按语:神经性耳鸣耳聋归属中医学耳鸣耳聋范畴,如风邪侵袭,暴怒惊恐,肝胆火旺,痰热郁结,壅遏清窍或肾精亏耗,不能聪耳。西医学认为神经性耳聋耳鸣是听神经或听觉中枢部分有病变,影响接收传入声音。一般认为这种病因不明,可伴有耳鸣、眩晕、恶心、呕吐,该病常分为中度或重度。除第8对脑神经外,无其他脑神经受损症状。本例因肾精亏耗不能聪耳,临床表现包括耳中鸣响,声低如蝉叫,常伴有腰膝酸软,疲乏无力,倦怠,舌质暗淡,苔薄白,脉细弱。针刺取穴用听会、翳风、中渚,分别是手、足少阳经所属穴位。该经都是直接进入耳中,针刺气至病所,具有通窍聪耳、疏通经络的作用。伴有肝胆火旺者配肝胆经原穴太冲、丘墟,以泻肝胆;外邪侵袭取外关、合谷以疏解表邪;痰热郁结者配丰隆、劳宫泄热豁痰;肾精亏虚者配用肾经原穴太溪和肾的背俞穴肾俞,培肾固本,纳补肾气。配合发蒙针法,通过呼吸闭气,行针时关闭耳窍,增加其通气功能,促进血液循环,因而临床效果显著。

(二)肝胆火旺之耳鸣治验案

孙某,女,40岁,2013年8月21日因右耳耳鸣、耳聋4天来诊。诉:因感冒愈后突然右耳耳鸣、耳聋3天,口苦,心胸烦闷。每天发作2~3次,每次约半小时,神志清楚。在发病后第3天曾去当地医院治疗,心烦减轻,但耳鸣耳聋无好转。来诊时自诉双耳鸣响,伴有焦虑、烦躁,大便干结。察其耳部外形正常,外耳道未见异常分泌物,舌质红,苔薄,脉弦数;电测听耳科检查示听力曲线为感音性神经性聋,显示高频听力损失,平均听阈65dB。

诊断:耳鸣。

证属:肝胆火旺。

治法:清肝泻火,开窍聪耳。

取穴:听会、翳风、中渚、太冲。

操作:针刺双侧听会、翳风、中渚、太冲,常规消毒,均用泻法,以捻转泻法为主。听会透刺至听宫1.2寸,翳风直刺1.2寸深,两穴刺后患者有闷胀感向耳内放散;中渚针1寸,针尖朝手腕方向,有酸胀感向前臂放射。当患者有针刺得气感后对耳周穴位做“发蒙针法”。隔3~5分钟后再行手法,反复数次,留针30分钟,每日1次,10次为1个疗程,休息3天,进行下个疗程。1个疗程后,患者自觉听力稍有恢复。共针4个疗程,听力平均提高30dB,小声说话即能听清。

按语:耳鸣患者常自觉耳中或头颅鸣响,而周围环境中并无相应的声源,可伴或不伴有耳聋。神经性耳鸣耳聋归属中医学耳鸣耳聋范畴,西医学认为神经性耳聋耳鸣是听神经或听觉中枢部分有病变,影响接收传入声音。本患者外邪内郁,蕴而化热,肝胆火旺上扰清窍而出现耳鸣;临床表现常包括耳中鸣响,声大,每于郁怒之后突发或加重。常伴有头痛,目赤,口苦咽干,心烦易怒,大便秘结。舌红苔黄,脉弦数。火热内蕴,故出现烦躁、焦虑,针刺太冲穴,为足厥阴肝经穴位,针刺用泻法,可清泻肝经火热。听会、翳风、中渚为局部选穴,针刺直达病所。听会是足少阳胆经的穴位,耳为足少阳胆经所过,气通耳内,具有聪耳启闭之功,为治疗耳疾要穴。取手少阳经局部的翳风穴,与循经远取的中渚穴相配,可通上达下,疏导少阳经气,宣通耳窍。诸穴合用,共奏清肝泻火、开窍聪耳之功。

（三）寒湿痹阻筋脉失养之肩周炎治验案

张某,男,51岁,农民,2012年10月19日因右侧肩关节疼痛2月余来诊。诉:2个月前因受寒冷而致右侧肩关节疼痛,疼痛逐渐加重,穿衣、抬臂均感困难,夜间疼痛更甚,影响睡眠,口服抗炎镇痛药,病情未见好转。来诊时症见神志清,精神可,活动右肩时呈痛苦面容。查体:右肩关节活动范围减小,前举、外展、后伸均受限,右肩关节周围明显压痛。在手阳明经温溜穴处、手太阳经支正穴处、手少阳经外关穴处上下均可触摸到条索样反应点,血沉、抗"O"化验均正常。舌质红,苔薄,脉沉细。

诊断:肩周炎。

证属:寒湿痹阻,筋脉失养。

治法:散寒除湿,疏通经脉。

取穴:外关、支正、肩髃、肩贞、肩前。

操作:针刺外关、支正穴,常规消毒后,选取1.5寸毫针,针尖指向肩部,将针平刺于相应经脉皮下组织,刺入长度约25mm,进行推弩,无须得气,在患者活动腕、肘关节时无不适感后,顺经脉用指并拢重按再推弩,然后用脱敏胶布固定针柄,留针30分钟,每天1次,7次为1个疗程,针刺肩髃、肩前、肩贞穴后配合拔火罐,每天1次,留罐5~10分钟。次日来诊,疼痛减轻,肩关节活动范围明显增大,经6次治疗后疼痛消失,肩部活动自如,临床治愈。

按语:肩周炎又称"冻结肩""五十肩",好发于50岁左右,为肩关节周围软组织病变引起的疼痛及功能活动障碍,病程较长,日久可致肩部周围肌肉萎缩。多因经脉阻滞,血气不通,不通则痛而出现疼痛。本病多因感受风寒湿邪、劳损导致经络气机郁闭不通,气血运行不畅,脉络瘀阻,不通则痛。根据"久病必瘀""初病在经,久病入络"及"久病必虚"的辨证观点,刺激络脉,从而疏通经气、活血通络、滑利关节。而肩部为手三阳之交会,针刺手三阳经脉相应部位能促使经脉气血运行,祛风散寒、活血通络,以达通经祛邪目的。疼痛之病机不外乎以下几点:①邪阻经络,不通则痛;②经络失濡,不荣则痛;③经筋缩蜷,筋急则痛;④神气失和,疼痛由生。疼痛之产生以经络气血变化为主体,而经络有布散和渗灌气血的作用,发生疾病时此经脉所过之处必有异样改变,故在针刺治疗时首先选取相应病变的经脉,即为所说的阳性反应点,用拇指沿相应经脉向上推摸时,尤其在络穴和郄穴间可感觉到明显的结节样或条索样改变,说明经络被阻滞,气血不通。治疗时应用针灸针进行循经刺络推弩法,针尖指向病所。配合拔罐对体表经络穴位的吸附摩擦刺激,借其温热传导来改善局部血流循环,加强新陈代谢,促使疾病痊愈。

（四）寒湿痹阻之肩周炎治验案

陈某，女，51岁，农民，于2010年8月25日因右肩疼痛，不能外展、上举7个月来诊。诉：右肩部不适，穿脱衣服稍有疼痛，未予以重视，此后，疼痛日渐加重，患侧活动受限，过度活动后右肩部疼痛加剧，以夜间尤甚，有时痛醒，不能卧于患侧，曾口服止痛药效果并不佳。查：患臂上举<90°，不能梳头，穿衣时外展<60°，后伸手不能触及腰骶部，右肩部压痛以肩前区为主，搭肩试验（+）。经络反应点检查：右侧太阴经孔最穴处、阳明经温溜穴处、少阳经支正穴处各摸到一个条索样的反应点。

诊断：肩周炎。

证属：寒湿痹阻，筋脉失养。

治法：温经通脉，散寒止痛。

取穴：孔最、温溜、支正、肩前、肩髃、肩贞。

操作：孔最、温溜、支正（反应点）消毒后选取毫针，针尖指向肩部，将针平刺于相应经脉皮下组织，刺入长度约25mm，进行推弩，无须得气，在患者活动腕与肘关节时无不适感后，顺经脉用指并拢重按再推弩，然后用脱敏胶布固定针柄，留针30分钟。肩前、肩髃、肩贞处拔罐10分钟。治疗1次后肩痛明显缓解，嘱回家后做功能锻炼。经3次治疗后手能高举过头，摸到对侧耳垂。继针5次，病告痊愈，随访半年未见复发。

按语：肩周炎属中医学"肩背痛""肩痛"范畴，俗称"漏肩风"，又有"肩凝""冻结肩"等病名。又因其好发于50岁左右，故又称"五十肩"。本病初期以肩部周围疼痛为主要表现，久之疼痛加重，并可伴有功能活动障碍，严重影响患者的日常生活。《灵枢·海论》曰："夫十二经脉者，内属于腑脏，外络于肢节。"说明人体的五脏六腑、五官九窍、四肢百骸、皮肉筋骨等器官和组织，依靠经络系统的联络、沟通而相互联系、协调统一，构成一个有机的整体。经络辨证属中医诊断学的一部分，是经络学说重要内容之一，指导着各科，尤其对针灸科施治更为重要。经络诊察选穴为经络辨证的主要内容，是在分析临床证候的基础上，对有关经络（本经、表里经、同名经、相生相克经）及其腧穴进行审、循、切、按、扪的检查，发现异常的变动经脉。所说的阳性反应点，用拇指沿相应经脉向上推摸时，可感觉到明显的结节样或条索样改变，说明经络被阻滞，气血不通。治疗时应用针灸针进行循经刺络推弩法，针尖指向病所。配合拔罐对体表经络穴位的吸附摩擦刺激，借其温热传导来改善局部血流循环，加强新陈代谢，促使疾病痊愈。该刺法突出"疏""通"作用，通过循经推弩，推动气血运行，配合拔罐，在"疏""通"的基础上，以"温"再促"通"，温通结合，扶正以祛邪，达到温经散寒、活络止痛之效，临床应用表明，这种方法取穴少,起效快,疗程短,治愈率高,是临床治疗肩周炎一种很好的方法。

（五）风寒外袭气血痹阻之面瘫治验案

李某,女,28岁,居民,1978年10月28日因右侧面麻木,眼睑不能完全闭合3天来诊。诉:3天前患者睡觉时未关紧窗户,半夜醒来自觉右侧面部麻木,板滞,右眼睑不能完全闭合,口向左侧歪斜。未经过其他治疗,遂来求诊。来诊时症见神志清,精神状态欠佳,一般情况良好;右侧额纹消失,不能皱眉,右眼睑不能完全闭合,露睛0.5cm,示齿时口角向左侧歪斜,右侧鼻唇沟变浅,右侧乳突部压痛。舌红苔薄,脉紧。

诊断: 面瘫。

证属: 风寒外袭,气血痹阻。

治法: 祛风散寒,疏调经筋。

取穴: 左侧合谷,右侧阳白、四白、地仓。

操作: 针刺左侧合谷穴,右侧阳白、四白、地仓穴,常规消毒,以毫针针刺1.2寸,除合谷用补法外,余穴均用泻法治疗,留针30分钟,每隔5分钟行针1次。针刺5次后,右眼基本可以闭全,额纹出现,右侧鼻唇沟稍浅,示齿发笑时,口角稍向左歪斜,上穴交替使用,针刺共15日,诸症消失而愈。

按语: 面瘫,即西医面神经炎,是以面部表情肌群运动功能障碍为特征的一种常见病。风寒外袭,致气血痹阻,经筋功能失调,筋肉失于约束,出现口僻。本病可发生于任何年龄,多见于冬季和春季。以口眼歪斜为主要特点。常在睡眠醒来时发现一侧面部板滞、麻木、瘫痪,额纹消失,眼裂增大,露睛流泪,鼻唇沟变浅,口角下垂,歪向健侧,病侧不能皱眉、蹙额、闭目、露齿、鼓腮;部分患者初起时有耳后疼痛,还可出现舌前2/3味觉消失或减退,听觉过敏。合谷穴是手阳明大肠经的"原穴",其功效为疏风镇痛,通经开窍。因面部经脉主要是手、足阳明经,同时手阳明经筋循行亦到头面,合谷者是手阳明大肠经脉的"原穴","原"者,经气输注之处。所以,面口疾病取穴不离合谷。临床针刺中一般左病取右,右病取左(巨刺)。合谷穴治疗范围相当广泛,"面口合谷收"之句,成为后世治疗头面部疾病的重要依据。阳白、四白、地仓等面部腧穴可疏通局部经筋,活血通络。

（六）寒湿阻络之膝痹治验案

刘某,男,35岁,职员,2011年9月26日因双膝关节部肿痛2月余来诊。诉:2个月前因下海游泳后,出现双侧膝关节疼痛、肿胀,天阴、遇寒加重。自服止痛药(布洛芬)及外贴风湿膏,疼痛可稍稍减轻,肿胀未减。来诊时症见神志清,精神状态可,步履困难,一般情况良好。查:两膝关节肿胀,关节活动障碍,压痛明显,血沉 50mm/h,心率 90 次 /min,舌质淡苔白腻,脉细数。

诊断:膝痹。

证属:寒湿阻络。

治法:散寒祛湿,通络止痛。

取穴:阴陵泉、犊鼻、血海、足三里。

操作:针刺阴陵泉用泻法,针刺犊鼻、血海、足三里用补法,常规消毒,针刺得气,留针 30 分钟,每 5 分钟行针 1 次。治疗 4 次后,关节疼痛大减,肿胀减轻。依前法治疗 10 次后,肿胀消退,关节活动基本正常,血沉已至正常范围。嘱其回家后自行艾灸犊鼻、血海、足三里穴,以局部潮红为度。半个月后复诊,诉诸症皆除,痊愈,随访 1 年未复发。

按语:膝痹相当于西医学的风湿性关节痛,多因处所潮湿、冒雨涉水、气候剧变、冷热交错等引起,以膝关节重着麻木、肿胀疼痛甚至剧痛,关节屈伸不利,活动困难,遇冷或天气变化而加重为主要表现。寒湿之邪侵入人体,注于经络,留于关节,使气血痹阻而发为痹。《素问·痹论》记载"风寒湿三气杂至,合而为痹",指出本病的病因多由风寒湿邪外袭而致,气滞血瘀、寒湿阻滞、经脉不通,以关节屈伸不利,重着麻木,恶寒喜暖,遇风寒湿则加重,得热则缓为主要表现,严重时可影响人们的日常生活和工作。《医法圆通》记载"或贪凉而足履冷水,或偶受寒邪而经络闭塞,渐至两膝肿痛"。患者下海游泳,关节骤然感受寒湿,邪气内侵骨窍,使气机壅滞,筋脉闭阻,脉络不通,气血不行,关节失于荣养,而成肿痛之疾。治疗以散寒祛湿,通络止痛为要。阴陵泉属足太阴脾经,为合穴,属阴水。《说难》对其解释为"阴陵泉乃脾合水穴,脾为阴中之至阴,陵高于丘也,泉高之处水流也。"《灵枢》曰:"疾高而内者,取之阴之陵泉。"故取此穴用泻法以达引水外出,利湿除痹之效。犊鼻穴属足阳明胃经穴位,《灵枢·本输》载:"刺犊鼻者,屈不能伸。"本穴具有通经活络、疏风散寒、理气消肿止痛之功。穴性属土,患者感受湿邪,关节肿胀,说明体内水气过盛,土能克水,故针刺运用补法,取以土制水之效。《会元针灸学》描述:"血海者,是心生血、肝藏血、肾助血,肾之阴谷,肝之曲泉,脾之阴陵泉,皆生潮之处,三阴并行,通血之要路。"还提出应用于本穴可治疗"膝肿,足麻木",又血海属足太阴脾经,功能与脾密切相关,故补血海可通经活络、健运脾气、化湿消肿止痛。足三里为足阳明胃经合土穴,《灵枢·海论》云"胃者水谷之海,其输上在气街,下至三里",针刺此穴配以补法可调节机体气血津液,促进其运行输布,以愈疾病。《灵枢·官能》"厥而寒甚,骨廉陷下,寒过于膝,下陵三里"、《席弘赋》"脚痛膝肿针三里"、《胜玉歌》"两膝无端肿如斗,膝眼三里艾当施"等记载,则充分说明了足三里在治疗膝关节病变中的重要作用。以上诸穴合用,可达补血行气、散寒祛湿、通络止痛之效。

（七）寒湿痹阻之膝痹治验案

赵某,女,62岁,退休,2012年1月23日因右膝关节疼痛10年,加重1个月来诊。诉:10年前无明显诱因出现右膝关节疼痛,呈间断性轻、中度钝痛,受凉及劳累后加重,休息后症状缓解,1个月前不慎受凉后上述症状加重,呈持续性中、重度钝痛。自服止痛药及外贴风湿膏后,疼痛减轻不明显。来诊时症见神志清,精神状态可,步履困难,一般情况良好。查:右膝关节疼痛,右膝关节内外侧膝眼及内外侧副韧带压痛(+),髌骨摩擦试验(+)。舌质淡苔白腻,脉沉细。

诊断:膝痹。

证属:寒湿痹阻。

治法:散寒祛湿,通络止痛。

中药处方:黄芪30g,丹参30g,熟地黄15g,杜仲9g,续断9g,当归10g,威灵仙15g,淫羊藿15g,川牛膝10g,菟丝子15g,制川乌6g,制草乌6g,制乳香9g,制没药9g,知母9g,甘草6g。日1剂,水煎至400ml,早晚分服,7剂为1个疗程,共2个疗程。

取穴:阴陵泉、犊鼻、血海、足三里。

操作:针刺阴陵泉用泻法,针刺犊鼻、血海、足三里用补法,常规消毒,针刺得气后留针30分钟,每5分钟行针1次。治疗3次后,关节疼痛大减。依前法治疗2周后。关节疼痛基本消失,关节活动基本正常。随访1年未复发。

按语:膝痹相当于西医学的膝骨关节炎,多因处所潮湿、冒雨涉水、气候剧变、冷热交错等引起。以膝关节重着麻木、肿胀疼痛甚至剧痛,关节屈伸不利,活动困难,遇冷或天气变化而加重为主要表现。膝骨关节炎是一种以关节软骨的变性、破坏及骨质增生为特征的慢性关节病,又称增生性膝关节炎、老年性膝关节炎,临床上以中老年发病最常见,女性多于男性。病理特点为局灶性关节软骨的退行性变,软骨下骨质变密(硬化),关节边缘骨赘形成和关节畸形。本病属中医学"痹证""骨痹""膝痛"范畴,多由风、寒、湿、热等外邪侵袭人体,闭阻经络,或因年老体弱,肝肾不足,气血两虚所致。其发病的内因多在于先天禀赋不足,正气亏虚,加之久痹不愈,气血运行不畅,日久病及脏腑,肝肾亏虚。以肌肉、筋骨、关节发生酸痛、麻木、重着、屈伸不利为主要临床表现。中药处方中杜仲、淫羊藿具有补肝肾、强筋骨之功,二者合用补肾壮骨,为君药。威灵仙祛风除湿,通络止痛,为臣药。熟地黄、菟丝子、续断滋阴补血,益精填髓。同时续断还有接骨续筋之功效。黄芪乃补气之圣药,丹参、当归补血活血,与黄芪合用补气生血,可助熟地黄、菟丝子补精血之力,共为佐药。川牛膝性善下行,入肝、肾二经,能祛风利湿、通经活血、补肝肾、强筋骨,引药下行,为使药。此外方中制乳香、制没药、制川乌、制草乌活血行气、通经止痛。知母滋阴降火，具反佐之用，以防温药化热。配以甘草调和诸药。本方对膝关节骨性关节炎引起的关节疼痛有明显的疗效。

针刺选穴，阴陵泉为足太阴脾经合穴。《灵枢》曰："疾高而内者，取之阴之陵泉。"故取此穴用泻法以达引水外出、利湿除痹之效。犊鼻穴属足阳明胃经穴，有通经活络、疏风散寒之功，穴性属土，针刺运用补法，取以土制水之效。《灵枢·本输》云："刺犊鼻者，屈不能伸。"血海属足太阴脾经，用补法能健运脾气，化湿消肿止痛。《席弘赋》云"脚痛膝肿针三里"，针刺此穴配以补法可调节机体气血津液，促进其运行输布，以愈疾病。以上诸穴合用，达补血行气、散寒祛湿、通络止痛之效。

（八）瘀血阻滞之腰痛治验案

张某，男，58岁，农民，2017年5月19日因腰痛1月余来诊。诉：1个月前因负重而致腰痛，自贴止痛膏无效，遂去医院经针灸热敷等治疗，效仍不佳，遂就诊于我处。来诊时症见神志清，精神状态欠佳，一般情况良好；察其表情痛苦，来诊检查腰部疼痛，伴左侧臀部、大腿后侧及小腿后外侧麻木，负重及活动后加重。查：腰4、腰5左侧棘旁压痛，叩击痛阴性。经脉诊察发现足太阳经、足少阴经脉有明显反应。舌质暗，苔薄白，脉沉。腰部CT示腰4、腰5椎间盘中央偏左突出。

诊断：腰痛。

证属：瘀血阻滞，经脉不通。

治法：疏通经络。

取穴：束骨、照海。

操作：针刺束骨、照海，常规消毒，照海下"关刺"1.2寸，行补法。束骨穴关刺催气后用泻法。留针30分钟，每隔5分钟行针1次。次日来诊，疼痛减轻，3次疼痛大减，10次疼痛完全消失。

按语：腰椎间盘突出症是较为常见的疾病之一，主要是因为腰椎间盘各部分（髓核、纤维环及软骨板），尤其是髓核，有不同程度的退行性改变后，在外力因素的作用下，椎间盘的纤维环破裂，髓核组织从破裂之处突出（或脱出）于后方或椎管内，导致相邻脊神经根遭受刺激或压迫，从而产生腰部疼痛，一侧下肢或双下肢麻木、疼痛等一系列临床症状。中医学将其归于"腰痛""痹证"等范畴。本病例为瘀血阻滞，经脉不通，不通则痛而出现疼痛。其临床症状包括腰部疼痛，常放射至一侧下肢或双下肢，下肢麻木、疼痛等。治当疏通经络。《素问·脉要精微论》称："腰者，肾之府。"患者腰部疼痛，因此在足少阴肾经经脉上有明显反应。

（九）邪客筋脉经络痹阻之项痹治验案

张某,女,37 岁,职员,2014 年 3 月 22 日因颈肩部疼痛半月来诊。诉:半个月前因受风寒上述症状加重,伴左上肢麻木,于外院行针刺、推拿及牵引治疗后症状缓解不明显,遂来诊。来诊时症见神志清,精神可,一般情况良好,血压 120/80mmHg,心肺(-),肝脾(-),舌质暗红苔薄白,脉弦数。颈椎 CT 示颈 3~4、颈 4~5、颈 6~7 椎间盘突出。查体:颈肌紧张,颈 3~7 双侧脊旁明显压痛。

诊断:项痹。

证属:邪客筋脉,经络痹阻。

治法:通经散寒,舒筋活络。

取穴:风池、风府、风池与风府连线之间中点、肩井、天宗。

操作:针刺双侧风池、风府、双侧风池与风府连线之间各取 1 穴,毫针针刺,进针后泻法行针催气,以针刺穴位处有酸麻胀痛感为度;配合双侧肩井、天宗针罐法治疗,留针 30 分钟,每 5~10 分钟行针 1 次。针后配合正坐端提手法。次日来诊,诉疼痛减轻,左上肢麻木仍存在。治疗 3 次后诸症均明显减轻,治疗 5 次后症状消失,临床治愈,1 年后随访未复发。

按语:项痹,即西医学颈椎病,是由于颈椎间盘退变、颈椎骨质增生及其继发的椎间关节退化而致使其周围重要组织受到损害,刺激或压迫脊髓、神经根、椎动脉、交感神经等邻近组织,引起头晕、头痛、颈肩痛等一系列症状的临床综合征。多由寒凝血瘀、督阳被遏、太阳枢机不利所致。项痹病因可概括为风、寒、痰、瘀等诸邪客于筋脉、注于经络、留于关节或动作失度、跌仆损伤所致的血瘀阻络、督阳被遏、太阳枢机不利。本案选用风府穴,为足太阳、督脉、阳维脉交会穴,刺之调节全身阳气,通调气血,除痹痛;风池穴,为足少阳胆经与阳维脉交会穴,疏通少阳经气,调节全身阴阳气血平衡;风池与风府穴之间属局部取穴,颈椎病病位所在;同时配合正坐端提手法松解颈肌、调畅颈脊顺应性,缓解患者症状。

（十）痰瘀阻络之中风治验案

刘某,男,60 岁,农民,2011 年 9 月 22 日因右半身活动不灵活、言语不清 2 个月来诊。诉:2 个月前患者工作劳累,加班时与他人生气,突然出现右侧半身僵硬,麻木,随即语言謇涩,急送至本院治疗,颅脑 CT 示多发性脑梗死,经住院治疗 2 周好转出院,回家服用西药巩固治疗。仍有肢体活动不灵,遂到我处就诊。来诊时神志清,精神欠佳,右侧肢体活动不灵活,肌力上肢 3 级,下肢 4 级,语言不利,病理反射阳性,腱反射稍亢进,脉弦,舌质红,苔白腻,血压 138/66mmHg。

诊断：中风。

证属：痰瘀阻络。

治法：涤痰祛瘀，舒筋通络。

取穴：神庭、通天、肩髎、偏瘫异功点、三阳络、合谷、髀关、阳陵泉、申脉。

操作：针刺神庭、通天、肩髎、偏瘫异功点、三阳络、合谷、髀关、阳陵泉、申脉。常规消毒，针刺留针 30 分钟，每日 1 次，10 次为 1 个疗程，经 2 个疗程治疗后，患者行走自如，上肢活动稍受限，语言明显好转，3 个疗程治疗后，语言基本恢复正常，上、下肢活动自如，再巩固治疗 10 次，临床治愈。

按语：《内经》中类似中风的记载很多，但无中风的病名，而是随本病不同的症状表现和疾病发展的不同阶段有着不同的命名。在卒中昏迷时期有仆击、大厥、薄厥的记载。在半身不遂时期有偏风、偏枯、身偏不用、击仆等不同的名称。汉代张仲景在《金匮要略·中风历节病脉证并治》中首创中风之病名，并沿用至今。中医学认为本病多在阴阳失调的情况下偶因忧思恼怒等因素，导致风痰流窜经络，气血运行阻滞而发。其基本病机属阴阳失调，气血逆乱。病位在心、脑，与肝、肾密切相关。病理性质多属本虚标实。肝肾阴虚，气血衰少为致病之本，风、火、痰、气、瘀为发病之标，两者可互为因果。本病的发生大多与劳累和情志所伤有关，中医学认为劳则耗气伤津，气耗则无力鼓动血液运行，津伤则血少致血运缓慢，脑府及肢体筋脉失养，情志伤则肝失条达，气滞血瘀，风阳上扰，诸症皆现。治疗中选取神庭，该穴为督脉天部气血的汇聚之地；通天为膀胱经穴，清热除湿；偏瘫异功点为殷克敬教授治疗中风后遗症的经验穴；肩髎疏通局部气血；三阳络为手三阳经交会穴，舒筋通络；合谷为手阳明大肠经原穴，可调节胃肠功能，善息风镇痉，醒脑开窍；髀关为足阳明胃经穴，足阳明胃经为多气多血之经，"治痿独取阳明"，故取之；阳陵泉为足少阳胆经穴，亦为筋会，主治肢体活动不灵；申脉属足太阳膀胱经，为八脉交会穴，通阳跷脉，司下肢的运动功能。诸穴合用共奏涤痰祛瘀，舒筋通络之功。

（十一）痰瘀阻络之中风治验案

王某，男，67 岁，退休，2017 年 5 月 23 日因左侧肢体活动不灵，舌根发硬，言语謇涩 2 天来诊。诉：晨起突然自感左侧肢体活动不灵，舌根发硬，言语謇涩，饮水呛咳，流口水，饮食吞咽困难，遂到我处就诊。5 年前患脑梗死，经治疗后痊愈，既往高血压病史。来诊时查：血压 130/90mmHg，体温 36.6℃，心率 82 次 /min，律齐，神志清楚，颈有抵抗感，瞳孔等大等圆、对光反射存在，口角左歪，舌尖向右偏斜，左侧肢体肌力 3 级，肌张力下降，病理反射未引出，舌质红、苔白腻微黄，脉象弦滑。头颅 CT 扫描提示，双基底节区腔隙性脑梗死，脑白质缺血性改变。

诊断:中风。

证属:痰湿阻络。

治法:化痰通络,醒脑开窍。

取穴:百会、后神聪、神庭、上星、头维、印堂、风池、上廉泉、上肢偏瘫异功点、三阳络、云谷、阳陵泉、悬钟、申脉。

操作:针刺百会透后神聪、神庭透上星,针刺头维、印堂、风池、上廉泉、上肢偏瘫异功点、三阳络、云谷、阳陵泉、悬钟、申脉,常规消毒,针刺得气后施以平补平泻手法,留针 30 分钟。每日 1 次,每周治疗 3 次。首次治疗完成后,患者可小口缓慢喝水。治疗 3 次后患者可大口喝水无呛咳,并于治疗完当晚进食豆腐脑一碗;治疗 5 次后患者舌根发硬感消失,言语稍有恢复,可以正常饮水,并已进食油泼面一碗;治疗 6 次后,患者正常饮水、进食,并且已可正常交流;治疗 10 次后舌根发硬、言语謇涩、饮水呛咳、流口水、饮食吞咽困难症状均消失;治疗 15 次患者肢体可灵活运动。随访患者自治疗完成至去世前的 8 个月内,症状未再复发。

按语:西医学认为缺血性脑血管病的发生机制是血液流变学发生异常,脑细胞发生水肿变性坏死。由于脑细胞坏死后一般认为不能再生,成为不可逆性,因此,治疗该病的关键问题在于两个方面:一是要抓住时机,尽早改善缺血区的血液供应,使水肿和趋于变性的脑细胞向正常方面转化;二是尽早建立坏死细胞功能代偿作用。解决这两个方面的问题,针刺具有很大优势。实践证明,针刺具有迅速治疗效应和调节神经功能活动的作用,因此,在中风急性期不失时机地配合针刺治疗,既能迅速改善脑部血液量,又能使受损的脑神经细胞尽快向康复方面趋近,同时针刺还对肢体的功能活动具有良好的恢复作用,使患者尽早下床活动,进行功能锻炼,这对尽快建立坏死细胞的功能代偿亦有着极其重要的意义。

(十二)肾虚痰瘀之骨痹治验案

陈某,男,32 岁,2016 年 10 月 16 日因间断性腰背痛 4 年,加重 3 天来诊。患者诉:4 年前无明显诱因出现腰背部疼痛,呈间断性轻、中度钝痛,尤以平卧休息后为著,且每与晨起时,感觉腰背部僵硬、疼痛,稍活动后可缓解。4 年来病情反复发作,曾在当地医院诊断为"腰椎间盘突出症",给予理疗等治疗,疼痛缓解不明显。未予重视,3 天前疼痛加重,呈持续性中、重度钝痛,甚至不能弯腰穿袜,活动后缓解不佳,自行服药(具体不详)效不佳,为求诊治遂来就诊。来诊时痛苦面容,VAS 评分 8 分,不能平卧,脊柱腰段向后凸畸形,腰肌紧张,腰 1、腰 2、腰 3、腰 5 棘突、椎旁组织及双侧骶髂关节压痛(+),直腿抬高试验 65°/65°,双侧 "4" 字试验(+),骨盆分离试验(+),弯腰拾物试验(+),

腰部前屈、后伸、侧弯、旋转运动受限,余查体未见明显异常。舌质淡,苔薄白,脉沉细。MRI检查:双侧骶骨皮质下骨髓水肿。实验室检查:HLA-B27(+),ESR35mm/h,类风湿因子(RF)(-),C反应蛋白(CRP)(+),ASO(-)。血常规正常,肝肾功正常。

诊断:骨痹。

证属:肾虚痰瘀。

治法:补益肝肾,蠲痹通瘀。

中药处方:采用殷克敬教授临床经验方"蠲痹通瘀汤"治疗,组方如下。

黄芪15g,炒杜仲12g,狗脊12g,透骨草9g,骨碎补12g,苏土元9g,鸡血藤15g,威灵仙9g,青风藤9g,穿山龙9g,石楠叶9g,红景天15g。15剂,水煎服,每日1剂,早晚分服。

二诊:服用半月腰背痛较前减轻,夜休欠佳,原方加首乌藤15g、合欢花15g。

三诊:服药2个月症状明显改善,活动基本自如,巩固服用1个月,随访2年未复发。

按语:强直性脊柱炎(AS)是一种好发于青壮年的慢性疾病,中轴关节和肌腱韧带骨附着点炎症是其发病特点。在炎症的作用下,患者主要表现为腰背部疼痛、晨僵、活动受限。由于发病的隐袭性,患者常错过最佳的治疗时机,随着病情的进展,逐渐发生不可逆转的骨质破坏,晚期出现骨化性骨桥改变,最终导致脊柱的强直畸形,功能的严重受损。本病属中医"痹证""骨痹""肾痹"范畴。《素问·长刺节论》曰:"病在骨,骨重不可举,骨髓酸痛,寒气至,名曰骨痹。"说明骨痹的临床表现为骨重疼痛。古代医家重视肝肾不足等正虚因素在本病中的意义。隋代巢元方《诸病源候论》有云"肾主腰脚,而三阴三阳十二经、八脉,有贯肾络于腰脊者,劳损于肾,动伤经络,又为风冷所侵,血气击搏,故腰痛也","肝主筋而藏血。血为阴,气为阳。阳气,精则养神,柔则养筋。阴阳和同,则血气调适,共相荣养也,邪不能伤。若虚,则受风,风寒搏于脊膂之筋,冷则挛急,故令背偻"。指出本病的形成因素,其本质在于肝肾亏虚,督脉虚损,这是导致机体感受风寒湿之邪,邪气留恋筋脉骨肉导致疼痛变形的本质原因。

殷克敬教授在长期临床实践中,认为强直性脊柱炎的病机关键为肾精亏虚,痰瘀阻络,结合60余年临床经验创立蠲痹通瘀汤,全方共奏补肝肾强筋骨、活血祛瘀止痛之功,调和营卫、扶正祛邪、标本同治,临床疗效显著。

(十三)肾虚痰瘀之骨痹治验案

王某,23岁,男,农民,2012年6月25日因间断腰背部疼痛、僵硬3年余,加重2周来诊。患者诉:3年前无明显诱因出现腰背部疼痛,伴僵硬,以晨起为重,活动后疼痛及僵硬稍改善,无明显腰椎活动受限,自行口服"布洛芬、双氯芬酸"症状可好转,未规律治疗。3年来间断就诊于当地诊所行针刺、推拿、理疗等治疗,上述症状时轻时重、反复发作。2周前无明显诱因出现腰背部疼痛加重,伴有晨僵,活动后缓解不明显,自行口服解热镇痛药后腰背部疼痛稍缓解,但晨僵未见缓解。为进一步诊治来我院门诊,门诊行骶髂关节X线片,提示双侧骶髂关节变窄,呈虫蚀样改变。起病以来,伴有口干、眼干,精神食欲差,睡眠差。既往史、个人史无特殊。家族史中其舅患有强直性脊柱炎。来诊时查:血压110/60mmHg,心、肺、腹无特殊阳性体征。腰椎无畸形,腰1~骶1棘突压痛不明显,叩击痛(±),骶髂关节压迫试验(+),悬腿推膝试验(+),双侧"4"字试验(±),骨盆分离、挤压试验(+)。余阳性体征不显。舌质淡,苔薄白,脉沉细。血常规:白细胞$5.1×10^9$/L,血红蛋白112g/L,血小板$338×10^9$/L。血沉76mm/h,CRP 0.27mg/L,HLA-B27(+)。

诊断:骨痹。

证属:肾虚痰瘀。

治法:补益肝肾,蠲痹通瘀。

中药处方:采用殷克敬教授临床组方蠲痹通瘀汤治疗,水煎服,每日1剂,早晚分服。服药1个月腰背部疼痛基本消失,晨僵改善出院,出院时给予强直性脊柱炎康复锻炼指导,嘱其坚持康复锻炼,定期复诊巩固疗效治疗。随访1年未出现腰背部疼痛,偶有晨僵,但不影响生活。

按语:强直性脊柱炎(AS)是以侵犯骶髂关节、脊柱棘突、脊柱旁软组织及外周关节为特征的一种慢性进行性疾病,严重者可以出现脊柱畸形和关节强直。中医学并没有强直性脊柱炎这一病名,但是早在《内经》中就有类似于强直性脊柱炎的症状描述,尤其是关于"骨痹""肾痹、大偻"的论述,可以看作是中医学对其最早的认识。汉代张仲景在《内经》的基础上,进一步发展了痹证的理论,并以"历节"为病名,此后,对于类似强直性脊柱炎证候的论述则比较分散,且多以"腰痛""骨极"等命名。《素问·逆调论》中说:"肾者水也,而生于骨;肾不生则髓不能满,故寒甚至骨也……病名曰骨痹,是人当挛节也。"本病主要是在青少年中发病,中医学认为"少年治肾、中年治肝、老年治脾",从发病时间来讲,中医也应当从肾论治。肾不足,则不能主骨生髓而发为本病,出现腰背强痛、足跟疼痛等中轴和外周关节疼痛;肝不足则藏血失司,血脉空虚、筋脉失养则导致全身乏力、腰膝酸软。

殷克敬教授认为强直性脊柱炎的病机关键为肾精亏虚,痰瘀阻络,且怪病多痰,认为"痰瘀阻络"为本病之标。其临床应用蠲痹通瘀汤治疗本病,疗效显著。本方选黄芪味甘性微温,入肺、脾二经,众云黄芪为补药,多年临床应用,实乃一动态之补药,是在行气活血基础上起到补药的作用,其补无留邪之弊,治疗宽泛;杜仲甘温,能补肝肾、通督脉、强筋骨,"主腰背痛……坚筋骨";狗脊归肝、肾经,具有强腰膝、祛风湿、固肾气的功效;透骨草舒筋活血,祛风止痛,活血除痹;苏土元血肉有情之品,入络搜邪,具有良好的活血化瘀、通络止痛功效;鸡血藤活血补血,舒筋活络,行补兼备;骨碎补补肾壮骨,活血续筋,同补血药共用有不可思议之妙;威灵仙通达十二经脉,宣痹通络,舒筋止痛,引诸药直达病所;青风藤性平味苦、辛,现代研究其所含青风碱、木兰花碱等,具有祛湿、通络、镇痛、抗炎、改善关节僵硬等作用;穿山龙祛湿通络,舒筋强脊,活血止痛;石楠叶,辛苦平,能祛湿痹,通经脉,益肾气;红景天健脾益气,活血化瘀,现代研究证实红景天有增强心、脑功能,抗风湿和类风湿性关节炎的作用。全方共奏补肝肾强筋骨、活血祛瘀止痛的目的,调和营卫、扶正祛邪、标本同治以达奇效。

三、疑难病治疗验案

（一）弄舌治验案

刘某,女,7岁,2013年8月5日来诊。其母代诉:3个月来无明显诱因出现不自主地弄舌,曾在多家医院就诊,由内科转神经科诊治,神经系统检查未发现阳性体征,脑部CT、MRI等多项检查均未见异常,经服用西药治疗未见好转,来诊。其母诉:近几个月来不停弄舌,纳差,夜间睡眠有时惊醒,大便干燥。查:神经系统未见异常,脉弦数,舌质红,苔稍腻。

诊断:弄舌。

证属:心胃蕴热,引动肝风。

治法:清心通腑,平肝涤痰。

中药处方:天麻6g,钩藤6g,防风6g,僵蚕6g,石菖蒲6g,天竺黄3g,黄连2g,石斛6g,鸡内金6g,砂仁6g,灯心草2g,竹叶3g。每日1剂。

取穴:百会、神庭、印堂、合谷、足三里、太冲。

操作:配合针刺百会、神庭、印堂、合谷、足三里、太冲穴,常规消毒,针刺每日1次,3天后弄舌明显好转,经治10次已不弄舌,胃纳明显好转,大便已不秘结,夜间惊醒消失,精神大有好转,再巩固治疗1周而愈。

按语:《中医临证备要》云:"小儿时时伸舌,上下左右,有如蛇舐,多因心胃蕴热,挟有肝风。"《小儿卫生总微论方》亦云:"弄舌者,其证有二,一者心热,心系舌本,热则舌本干涩而紧,故时时吐弄舒缓之。二者脾热,脾络连舌,热则舌亦干涩而紧,故时时吐弄舒缓之,皆欲饮水,心热则发渴,脾热则津液耗,皆引饮,二证相似,宜加审别,心热者面赤,睡即口中气热,时时烦躁,喜就其冷,切乎上窜,治宜退热。脾热者大便稠硬,赤黄色,面黄身亦微黄,治宜微导之。"本例患儿属心脾胃热,不时弄舌,纳差,大便秘结,腑气不通,湿聚生痰,舌苔腻浊,心火引动肝风,风火相煽,舌红脉弦数。方中天麻、钩藤清热疏肝,祛风通络,息风止痉;前贤认为天麻乃治风痉圣药,钩藤有风证必宜。防风入肝、脾,能升能散,治风通用。僵蚕咸平入肝、肺两经,祛风化痰,散结止痉,既息内热,又散外风。天竺黄通心避浊,清热化痰,安神镇惊,石菖蒲舒心畅神,为怡心益志之妙药,两药配合涤痰开窍相得益彰。黄连、灯心草、竹叶,泻心经之热,生津除烦。石斛、鸡内金、砂仁养阴益胃,健脾利湿。本案辨证用药,不离泻心胃之热、疏肝养阴之品,更配针刺以镇惊、醒神、开窍,以竟全功。

(二)小儿上肢抖动症治验案

王某,女,13 岁,学生,2012 年 7 月 18 日来诊。其母代诉:上肢不自主抖动 1 周。小孩自幼性格内向,胆小,1 周前午间睡眠期间,突然被一声纸炮声惊醒,随即惶恐不安,上肢抖动不已,夜眠害怕。CT、化验等检查,未发现异常,家属不愿让小孩服镇静药,而来就诊。查:神志清楚,有点不安,形体较瘦,两上肢不自主地抖动,经络诊察发现手少阴经、足少阳经和足太阳经明显异常反应。

诊断:小儿上肢抖动症。

证属:心胆气怯。

取穴:前神门、申脉、丘墟。

操作:针刺前神门,申脉透丘墟。常规消毒,并反复安慰孩子,针刺得气后,每 5 分钟行针 1 次,留针 30 分钟,针后抖动停止。第 2 天其母带孩子来诊诉,再未抖动,为巩固疗效,在其母要求下,其针 3 次而愈。

按语:《灵枢·大惑论》云:"心者,神之舍也。"神门穴乃手少阴心经原穴,神明出入之门户,前神门在神门穴之前。殷教授常用此穴治疗心中惴惴不安,以养心安神止惊;足太阳经脉"主筋所生病",足少阳经脉"主骨所生病",惊损胆气,胆气虚怯之人,稍遇惊则不安,胆虚则骨软,骨软则摇,取足太阳膀胱经之申脉(通阳跷脉)透足少阳胆经之原穴丘墟,以壮胆气安神定志,诸症自当痊愈。

(三)不安腿综合征治验案

杨某,女,56 岁,干部,2011 年 7 月 6 日就诊。患者诉:静坐或平卧时,双下肢不自主地伸展活动,尤其夜间频繁出现,影响睡眠,其症状反复发作已半年余。患者很难准确地描述出不舒服的感觉,并非抽痛样感觉,但不时活动、伸展可缓解异常不舒感。由于影响睡眠而致患者乏力，精神不佳，出现抑郁、焦虑、烦躁。曾在当地医院治疗，服维生素 B_1、维生素 B_6 及镇静药效不著，前来针灸治疗。查：神经系统无异常，自述纳差，大便溏，脉象沉弦，两尺力弱，舌质红淡，苔薄白。查经发现足厥阴经脉、足太阴经脉和足少阴经脉有阳性条索样反应点，压痛明显。

诊断：不安腿综合征。

证属：脾肾阳虚。

取穴：百会、肝俞、脾俞、肾俞、三阴交、申脉。

操作：针刺百会、肝俞、脾俞、肾俞、三阴交、申脉，常规消毒，针刺得气后，留针 30 分钟，其背俞穴针后拔火罐，每日 1 次。经 1 周治疗后，患者自述症状渐渐减轻，睡眠、饮食改善明显，大便基本成形，效不更方，继续治疗 10 次，下肢不舒感基本消失，余症改善明显，再巩固治疗 1 周而愈。

按语：不安腿综合征也称不宁腿综合征，表现为自发的难以忍受的下肢异常感觉，西医学认为目前其病因尚不明确，也没有可以确诊的辅助检查。本例中年妇女，从中医诊断其病变在肾虚，累及肝脾。天癸已竭，肾精不足，肝肾同源，筋脉有赖肝血濡养，肝肾不足筋脉失养；肾、脾共为先后天之本，互生互养，脾主肌肉主四肢，肾阳不足，脾失温煦。治疗以养护肝肾，健脾益肾为主，兼以宁神通络。《素问·阴阳应象大论》云："善用针者，从阴引阳，从阳引阴。"百会穴，乃手、足三阳经之会穴，升阳醒脑以安神。脾俞、肝俞、肾俞是脾、肝、肾脏腑之气转输之地方，亦即脏病取背俞，正如《难经》提出的"阴病治阳"之意。三阴交穴为足三阴经之会，健脾益肾疏肝。申脉穴，为八脉交会穴之一，通阳跷脉，舒筋通络，镇静安神。诸穴相合，以竟全功。

（四）奔豚症治验案

赵某，女，48 岁，干部，2011 年 5 月 9 日来诊。诉：胃脘疼痛，反复发作半年余，纳差，腹胀，嗳气，遇冷加重。曾在多家医院治疗，胃镜示慢性萎缩性胃炎。服中西药后，时轻时重，未有明显好转。1 日前，睡前吃桃子 1 个，于凌晨 2 时多自觉胃部不舒，时有一股冷气从下腹部向上冲，脐上顿觉胀满，不能安卧，继则自觉身冷，加盖被子后渍渍汗出，约半小时后慢慢缓解，以后每晚 2 时左右便发作，西医治疗未见明显效果，转中医服药治疗。观患者带来的病历，前医用方多为健脾散寒温阳镇逆之剂，多用桂附八味汤或右归饮加味镇逆祛痰之天竺黄、代赭石、柿蒂等药，时好时犯，后转针灸治疗。查：除胃镜示慢性萎缩性胃炎及幽门螺杆菌检查阳性外，别无异常，脉象弦细两尺力弱，舌质稍淡，苔薄白。查经发现足踝部以上足厥阴肝经和足阳明胃经有明显的反应点，且每次发作在凌晨 2 时多，此时正是足厥阴肝经主时之时（丑时）。

诊断：奔豚症。

证属：寒凝气滞，肝胃气逆。

取穴：中都、梁丘、大陵、气海、足三里。

操作：针刺中都、梁丘、大陵用泻法，气海用补法加拔罐。留针30分钟，间歇行针，第二天来诊，诉当晚冷较前减轻，上冲、疼痛明显好转，每日治疗1次，嘱忌冷饮，1周后奔豚症状消失，饮食明显好转，心情愉悦。再配足三里善后调理，共针20次愈，后随访未复发。

按语：奔豚一症多因肝肾不和，寒凝气滞而致。本案患者发作于丑时，乃足厥阴肝经主时，肝气不畅，胃失和降，逆气上冲，取穴中有肝经郄穴，可达益肝和胃、行气止痛之效；梁丘是胃经郄穴，其功温经散寒，调理胃腑，升降气机；郄穴多为急性病症而设。气海可益气助阳，理气行滞；大陵穴是按同名经同气相求而取其"输"，又是"原穴"。足三里穴是按"经络别通"取穴，厥阴、阳明均为三阴三阳"开、阖、枢"之"阖"，疏木养木以去滞。

（五）目痛畏光治验案

刘某，男，46岁，干部，2011年5月12日初诊。诉：左侧眼部不明原因突发性疼痛2天，痛自目内眦始，流泪不止，畏光不敢睁眼。曾在本院眼科治疗，诊断为急性结膜炎，服阿莫西林，点眼药无效来诊。查：患者痛苦面容，左眼闭合，结膜充血，脉细数，舌红苔薄白。查经后足太阳经明显有反应。

诊断：目痛（急性结膜炎）。

证属：郁热。

取穴：攒竹、申脉。

操作：针刺攒竹放血，针左申脉穴，常规消毒，毫针刺用泻法，得气后留针约5分钟后眼睑睁开，开合自如，留针30分钟，结膜炎充血明显消退，1次治愈。

按语：攒竹穴属足阳明经穴，居眉头攒象之处，宋代王惟一《铜人腧穴针灸图经》云："攒竹治眼中赤痛。"点刺放血，清热明目；申脉穴，为八脉交会穴，通阳跷脉，《素问·缪刺论》曰："邪客于足阳跷之脉，令人目痛，从内眦始，刺外踝之下半寸所。"此患者邪客于阳跷脉，以致目中痛，从内眦始，泻申脉穴疏泄阳跷邪气，清泄太阳郁热，故应针而愈。

（六）抽动秽语综合征治验案

杨某，男，12岁，2012年10月8日初诊。其母代诉：患者左侧面部抽动，伴随颈肩耸动5年。5年前患者开始出现面颊不自主抽动，眨眼张口，时做点头发出吭吭声，心情易烦躁，注意力不集中，有时会冲动毁物，睡眠不佳，大便干燥,小便可。西医诊断为抽动秽语综合征,用西药氟哌啶醇、"泰必利"等症状未见明显改善,学习成绩每况愈下,后化验肝功能示转氨酶升高,提示肝功能有轻度损害,家长拒绝再服西药,后服中药治疗,仍未见好转,经朋友介绍针灸治疗。查:心电图、脑电图未见异常,精神倦怠,烦躁。脉弦细,舌质红,苔薄白。

诊断:瘛疭。

证属:热盛风动,痰壅阻窍。

治法:清热息风,化痰开窍。

取穴:中冲、大椎、神庭。

操作:针刺中冲放血,针刺大椎(加拔罐)、神庭,留针30分钟,隔日治疗1次,10次为1个疗程。第1次治疗后抽动明显改善,经过3次治疗后,抽动次数减少,可有意识控制点头和口中吭吭声,心情平静好转。1个疗程后抽动基本消失,再未不自主发出吭声,患者家属非常满意,为巩固效果,继针5次临床治愈。3个月后因其家长感冒来诊,问及小孩病情,告知未见复发,学习成绩渐好。

按语:抽动秽语综合征,中医学将其归属于"瘛疭"范畴,其大多归结于"风",中医学认为,风动生火,心火盛引动肝风,风火相煽,熏灼津液而成痰;痰壅阻止气机升降,风者,善行数变,风从内生,走窜头面、肢体而致面颊、颈肩抽动。内风常由外风引动,是抽动加重的原因之一,加之痰壅阻窍而发出吭吭之声。根据久病多瘀,遵循"治风先治血,血行风自灭"原则,选心包经之井穴中冲针刺放血,以清热祛瘀息风,使风随血散,大椎乃诸阳经之会,清热通络,神庭调神开窍,安神定志,以期治愈。

(七) 红斑性肢痛症(血痹)治验案

马某,男,29岁,工人,1979年2月8日,因双侧上肢肘关节以下阵发性疼痛、红肿3月余来诊。患者诉:3个月前无明显诱因而发生双侧上肢肘关节以下阵发性疼痛、红肿,遇冷痛减,得热加重,甚则疼痛难忍,疼痛以夜间为甚,常因疼痛剧烈而影响睡眠。曾用理疗、服维生素 B_1、谷维素等药物治疗效果不显著。查:肘以下皮肤潮红,按之微热,触痛,上肢关节活动自如,舌质红,苔薄白,脉弦细数。

诊断:血痹。

证属:热壅血瘀。

治法:清热通络,活血化瘀。

取穴:曲池、外关、合谷、大椎、十宣。

操作:针刺曲池、外关、合谷,用泻法,每日1次,大椎刺络拔罐,十宣放血

（隔日1次），经3次治疗疼痛减轻，红肿渐消，治疗7天后，疼痛红肿基本消失，继续针刺曲池、外关、合谷7次而愈。

按语：红斑性肢痛症也称肢端红痛症。临床较为少见，尤以上肢单独发病者更少。西医学认为本病系自主神经紊乱性疾病，至今原因不明，可能为血管舒缩功能障碍所致。该病与气候关系较大，多因寒冷诱发，中医学将其归入"血痹"范畴，多因外邪郁久化热，阻滞经脉，气血痹阻所致。大椎乃督脉与手、足三阳经交会穴，具有祛邪泄热之功；曲池、合谷清泻阳明热邪，疏通经脉；外关疏泄少阳郁热；十宣放血泄热通络、活血止痛。诸穴合用，祛邪散热，活血化瘀，通经止痛，调和阴阳而收良效。

（八）发作性嗜睡症治验案

党某，男，20岁，学生，1974年3月21日因食后欲睡，周期性发作近3年来诊。患者诉：3年来无任何原因而致食后乏力欲睡，醒后又如常人，多在上午发作，发作时易烦躁，周身乏力，急不可待，常不择地点坐卧入睡，严重时行走欲睡而跌倒，睡1小时左右即醒，醒后无任何不适感觉，自觉记忆力明显减退，注意力不集中，饮食、二便正常，无头痛、头晕等症状。查：体健神清，舌质红，苔薄白，脉象弦细。

诊断：嗜睡症。

证属：阴盛阳虚。

治法：宣发心阳，交通心肾，补阳泻阴。

取穴：百会、大陵、太溪、交信、跗阳。

操作：针刺百会、大陵、太溪、交信、跗阳，常规消毒，每日1次，每次留针30分钟。百会、大陵、太溪用平补平泻法，跗阳用补法，交信用泻法，针刺2次后病情好转，连续治疗10次后效果明显，继续治疗15天后发作性的嗜睡症再未发作。

按语：发作性嗜睡症，中医学称为"嗜卧""善眠"等，最早见载于《素问·诊要经终论》，认为是人体阴阳失调的现象。《灵枢·营卫生会》云："阳入于阴则寐，出于阴则寤。"《素问·六节藏象论》云："心者，生之本，神之变也……为阳中之太阳。"心阳宣发，气血通达，故取百会和心包经原穴大陵调理阴阳，通达气血，宣发心阳；肾经原穴太溪，交通心肾；交信、跗阳乃阴阳跷脉之郄穴，阴、阳二跷脉会于目内眦，补阳泻阴调理阴阳之动态平衡，亦是经脉标本、根结、气街的应用体现。

（九）咽鼓管开放异常症（耳鸣）治验案

史某，男，38岁，工人，2000年3月18日，因耳鸣、头目胀痛半月余来诊。

患者诉半月前自觉耳鸣,头目有胀痛感觉,擤鼻时耳部有刺激感,自觉行走稍快时双耳有震响感,睡眠欠佳,疲乏无力,心烦易怒,口干、咽部有干涩感觉。在本院行耳鼻喉科检查示耳鼓膜正常,咽鼓管隆突,诊断为咽鼓管开放异常症,服用阿莫西林、维生素 B_1、维生素 B_6、谷维素等药物,并用水杨酸涂抹咽鼓管开放处,经 5~6 天治疗,效果不著而转针灸科治疗。查:忧虑痛苦状,口唇干裂,血压 120/90mmHg,舌质红,少津,脉细数。

诊断:耳鸣(咽鼓管开放异常症)。

证属:阴虚火旺,循经上扰,清窍失聪。

治法:平肝潜阳,养阴补肾,通窍聪耳。

取穴:听会、听宫、翳风、中渚、太溪。

操作:针刺听会透听宫,针刺翳风、中渚、太溪。听会、翳风运用发蒙手法,即行针时用押手关闭耳窍,有闷胀感向耳内放散,中渚斜向上行针用泻法,使针感通关过节、气至痛所,太溪穴用补法,每日 1 次,每次留针 30 分钟,间断 5~6 分钟行针 1 次,针后耳鸣减轻,走路耳内震感减轻,共针 10 次,诸症消失而愈。

按语:咽鼓管是中耳通气引流的唯一通道,受咽鼓管咽肌、腭帆张肌、腭帆提肌的作用,由咽丛神经和三叉神经下颌支支配。如果肌肉、神经受损,则咽鼓管口失约而异常开放,目前无特效药物治疗。中医学认为耳为肾窍,手、足少阳经脉循耳之前后,进入耳中,根据症状表现,本病乃肝胆火旺,循经上扰,少阳经气闭阻,清窍壅遏,肾虚、经脉闭阻,精气不能上充所致。取足少阳经听会透手少阳经听宫,手少阳经翳风、中渚,以疏导少阳经气,取足少阴肾经原穴太溪,滋阴补肾以聪耳。诸穴合拍,收效满意。

(十)中心性视网膜炎(视瞻昏渺)治验案

何某,男,53 岁,干部,1996 年 6 月 20 日来诊。诉:10 天前外出突然自觉左眼视物模糊,自以为连日加班劳累而未在意。第 2 天视物时感觉中间有黑影遮挡,看自行车带反凹,即到医院眼科治疗。诊断为左眼中心性视网膜炎,服用维生素 B_1 等西药无效,遂来就诊。查:面色稍萎暗,神疲体倦,左眼底黄斑区水肿,光反射不明,并见有渗出物,视力 0.2,右眼正常,舌质淡,苔薄白,脉沉细。

诊断:视瞻昏渺(左眼中心性视网膜炎)。

证属:气血虚弱,精气失充,目无所养。

治法:调补气血,通窍明目。

取穴:球后、攒竹、睛明、风池、臂臑、三间、足三里。

操作:针刺球后,常规消毒,球后进针 1.0~1.2 寸,行捻转手法,以酸胀感得气为度,不留针;针刺攒竹透睛明、风池、臂臑、三间、足三里,风池穴要求针感放散到前额部位,足三里穴用补法,其余穴平补平泻。每日 1 次,每次留针 30 分钟,经 3 次治疗后,自觉中心暗点黑影明显缩小,治疗 20 次后症状消失,视力恢复,黄斑反射正常,继续巩固治疗 10 天而愈。

按语:中心性视网膜炎归属中医学"视瞻昏渺"范畴,本例由精血不足,不能上荣于目,目睛失养所致;目得血而视,气血不足,眼内脉络失养而生瘀滞。球后、攒竹透睛明通络明目以消局部瘀阻,促进眼内气血流畅,改善眼部滋养;风池为目之脉络要穴,疏通眼窍精气;臂臑、三间是治疗眼底疾病的经验效穴,使气机升降有序;配足阳明合穴足三里,调补气血,气血充足,目窍得养,视物清澈。

(十一)咳嗽从脾胃治疗治验案

刘某,男,38 岁,教师,2014 年 4 月 1 日来诊。诉:1 个月前出现不明原因咳嗽咳痰,阵发性加重,没有明确的时间,有时夜间亦咳,影响睡眠,曾在多家医院治疗,静脉滴注,口服抗生素,服用过川贝止咳露及中药汤剂等治疗效果不显著,胸部 X 线片示肺纹理增粗。追问病史,患者诉胃脘胀满有时疼痛,反复嗳气,大便秘结。胃镜提示慢性胃炎。查:舌质红,舌苔稍腻,脉沉弦,尤以右寸关部明显。查经发现手太阴经脉、足阳明经脉有明显的反应点,压痛明显。

诊断:咳嗽。

证属:脾失运化,聚湿生痰,痰浊犯肺。

治法:健脾和胃,化痰止咳。

中药处方:姜半夏 12g,橘红 12g,茯苓 9g,苍术 12g,厚朴 9g,炒莱菔子 15g,枳实 9g,焦三仙各 15g,桔梗 9g,炒杏仁 9g,紫菀 12g。甘草 6g。每日 1 剂,水煎分 2 次口服。

取穴:孔最、中脘、天枢、足三里、阴陵泉。

操作:针刺孔最、中脘、天枢、足三里、阴陵泉(加拔罐),常规消毒,每日针刺 1 次,平补平泻,得气后留针 30 分钟。患者服中药和针刺治疗 3 次后咳嗽吐痰大减,其他症状明显好转,依法再治疗 3 天症状消失,3 个月后带其母来治病,询问其咳嗽情况,诉服药、针刺后再无复发。

按语:咳嗽理当从肺而治,然以此规多治不效,经按中医辨证,追溯寻源,虽表现在肺,其源在胃。《素问·咳论》云:"五脏六腑皆令人咳,非独肺也。"说明咳嗽不离守肺,亦不止守肺,本案综合辨证分析,乃因脾胃失职,运化失常,聚湿生痰,痰浊犯肺而致咳嗽多痰。方中姜半夏祛湿化痰,和胃降逆;橘红理气、行滞、化痰;茯苓健脾渗湿,配以消食化滞、理气和胃之苍术、厚朴、焦三仙及下气除胀之莱菔子,枳实散结除湿;甘草调和诸药,紫菀止咳化痰;加之桔梗开宣肺气,杏仁苦降肃肺,二药一宣一降使肺气宣降,咳嗽即止。配合针刺和胃健脾,宣肺利湿。针药并用燥湿健脾,理气和胃,宣降相合,以标本兼治而获效。

(十二) 狐惑(白塞综合征)治验案

陈某,女,54岁,陕西咸阳人,农民,2013年8月20日因口腔溃烂3年,加重2个月来诊。患者诉:3年前开始出现口腔溃烂、双目干痒、外阴瘙痒等症状,时好时坏。于2011年6月始频繁复发,前几次服用抗生素症状可稍缓解,此次发病持续近2月,病情渐进加重,口腔内疼痛难忍,四处求医无果,遂来就诊。查:精神差,情绪低落,面色淡白无华,神情痛苦,不欲言,其部分情况由陪同人代述。食欲差,舌痛、活动不灵活,口中灼痛(每天17~18时明显),咀嚼困难,只能进少许流质食物,同时伴有眼睛干涩、球结膜充血,小便烧灼,外阴瘙痒糜烂,大便干,舌红,苔黄腻,脉沉细数。

诊断:狐惑病(白塞综合征)。

证属:湿热内蕴,郁而化热。

治法:清心解毒,除热利湿。

取穴:大陵、内庭、陷谷。

操作:针刺大陵、内庭、陷谷,常规消毒,针刺用泻法,每3~5分钟行针1次,留针30分钟。第2天来诊,心情大悦,诉口腔疼痛大减,可以咀嚼食物,眼睛干涩、球结膜充血、外阴瘙痒等症均好转,经5次治疗后,诸症锐减。继续巩固治疗,2周后诸症消失,临床治愈。

按语:狐惑,即西医白塞综合征,又名眼-口-生殖器综合征,是以反复发作的口、眼、生殖器和皮肤损害为特征的病症,病情严重时可累及中、大血管,并可出现多系统多脏器损害。本病归属于中医学"狐惑病"范畴。狐惑病多由脾之运化失常,郁而化热生湿所致,临床治疗时多从医治心脾出发,以清心解毒、除热利湿为主。殷教授认为,心包代心行令,代心受邪,所以亦可称为心主。《灵枢·邪客》云:"诸邪之在于心者,皆在于心之包络。"心易因热邪所扰,导致火热炽盛,毒瘀交夹,灼伤津液,循经上扰,舌窍生疮,溃烂疼痛;邪热下移故而小便灼热甚或疼痛。阳明乃"两阳相合",遇邪则阳热易亢,且其又为多血多气之经,邪入最易化热火燥,胃火一旦炽盛,循经上扰,携湿上蒸,热伤津液,气血壅滞则口舌溃烂,胃气滞则纳化功能减退;如邪热内犯反侮肝木,肝火上侵,则目睛干涩疼痛。治疗根据《内经》"治病必求于本"的原则,采用经络别通的取穴方法,以心包络与足阳明经别通选穴,经络别通是殷教授多年来根据手、足三阳三阴经脉的互根、离合、转化及经脉之气升降出入转输的规律,应用于临床施治选方、用药、取穴的方法。经络别通是手、足三阳经脉与手、足三阴经脉以《内经》所载的开、阖、枢关系为基础,手足、阴阳、脏腑相对别通,针灸取穴以五输穴应用为主,上下呼应,对立和谐。"承上启下",刚柔相济,这样形成了手太阴经与足太阳经别通;"宣上导下",手太阳经与足太阴经相通,升清降浊;手少阴经与足少阳经相通,"心胆相依";手少阳经与足少阴经相通,"肾合三焦、膀胱";手厥阴经与足阳明经相通,"心胃相赖";足厥阴经与手阳明经相通,"疏木益土"。根据经络别通取穴,心包络之原穴大陵,亦是包络五输穴之"输",以泻心无名之火,阻邪入内化热伤津之道,以达宁心除烦、泄热和胃之效。陷谷乃足阳明胃经之"输",通经和胃以引热下行。内庭是足阳明胃经"荥"穴,清热和胃,降逆化滞,使经脉通调,邪热得除,脏腑乃安,诸症消除。

（十三）失音（中毒性痢疾并发脑炎）治验案

何某,男,4 岁,1979 年 3 月 9 日因失语 3 天来诊。家长代诉:3 天前高热、呕吐、大便脓血,1 天前不时抽搐,意识不清,于儿科就诊。经相关化验及脑脊液检查,以中毒性痢疾并发脑炎收住入院,抢救治疗。经治疗数日后热退,神志渐清,大便镜检(−),但精神萎靡,反应迟钝,不会说话,时而烦躁不安,邀殷克敬教授针刺治疗。查:神志清,精神状态欠佳,肢体活动自如,颈软,听力稍差,不语,脉细数,舌质红,苔薄黄。

诊断:失音（中毒性痢疾并发脑炎）。

证属:余毒未清,阻塞络窍。

治法:平肝清热,通经开窍。

取穴:风池、哑门、上廉泉、合谷。

操作:针刺风池、哑门、上廉泉、合谷,常规消毒,均用毫针强刺激得气后不留针,每日 1 次。经 3 次治疗,精神好转,亦不烦躁。10 次治疗后,可以发声表述简单的生活用语。经 15 次治疗痊愈出院。

按语:失音是临床上常见的一种症状,其所致原因颇多。古代医著多列于"喑"病之中。《景岳全书》云:"喑哑之病,当知虚实。实者其病在标,因窍闭而喑也。虚者其病在本,因内夺而喑也。"本例患者系痢疾重症,热毒风痰而起,火热上蒸,耗伤阴血。虽热去而余毒未清,阻塞络窍而致失音,此属"暴喑",偏于实证。风池有祛风清热、健脑安神作用;哑门可通经开窍;上廉泉能利咽开窍;合谷可清热疏风,通经开窍。诸穴合拍,可收清热、通经、开窍之功。

（十四）失音（癔症性失语）治验案

王某,男,23 岁,农民,1972 年 7 月 3 日因失语 4 天来诊。其母代诉:4 天前因生气后失语,曾治疗3天不愈,即来求诊。查:患者表情呆滞不语,心、肺、肝、脾无异常,神经系统无任何阳性体征,生理反射存在,未引出病理反射。舌质红,苔薄白,脉微弦。

诊断:失音(癔症性失语)。

证属:情志不畅,经络阻滞。

治法:疏通经络。

取穴:廉泉、水沟。

操作:针刺廉泉、水沟穴,常规消毒,毫针针刺0.8寸,捻转手法,平补平泻,留针15分钟后,患者可回答一般常用问语,起针。2天后追访,一切正常。

按语:癔症性失语,又叫癔症性发音困难,功能性失音,是喉发声功能暂时性障碍,并无器质性改变的一种癔症表现。由精神创伤而诱发,气血运行失畅,经络阻滞不通所致。癔症性失语,表现为突然的发声障碍。患者于受到精神刺激后,立即失去正常发声功能,轻者仍可低声讲话,重者仅能发出虚弱的耳语声,但很少完全无音。失音主要表现在讲话时,但咳嗽、哭笑的声音仍正常,呼吸亦完全正常。发声能力可以骤然恢复正常,但在某种情况下又可突然复发,说明此为功能性疾病。《针灸甲乙经》云:"廉泉,一名本池。在颔下,结喉上,舌本下,阴维、任脉之会。"《百症赋》云:"廉泉、中冲,舌下肿疼堪取。"廉泉穴系任脉与阴维脉之会穴,有醒神开窍、开音之功。《类经图翼》云:"千金云,此穴为鬼市,治百邪癫狂,此当在第一次下针。凡人中恶,先掐鼻下是也。鬼击卒死者,须即灸之。"水沟乃醒神开窍常用穴位。廉泉与水沟二穴合用,使经络通则气机运,失语得愈。

(十五)湿热浸淫之带状疱疹(缠腰火丹)治验案

赵某,男,26岁,工人,于1981年5月18日因左侧腰上部疼痛5天,发现疱疹1天来诊。诉:左侧腰上部疼痛5天,逐渐牵及背部,1天前皮肤起疱疹,服药不效。查:神志清,左胁下痛,心肺正常,腹软,肝脾未触及,左胁下至背皮肤潮红,有密集的红色丘疹,有的已形成疱疹,舌质红,苔薄微黄,脉弦细。

诊断:缠腰火丹(带状疱疹)。

证属:湿热浸淫,郁于肌表。

治法:疏解湿热,活络止痛。

取穴:外关、曲池、阳陵泉、阿是穴(疱疹周围)。

操作:针刺外关、曲池、阳陵泉,常规消毒,针刺得气后留针30分钟,阿是穴(疱疹周围)用梅花针叩刺,每日1次,针刺3次后疼痛减轻,继续针刺,共15次基本痊愈。

按语:本病是带状疱疹病毒所引起的急性疱疹性皮肤病,临床上以急性发病,皮肤发生水疱和剧烈刺痛、灼痛为主要特点。因其多发部位在胸、腰部,水疱群集如蛇缠身,故有"缠腰龙""蛇丹""缠腰疮""蜘蛛疮""蛇串疮"等多种名称。本病多见于春、秋两季,病程 3~4 周,愈后很少复发。考其病因,多由肝火妄动或湿热内蕴、循经外溢所致,中医多以泻肝火祛湿热为主要治疗手段。近年来,用针灸疗法治疗本病,不但可以迅速止痛,而且大大缩短了治愈时间,疗效显著而可靠。愈后很少复发。缠腰火丹亦称蛇丹,多发于胸胁背部。中医学认为此疾发生多由湿热浸淫,毒热壅盛,郁于肌表所致。外关为三焦经络穴,又是八脉交会穴之一,通阳维脉,可清三焦热,疏经活络;曲池清泄阳明热邪;阳陵泉,清泄肝胆湿热。局部梅花针叩刺,通经活络,疏调局部经气。诸穴合用,共奏疏解湿热之邪,活络止痛之效。

(十六)肝郁气滞之带状疱疹(缠腰火丹)治验案

邱某,男,40 岁,农民,于 2014 年 7 月 2 日因左侧胸背部疼痛 5 天来诊。患者诉 5 天前无明显诱因感左侧胸背部疼痛,呈针刺样感,难以忍受,2 天后发现疱疹。查:左背如豆大点状红疹,米粒状水疱,密集簇状,沿肋向胸下段放射延伸,伴口干苦,痛则不能寐,颜面红润,舌质红,苔腻,脉弦滑。

诊断:缠腰火丹。

证属:肝郁气滞,毒瘀浸肤。

治法:疏肝解郁,化瘀解毒。

取穴:曲池、太冲。

操作:针刺曲池,太冲用泻法,得气后留针 30 分钟;采用拦头截尾围刺法对病变区域进行刺血拔火罐,治疗当日疼痛大减,可以入睡,次日针刺后明显好转,共针治 7 次,诸症消失,临床治愈。

按语:针刺治疗本病有很好的效果,运用拦头截尾法针刺,截断了病灶发展的途径,迅速阻断了对神经的进一步损害,同时可调和局部的气血,疏通经脉,消瘀散热。围针治疗源于《灵枢·官针》刺法中的"毛刺""扬刺""半刺",刺入人体的深度仅为 1~1.5mm,十分表浅,因此其刺激部位重点在经络皮部。虽刺激皮部,但通过皮部 - 络脉 - 经脉 - 脏腑这一传注通路,可将皮部所接受的刺激信息传入体内,从而起到调和阴阳、扶正祛邪等作用。《素问·调经论》云:"血气者,喜温而恶寒,寒则泣不能流,温则消而去之。"遵《内经》"盛则泻之""菀陈则除之"的原则,用三棱针刺络出血加拔罐,泻毒通络以止痛。本病多因肝郁不疏,湿热内蕴,毒瘀交夹,采用拦头截尾刺血拔罐,使毒瘀出,经脉通,以达解郁、清热、除湿之效。

第 五 章

师 徒 对 话

一、肩担道义仁心济生

弟子：您经常给我们谈"医乃仁术""为医先做人，做人先修德"。我们也知其理，如何能更进一步理解这句话？

殷克敬教授："医乃仁术"，这是几千年来历代医家对中医药医德的最精辟、最深刻的概括，也是历代医家认同并付诸实践的体现。中医药文化的核心价值理念，可以概括为"仁""和""精""诚"，它是以人为本，医乃仁术，济众博施，天人合一，调和致中，将大医精诚作为基础，这些由《黄帝内经》奠定的医德论述基础，经过历代先贤在实践中的不断深化和丰富，最终形成了中医药学理论思想和医德体系，成为医务工作者赓续的优良传统，"人无德不立，国无德不兴"形成了"为医先做人，做人先修德"的信条。

《灵枢·玉版》云："人者，天地之镇也。"《素问·宝命全形论》亦曰："天覆地载，万物悉备，莫贵于人。"人是自然界超然的群体，万物之中，人最宝贵。唐代孙思邈说"人命至重，有贵千金"；《景岳全书》中告诫医生"医虽小道，而性命攸关，敢不知慎"。医乃救人、活人之术，患者安危系于一身，"仁"附于医药职业就形成了"医乃仁术"的济世宏愿，作为一个医生，必须"敬畏生命"，因为生命对每个人只有一次，也须"敬畏患者"，因为患者把生命攸关的重责相托，所以医务工作者必须恪守高尚的职业道德，大爱情怀，恒真敬业，时时处处要保持着高度的职业敏感，坚守生命的重责。以高度的仁爱精神，竭诚尽智，以高尚的道德意识和崇高的人格，仁爱清廉，在"仁心仁术"为目标的实践中形成良好的医德医风。

穿上白大褂，不仅肩负"竭诚敬业，救死扶伤"的使命，也承载着患者渴望恢复健康的寄托，给患者搭建一个安全的避风港，走进患者内心，替患者拂去心灵的雾霾。娴熟的医术，纯熟的基本功是我们服务的本领；人文修养，殚精竭虑,竭诚敬业是我们成长的根本;"双肩担道义,仁心救济苍生"是我们责无旁贷的职责。

弟子:遵老师之言,我们背诵孙思邈的"大医精诚"后很有感悟。请老师谈谈您对"大医精诚"的理解。

殷克敬教授:"大医精诚"是中医学典籍中论述医德的重要文献,要一字一句地背诵,要领悟其精神。孙思邈首次提出"苍生大医"的人文主义思想来鞭策各代医家,开辟了医者人文主义精神的先河。智慧之学是修德与进学同兼,中医学亦是哲学智慧超时空性与实践的结合,欲要深造于中医,则不可不深知于此。"大医精诚"的"精"是要求医者有精湛的医术,因为医道是"至精至微之事",学习医学必须"博极医源,精勤不倦";"诚"是要求医生必须有高尚的品德修养,以"见彼共恼,若己有之"的感受,发"大慈恻隐之心"进而发愿立誓"普救含灵之苦",且不得"自逞俊快,邀射名誉""恃己所长,经略财物"。所以"大医精诚"是铸就中医的灵魂,每个医生都应秉承"大医精诚之心",全心全意地为患者服务。

弟子:老师经常说"没有悟性学不好中医",请问如何提高悟性?

殷克敬教授:医者意也,唯精诚者是也。京城名医岳美中教授说:"读书宁涩勿滑。"历代先贤都在告诉我们:求医治学要苦学,苦学做到口勤、手勤、笔勤;苦学后又要多问,有问才有悟。悟性也就是对事物本质的洞察力和理解力,许多经典要反复背,背熟才能生巧。医生这个职业的特殊之地就是一针一药都关乎患者的康复,多学、多问、多悟也就是对生命的敬畏,对生命的负责任。

悟是通过不断地实践、观察、思考,感悟而来。书本只是教学的根本,临床上往往并发症多发,书固然要多读,若不学以致用,就不能成为一个好医生,触类旁通,知一而能类万,如果一个病,一个症状,只固守一方,那则是一个失败的医者。患者是最好的老师,疾病发生在患者身上,可以出现不同的临床表现,将一个临床症状沙盘推演,将自我结论联系经典,所成大医者,其自我理论必有很大程度来源于《黄帝内经》等名著,理论联系实际,实践验证理论,我们常说"实践是检验真理的唯一标准",大医之路,其实也莫过于此。

弟子:跟师学习中,您常教导我们要以科学态度对待每一个患者,临床治疗不要机械搬用成方,强调辨证施治时,多"悟"其理。曾看到老师治疗一声音嘶哑患者,取穴独到,怎样"悟其理"请老师再细讲。

殷克敬教授:医生治病,重在疗效,必须将诊断治疗建立在疗效的基础上,认真对待每一个患者,深入思辨。先贤曾告诉我们中医之道,欲"形似"易,求"神似"难,一语道破玄机,就是让我们临床多求思辨,审疾病实质,分析研究,治疗中合理施治,灵活变通,不能机械搬用成方。因为疾病不同,病证各异,病程长短、先后、变化不一,要临证制宜,探微索赜,以悟其理,不能按图索骥,呆板套用成方,否则只能是"形似"而不是"神似",难以取得治疗效果,这虽然不是新的问题,但往往会碰到的。中医治病,重在辨证而施治,对疾病的认识,既分析又综合,既见局部又考虑到整体;辨证绝不能机械,要从纷繁复杂的现象中找疾病本质,因证施治。如果只了解某方、某穴治某病,不去思辨,这就是机械地套用,不是中医、针灸治病的特色。

弟子:您在临床带教中一再强调德育与智育结合,能否详细谈谈怎样根据不同层次、知识结构不同的学生进行带教。

殷克敬教授:前面我说过"人无德不立,国无德不兴",做一个好医生应该具有"良心""知识""技能"。这是作为一个医生的底线。学习医学,首先树立"大医精诚""仁心仁术"的医德作风。在临床带教中,对本科学生、进修学生,抓好"三基"培养,就是基础理论、基本知识、基本技能的培养,把所学的知识(如辨证、遣方用药、针灸操作等)与临床紧密结合起来,让学生心领神会。对研究生的要求应更高,从严要求,充分发挥他们独立思考的判断能力,提出自己的独特见解,经过精心指导,尽快使他们在临床上独当一面,脱颖而出。要求他们除对一些常见病、多发病辨证施针外,对一些疑难病也能提出辨证要点,取穴力达中肯,还应注意培养他们善于总结的良好习惯。针对临床案例将自己治疗疑难病的思路讲给他们,使他们从中得到一些启迪。

二、考镜源流探究本义

弟子:老师您常教导我们多学习《内经》,从中会受益多多,请您简略地谈谈学习《内经》的意义。

殷克敬教授:《内经》是一部以生命科学为主体的中华民族灿烂文化巨典,也是迄今为止地位最高的中医理论经典著作,正如《素问》王冰序中尊其为"至道之宗,奉生之始"的高度评价。它将秦汉以前的人文科学、自然科学、古代哲学等相关科学巧妙地引入医学领域,使中医学以传统文化为背景构建了医学知识体系,学习它必须要宏观地、整体地、多层面地了解它成书的背景、学术地位、结构内涵。在临床治疗上,《内经》所记载的治疗原则、治疗方法内容非常丰富,它收载病种达三百八十余种,遍及了内、外、妇、儿、五官等各科疾病,既有诊断,又有治法。从局部症状推求全身整体的病变机理。从实践上升为理论,其博大精深的科学内涵和丰富的文化底蕴,千百年来有效地指导着临床实践,这一点在传统医学中独秀一枝。

我们常说中医之根在《内经》,通过对《内经》的学习、梳理,更有助于弘扬古代文化,精心领悟《内经》确有触类旁通的作用。2011年《黄帝内经》与《本草纲目》一并入选《世界记忆名录》这意味着当代世界对中国医学古籍经典的认可。它蕴藏着先贤的智慧和结晶,千百年来不衰是因为先贤们在不断地学习阐释发挥,使之有效地服务临床,造福人类。当然由于历史原因,学习中还需要临床反复体验,去粗取精,去伪存真,让它更好地服务于临床。

弟子: 请教老师如何正确领悟、学习古籍中医医案?

殷克敬教授: 医案是中医临床医学纪实的载体。章太炎说"中医的成绩,医案最著",先贤医家的宝贵经验,都是通过医案才保存下来的,治学重在真凭实据,医案是前人临证辨证施治,承前启后,继往开来的真凭实据,但由于社会背景和各家学术观点的不同,著述医案的动机、目的方式、题材的不同,其中难免玉中有瑕,有些医案文字古奥晦涩,隐秘难测,有脉无证,有药无量,或过于简,或冗长杂乱,以文代案等等,喧宾夺主,无实质意义。学习中要善悟,善思,多涉猎众家,加以辨别。秦伯未说:"医非学养深者不足以鸣世,书非选择严者不足以为法。"要学习晋代医家葛洪所言"多闻贵要,博见善择"的治学精神。我认为学习他人医案是第二手资料,必须亲自临证实践。《本草从新·序》中言:"不临证而传信前人,杂采诸说,无所折衷,未免有承误之失。"南宋文学家陆游曾说"挥毫留得江山助,不到潇湘岂有诗",读医案,必实践。最后用陆游《冬夜读书示子聿》诗一首"古人学问无遗力,少壮工夫老始成。纸上得来终觉浅,绝知此事要躬行"说明实践在学习中的重要性,只有将书本与实践相结合,才能真正发挥所学知识对实践的指导作用。

弟子: 结合针灸专业怎样学习《内经》,重点都有哪些? 请老师能简要明示,帮助我们更好地学习经典。

殷克敬教授: 针灸专业学习《内经》可以《灵枢经》为主,《灵枢经》我们常称之为"针经",论述了应用针刺、艾灸的方法治疗疾病,内容记载非常丰富,这些方法也是应用最广泛的治病之法。论述了针的制备,针具的规格有九种,用于治疗不同性质、不同部位的疾病;对腧穴的部位及主治病症也有深刻的阐述,如《灵枢·本输》对五输穴、特定穴、原穴等的论述。如果没有临床实践的长期应用,不可能将这些腧穴名称、解剖部位及主治疾病及相关理论阐述得如此精确。《素问·气府论》中对《内经》记载有部位和主治症的140多个穴位进行分经归类总结,成为循经取穴的依据。在刺法上,从实践应用中产生了各种刺法,如从"十二节刺""五刺""时间医学"及禁刺灸内容等的详细描述中可以看出,这些都是《内经》时代临床医生通过实施针灸治疗的真实记录和经验总结,至今仍被临床广泛应用。这一切都说明了《内经》源于实践,又植根于实践,《内经》由于时代原因,叙述均言简意赅,所以学习中应多"悟"其理,用于实践,才能得到真谛。

弟子:在针刺临床中,您经常强调针刺的过程是"治神"的过程,您能详细讲讲如何"治神"吗?

殷克敬教授:针刺"治神"也可以说是"调神""守神"。《灵枢·本神》云:"凡刺之法,先必本于神。"《灵枢·九针十二原》曰:"粗守形,上守神。"《素问·宝命全形论》又云:"凡刺之真,必先治神。"《灵枢·官能》又说:"用针之要,无忘其神。"这一切都说明了"治神"在针刺治疗过程中极为重要。

中医学认为人体的基础物质和生命活动的功能表现就是"精、气、神"。此乃人身"三宝"。《灵枢·小针解》说:"神者,正气也。"《灵枢·平人绝谷》载:"故神者,水谷之精气也。"《素问·八正神明论》记载:"血气者,人之神。"《灵枢·本神》亦说:"生之来谓之精,两精相搏谓之神。"说明人体的功能活动、正气的盛衰,都是气、血、精所生成的"神"的表现。《灵枢·九针十二原》载:"所言节者,神气之所游行出入也。"说明"神"随气出入经络腧穴之中,正如张志聪所言"行针者,贵在得神取气"。

针刺者持针治疗前,必须将医者气息调到与患者同步,使精神状态一致,患者精神安定,医者集中精力,专心致志,全神贯注于针,神气相通,正如《针灸大成·针邪秘要》中说:"定神,谓医与病人各正自己之神,神不定勿刺,神已定可施。"进针后,专心体察得气状况,使针下神气勿散,是为守神。正如《灵枢·终始》所说:"必一其神,令志在针。"贯神于整个针刺过程中,才能提高疗效。你们可参阅一下我在《陕西中医函授》杂志1988年第3期发表的有关针刺治神的文章。

弟子:学习经络中,经别与经络均属于十二经脉的支别,它们都有沟通表里经脉的作用,为何二者名称有别? 在经络系统划分归纳上,又将经别划归经脉,而将十五络脉归入络脉的范畴,请老师谈谈其理。

殷克敬教授:《灵枢·经别》云"足太阳之正,别入于腘中","足少阳之正,绕髀入毛际,合于厥阴"等。"正"和"别"均指十二经脉循行路径之外,别道而行之部分。《黄帝内经灵枢集注》中说:"正者,谓经脉之外,别有正经,非支络也。"说明十二经别是十二经脉的别行分支,散布范围广,具有离、入、出、合的分布特点。络脉也是经脉的分支，表里经脉通过络脉相联络。《灵枢·经脉》云："手太阴之别，名曰列缺……手少阴之别，名曰通里……"本篇中记载十五络脉的别出部位，而无交接的部位，因为络脉循行中再分孙络、浮络，越分越细，越分越多。所以马莳注解时说："夫不曰络而曰别者，从此穴由本经别出走表里经也。"阴经之络合入相表里的阳经，阳经之络合入相表里的阴经。从所属的证候和临床作用来说，《内经》及其以后的历代针灸著作中均未见到有关经别病候的记载。这可能是因经别从经脉别行正经后循行中离开了本经，深入体内，联系脏腑，浅出体表，阳经经别合入分出的阳经，阴经经别合于相表里阳经，总之最后都会于六阳经。所以在病候上与经脉相同，只是加强了经脉气血运行与脏腑联系的生理作用，为临床立法治疗提供了依据。例如足阳明胃经与手少阴心经其经脉循行无相互联系，但足阳明经别"上通于心"，也正是临床上的和胃安神之法其理所在；足太阳经脉循行不到肛门部位，但是经别入肛门，所以临床上承山可以疗痔，是其故也。这些经脉相通关系，既丰富了中医的辨证，又扩大了经络腧穴主治范围。但是十五络脉却有独立的虚实病候，《内经》时候就已提出了十二经脉病候可以取络脉来治疗。后世医家应用的"原络配穴法""刺络放血法"等都是在络脉理论指导下应用的范例。

弟子：《难经·六十八难》指出"井主心下满，荥主身热，俞主体重节痛，经主喘咳寒热，合主逆气而泄"。而临床上老师常常用刺井穴来泄热，请述其理。

殷克敬教授：热证刺井穴可追溯到《内经》。《灵枢·热病》记载："热病七日、八日……浅刺手大指间（少商穴）。"《素问·缪刺论》载："邪客于手阳明之络……胸中热，刺手大指次指爪甲上，去端如韭叶各一痏（商阳穴）。"虽然《内经》中没有明确提出"刺井泄热"，但从其记载中已见端倪。历代先贤对"刺井泄热"也多有记载，如宋代王执中《针灸资生经》记载"中冲，命门疗身热如火，头痛如破"，《针灸大成》载"少商……宜以三棱针刺之微出血，泄诸脏热凑"，《玉龙歌》载"三焦热气壅上焦，口苦舌干岂易调，针刺关冲出毒血，口生津液病俱消"等。

井穴位于四肢末端，《灵枢·终始》云："阳受气于四末。"四末为阳气之本。《灵枢·邪客》云："卫气者，出其悍气之慓疾，而先行于四末、分肉、皮肤之间。"说明此井穴可以宣散卫气以祛邪热。《素问·气穴论》曰："荣卫稽留……外为发热，内为少气，疾泻无怠，以通荣卫。"说明营卫之气运行不畅，壅遏不通，则郁而化热。《灵枢·动输》记载："夫四末阴阳之会者，此气之大络也。"说明井穴是十二经脉阴阳脉气相交会聚之处，井穴对于协调阴阳经脉、疏通营卫气血具有很重要的作用。临床上"刺井泻热"更具疗效。

弟子:五输穴作为特定穴,您在临床上经常选穴应用,但有些问题我们还想请老师讲解,例如五输穴的排列,为什么从"井"开始?

殷克敬教授:《难经·六十三难》曰:"井者,东方春也,万物之始生……故以井为始也。"本难把"井"比象为春天来解释它在五输穴中居于首位的原因,细琢《难经》原文,"东方春也"之意,重点在"春"字,这里的"东方"可以理解为阳气升发之处,以比象脉气如水流的源头那样。再从十二经井穴的部位来说,井穴都在四肢末端,是脉气流注开始之源;四方中以"东"为始,四季中又以"春"为首,所以用东方、春季来比象"井"。而荥、输、经、合依次排列其后,阴经与阳经皆然。

弟子:还有十二经脉手、足各有三阴、三阳,阴经各有井、荥、输、经、合,而阳经又各有井、荥、输、原、经、合,阴经有五、阳经有六,何也?

殷克敬教授:《难经·六十二难》曰:"腑者,阳也,三焦行于诸阳,故置一俞名曰原,腑有六者,亦与三焦共一气也。"说明三焦为阳经之腑,和阳经同气相求,所以把各阳经三焦气化所过之处置一原穴;三焦为原气之别名,原又为三焦之尊称,原气借三焦与经脉相通,输布全身,调和内外,宣导上下,完成人体的气化功能。《难经·六十六难》又云:"脐下肾间动气者,人之生命也,十二经之根本也,故名曰原。三焦者,原气之别使也……"说明脐下肾间动气就是原气,是人体维持生命的动力,也是十二经的根本,三焦之气则是原气的别使,原气并非只通于阳,同时也通于阴,所以阳经有原与输并之,阴经有原以输代之。因而《难经·六十六难》云"五脏俞者三焦之所行,气之所留止也"就是这个意思。

弟子:五输穴在阳经与阴经中五行排列不同,为什么主治皆同?

殷克敬教授:这是因为五输穴的主治以出现证候为依据。例如"井主心下满",井在阴经属木以应肝,邪在肝可乘脾(木克土),故出现心下满,治于井不令木乘土,治于阳经井者,不令金刑木;"荥主身热",荥属火以应心,邪在心,心火灼肺(火克金)故身热,治于荥不令火乘金,治于阳经荥者,不令水克火也;"输主体重节痛","输"属土以应脾,邪在脾必及肾(土克水),治于输不令土刑水,治于阳经输者,不令木克土也;"经主喘咳寒热","经"属金以应肺,邪在肺金必刑木(金克木),治于经不令金刑木,治于阳经经者,不令火克金也;"合主逆气而泄","合"属水以应肾,邪在肾水必乘火(水克火),治于合不令水克火,治于阳经合者,不令土刑水也。

由上可以看出,五输穴的主治功效是以证候的出现为使用标准的,不管阴经、阳经,只要出现"心下满"的症状就取井穴来治疗,出现"身热"取荥穴,出现"体重节痛"就取输穴,出现"喘咳寒热"就取经穴,出现"逆气而泄"取合穴。只有这样才能显得五输分类应用的扼要性。

弟子:在临床上,老师常强调标本、根结、气街及根、溜、注、入的重要性,请您系统地给我们讲解一下。

殷克敬教授:《灵枢·根结》是阐述针灸理论的名篇,论述了标本、根结、气街及根、溜、注、入等内容,是对经络循行分布和气血运行规律的补充说明。标本、根结、气街及根、溜、注、入这些理论,是古人对经脉循行和经气运行特点的认识。早在《灵枢·卫气》中就有"能知六经标本者,可以无惑于天下"的记载,《灵枢·根结》亦曰:"奇邪离经,不可胜数,不知根结,五脏六腑,折关败枢,开阖而走,阴阳大失,不可复取。九针之玄,要在终始,故能知终始,一言而毕,不知终始,针道咸绝。"足见古人对其之重视。至今,它仍对针灸临床实践具有重要的指导意义。

标本、根结与气街理论包含着丰富的医理,生动体现了我们中华民族见诸事物,孕生观念"象"文化的特色。它用自然界树木的标本、根结特点与街道通行的功能来阐释经络循行和气血运行的特点。"本"在四肢,经气所出之处;"标"在头面躯干,经气归结之处。"根"是四肢末端井穴,"结"为头面、躯干有关部位。"根""本"似树木之根本;"标""结"与之相对,如树木之枝叶。用标本阐释经络气血运行特点;进一步说明经络的循行与经气的弥散作用。体现了营卫气血在人体的升降出入、上下内外相应的特点,反映出机体功能变化的多样性。

气街则是经气汇集,纵横通行的道路。它着重阐明头部与躯干是经脉之气循行汇合的通道。《灵枢·动输》曰:"四街者,气之径路也。"经脉之气密布周身,气街相贯脏腑经络,纵分头、胸、腹、胫,从另一角度阐述了经气运行的规律,为临床配穴提供了理论依据。

标本、根结、气街,三者关系密切,以标本言气血升降出入特点,以根结联系四肢与躯干之两极,以气街阐述前后上下经气汇聚分布之规律。标本、根结理论不仅说明了人体四肢与头身的密切关系,而且更强调四肢为经气的根与本;而气街则阐明了经气在标本、根结之处汇聚通行的特点。标本、根结和气街理论对针刺选穴具有重要的临床指导意义。

《灵枢·根结》记载了六阳经的根、溜、注、入各穴。它以"井"为根,溜于原穴,注入"经合",下入络穴,上入颈项。体现了经气运行由浅入深,说明了经与络上下相通的关系。可以看作是对根结理论的补充说明阐发,如"足太阳根于至阴,溜于京骨,注于昆仑,入于天柱、飞扬也。足少阳根于窍阴,溜于丘墟,注于阳辅,入于天容、光明也。足阳明根于厉兑,溜于冲阳,注于下陵,入于人迎、丰隆也。手太阳根于少泽，溜于阳谷，注于少海，入于天窗、支正也。手少阳根于关冲，溜于阳池，注于支沟，入于天牖、外关也。手阳明根于商阳，溜于合谷，注于阳溪，入于扶突、偏历也。此所谓十二经者，盛络皆当取之"。文中详细阐明了手、足三阳经经气根、溜、注、入的部位。根、溜、注、入体现经脉循行和气血运行在肢体与颈项有上下呼应的关系，对临床取穴有一定的指导意义。

弟子：您详细阐述了标本、根结的理论，请问老师在临床如何具体运用？

殷克敬教授：标本、根结是中医经络理论的重要组成部分，是在经脉循行分布和气血运行的基础上进一步说明人体上下内外的对称联系，经脉相互贯通，使人体气血升降出入、上下内外相应，从而形成了经络活动及它的功能与功能变化的多样性。经络循行说明了人体周身联系的具体情况，而标本根结是进一步阐明经脉相连及经气集中与扩散的关系，概念不同，但关系至为密切。这样进一步的多样联系，才使人体构成了一个有机的整体。根据它的理念，既创立了许多取穴方法，又扩大了腧穴的主治范围。先哲的范例，我们应该学习，如孙思邈《备急千金要方》中，取神庭穴治四肢瘫痪，《外台秘要》中取浮白穴治疗下肢酸软无力，以及我们应用至阴穴纠正胎位等等。我多年来在此理论指导下，用三间穴治疗眼疾，用睛明穴治疗腰扭伤，用商阳放血治疗急性咽喉痛等等，应用于临床取穴少而精，且往往针中肯綮，疗效斐然。

弟子：筋痹是临床常见病症之一，中医的"筋"是否指肌腱，请恩师指点。

殷克敬教授："筋"有广义、狭义之分。广义之筋，指除人体骨关节之外的一切软组织。狭义之筋，专指肌腱和韧带。筋具有连属关节、联络形体、主司运动等功能。中医之言筋者范围很广，包括了西医学的肌肉、肌腱、韧带、筋膜、腱鞘、滑囊、关节囊、神经和血管，甚至关节软骨、关节盂缘等。筋痹为古代中医五体痹之一，相对于皮、肉、脉、骨之痹而言。故筋痹之"筋"应当是指肌腱、韧带、筋膜、腱鞘、滑囊、关节囊等关节部位的致密纤维结缔组织。《素问·长刺节论》云："病在筋，筋挛节痛，不可以行，名曰筋痹。"《医宗金鉴》云："筋痹，则筋挛节痛屈而不伸也。"说明筋痹表现为筋腱拘挛，关节疼痛，屈曲难伸，行走困难。其病在关节肌腱、韧带等处。

弟子：根据《灵枢·官针》篇记载的五刺法，筋痹治疗用关刺。请问在临床上怎么应用？

殷克敬教授：根据《灵枢·官针》记载，"关刺者，直刺左右尽筋上以取筋痹，慎无出血，此肝之应也"。明代张介宾注："关，关节也。左右，四肢也。尽筋,即关节之处也。慎无出血,血以养筋也。"该刺法针刺时要慎重,勿使出血。因多取四肢关节附近肌腱的穴位直刺之,故称关刺。肝主筋,故关刺与肝应。所以,对于《内经》论关刺可以理解为"关刺者,刺关也,深刺关之筋结也;慎无出血者,出血徒增病痛也"。

在治疗时,首先要通过诊察经络,推知病变位置及性质,指导临床选穴。《灵枢·经脉》云:"经脉者,所以能决死生,处百病,调虚实,不可不通。"经络纵横交错,网络全身,相互沟通,传导信息,运行气血,调节平衡,是生命运动信息调控和能量转换的通道;而腧穴就是网络气场上的纽结,人体脏腑经络之气输注出入的特殊部位,既是疾病的反应点,又是针灸临床的刺激点。采用经络诊察法选穴,穴皆中肯,疗效迅捷。

在针刺手法上,我根据《内经》理论提出了"调神三进关刺法"治筋痹,施治于临床,取得了很好的疗效。医者施针前首先调理自身气息以治神,再分"天、人、地"三部行"三刺进针法"刺筋上,以促进经气流通,使针感明显;如针感不明显可采用白虎摇头催气法,调气导引,疏通经脉,通关利节,使针感向病所放散。如《灵枢·官针》所言:"始刺浅之,以逐邪气,而来血气;后刺深之,以致阴气之邪;最后刺极深之,以下谷气。"运针调气时精神集中,做到以意引气,意在治先,因势利导。

在临床上,我用关刺治疗筋痹的范围很广,远远超出了刺四肢关节痹证的范畴。除四肢关节的痹证、痛证外,还用于治疗落枕、颈肩腰腿痛、肘劳、腱鞘炎、中风后遗症、假性延髓麻痹,以及头、胁、胸、腹疼痛等病证,往往应手而效。如针下关穴治疗腰痛及下肢麻木疼痛,针刺异功点(我的经验穴)治疗中风后上肢挛急、深针哑门、大椎旁治疗假性延髓麻痹之吞咽困难等。患者往往应针而效,临床治验频多。

弟子:临床治疗痿证,我们会立即脱口而出"治痿独取阳明",我记得您还提出"治痿非独取阳明",我们不明白老师为何这样提出?

殷克敬教授:"治痿独取阳明"这句话出自《内经》。《素问·痿论》载:"论言治痿者,独取阳明何也? 岐伯曰:阳明者,五脏六腑之海,主润宗筋,宗筋主束骨而利机关也。冲脉者,经脉之海也,主渗灌溪谷,与阳明合于宗筋,阴阳总宗筋之会,会于气街,而阳明为之长,皆属于带脉,而络于督脉。故阳明虚,则宗筋纵,带脉不引,故足痿不用也。"这句话提出了治痿证的一个原则,是因为阳明为五脏六腑之海,主润宗筋,宗筋主束骨而利关节,但是上段原文又涉及奇经的督、冲、带三脉,也是开后世从奇经治痿的先河。上段原文开明宗义先提到"论言"二字,这应该能解释成医论上说"治痿证应独取阳明",也有诸家认为是《灵枢·根结》的记载;最后又提出运用于"足痿不用"。《素问·痿论》

中还记载:"帝曰:治之奈何?岐伯曰:各补其荥,而通其俞,调其虚实,和其逆顺;筋脉骨肉,各以其时受月,则病已矣。"纵观《素问·痿论》记载,提出了治痿除"独取阳明"外,还有"各补其荥而通其俞""各以其时受月"两个原则。说明治痿独取阳明虽适用于"足痿不用",但还有"各补其荥而通其俞",通过针刺补荥穴,疏通俞穴,可达到补虚泻实调补阴阳,使经脉气血运行由逆转顺,以通为用之目的。还可根据痿病分类不同,在其相应之脏腑所主时令之最佳时机,因病、因时治疗,临床才能取得很好效果。

《内经》对痿证论述较为全面,它为后世临床治痿奠定了理论基础。我们学习经典必须前后对应,溯其源,悟其理,不应断章取义。所以我认为《内经》提出的"治痿独取阳明"只是其中的一个原则,并非所有痿证都取阳明经治疗。

弟子:疼痛是临床常见的病症,请老师从经络理论方面讲讲都有哪些类型?

殷克敬教授:疼痛是许多疾病发生、发展过程中常见的一种症状,虽然是一种主观感知现象,但是这一组复杂的病理生理改变表现,已成为当前医学和生物学新兴交叉学科研究的重要课题。

中医学中经络学说对疼痛发生过程中的病因病机认识是以经络气血变化为基础的,虽然这些理论未能对气血的本质作出更为详细的具体阐述,但它千百年来一直有效地指导着中药、针灸、推拿等对各种痛证的临床治疗,充分展示了它的科学价值。针刺镇痛把人类探索疼痛机制的研究,推向了一个更加深入发展的新阶段,引起了全球医学界的极大关注,无论是功能性疼痛,还是一些器质性疾病疼痛,在经络理论指导下的中医疗法均有良好的止痛效果,中医学认为痛证原因颇多,其机制可归纳为"痛则不通""痛则不荣""痛则筋急""神气失和而痛"等。

弟子:从经络理论上能否详细讲讲这几方面的机制?

殷克敬教授:"不通则痛"作为痛证的病机,它是中医临床辨证论治原则不争的至理。《素问·举痛论》有"寒气入经而稽迟,泣而不行,客于脉外则血少,客于脉中则气不通,故卒然而痛"的论述。又曰:"寒气客于脉外,则脉寒,脉寒则缩蜷,缩蜷则脉绌急,绌急则外引小络,故卒然而痛。"又云:"寒气稽留,炅气从上,则脉充大而血气乱,故痛甚不可按也。"说明寒主凝敛收引,经脉缩蜷、绌急、稽滞、牵引、拘挛而痛;热气交迫,经脉逆乱,气血运行不畅而疼痛;若寒客太阳经脉,藩篱不固,卫阳被遏,营阴易滞,筋脉失于濡煦,而发头项强痛,周身及关节痛;寒中太阴经脉,脾阳受遏,湿土乏运,结聚胃肠募原,脉络挛急,腹痛由生;寒袭少阴经脉,痹阻胸阳,胸阳不展,血脉凝涩,心胸痹痛卒发;寒客厥阴经脉,阴寒阻滞,循经犯巅,下引阴器,上至巅痛,下引腹急;热邪煎熬伤阴亦能导致气血运行不畅发为疼痛,诚如《素问·至真要大论》云"诸病胕肿,疼酸惊骇,皆属于火"。

《丹溪心法》亦云:"痛甚者火多。"热邪若阻肌肤,热闭于内,而致热痹;热结阳明致腑实;热郁肝胆致少阳郁火,热壅肺络致表热证及热犯心经,扰动心神,清阳不运证都会产生疼痛。另外,湿邪也易阻遏经络气机,蒙蔽清窍,导致气血不畅引发疼痛。《丹溪心法》云:"湿郁者,周身走痛,或关节痛。"湿邪不解,重浊黏滞,蕴而化热,热得湿愈炽,上扰下注,流窜经脉,蒸腾于上则致头面、五官、口舌、咽喉与心胃之痛;流注下焦,膀胱气化不利而尿痛尿急;下注冲任则腹痛带下。这些都是寒、热、湿邪所致阻滞经脉"不通则痛"病机。尚有气滞血瘀经络不通而引发疼痛者,如《金匮翼·肝郁胁痛》所曰:"肝郁胁痛者,悲哀恼怒,郁伤肝气。"肝以阴血涵养为主,以气为用,体阴而用阳,肝之阴血易亏,阳气易亢,故郁而化火上攻,则头痛胀;肝又藏血,气郁及血,血瘀内阻,经脉不通也都佐证了"不通则痛"之理,正如金元医家李东垣《医学发明》中对疼痛的机制提出"痛则不通"的观点,并确立了"痛随利减,当通其经络,则疼痛去矣"的治疗原则。

痛证病机不能单用"诸痛皆实"的观点来概括。临证中因虚致痛,并非鲜见,例如脏腑功能低下,阴阳气血虚损,经络失于温阳濡润,亦能引起疼痛发作。《素问·举痛论》指出:"……阴气竭,阳气未入,故卒然痛死不知人,气复反则生矣。"气是构成和维持人体生命活动的最基本物质,阳气虚弱,经脉失于温煦,无力推动气血,脏腑经络功能减退,气血失和,所以疼痛发生。《素问·举痛论》云:"百病生于气也。"又云:"客于脉中则气不通,故卒然而痛。"金代张子和在《儒门事亲》中强调"诸痛皆生于气"。气血失调疼痛即会发生,肾气虚弱,冲任受损,脉络瘀阻,可致生殖、泌尿系统诸痛。心脾两虚,脏腑失和,血脉虚涩,虚易致瘀,经络受阻失养而发痛证;肝血虚少,血不上荣,清窍失养,头晕头痛而生;血虚不能濡养经脉,脉络拘急而痛;血虚则虚热内生,影响脏腑气血经脉也可发生疼痛,《素问·举痛论》说:"脉泣则血虚,血虚则痛。"即是此意。张介宾在《张氏医通·诸痛》中指出:"后世治痛之法,有曰诸痛属实,痛无补法者;有曰通则不痛,痛则不通者……然痛证亦有虚实,治法亦有补泻,辨之不可不详。"血虚头痛、气虚头痛、肝虚胁痛、肾虚腰痛等均由血虚脉络失濡、精气不足、经脉失充及阴虚血燥、经脉失濡导致,治疗使经脉通畅,气达血和,可达到止痛效果。

临床实践中还有"缩蜷之痛""经脉绌急而痛""小络急引作痛"等,是由于经脉痉挛不能弛缓致痛。现代研究证实,《伤寒论》芍药甘草汤对横纹肌、平滑肌有舒缓痉挛、解除紧张的作用,用于胃痉挛、肝胆疾病、肋间神经痛、三又神经痛、面肌痉挛、腓肠肌痉挛等,对"痛则筋急"一说的提出是从临床的角度对某些常见疼痛症仅用"痛则不通"和"痛则不荣"去解释疼痛发生的机制,确有虑其临床辨证有不足以喻理之嫌。

另外,神气失和,亦能引起疼痛。"神"在中医学中有两方面含义。广义之神指生命活动的现象,所谓"心主神明""神者,生之制也"。狭义之神指精神思维意识的活动表现,诸如感觉、知觉、思维、智能等等。如情志内伤,心神失常,都会使人对疼痛的耐受性降低。唐代大医王冰认为:"心寂则痛微,心躁则痛甚,百端之起皆由心生。"因而神的功能活动变化是不可忽视的致痛因素。调整心神,勿使失和,则神安痛去。《素问·至真要大论》谓:"诸痛痒疮,皆属于心。"

从以上经络理论认识疼痛之理,可以看出,疼痛的发生以经络气血变化为主体,当代中医学家任应秋先生曾精辟地概括"无论什么地方发生疼痛,它的病机总在经络,无论什么原因的疼痛,它的病变总在气血方面。"

弟子:背俞穴是脏腑经络之气输注于背部的特定穴,临床上治疗脏腑疾病也常选用背俞穴,背俞穴均分布在足太阳经循行的背部,我们想了解一下其中的道理。

殷克敬教授:背俞穴的记载首见于《内经》,《素问·气府论》指出:"足太阳脉气所发者七十八穴……五脏之俞各五,六腑之俞各六。"说明了背俞穴分布在足太阳膀胱经上。《灵枢·背腧》载:"肺腧在三焦之间,心腧在五焦之间……肝腧在九焦之间,脾腧在十一焦之间,肾腧在十四焦之间,皆挟脊相去三寸所。"《素问·气府论》记载"侠脊以下至尻尾二十一节十五间各一,五脏之俞各五,六腑之俞各六。"纵观《内经》只记述了五脏背俞位置,虽未指出六腑位置所在,但已见其端倪,之后的《针灸甲乙经》中对六腑背俞具体位置做了补充,方完善了五脏六腑之背俞穴。从《内经》到《针灸甲乙经》,背俞穴均以脏腑来命名,说明了背俞穴与脏腑经脉的特殊关系,《素问·气府论》所言背俞穴位于"足太阳脉气所发"处,足太阳膀胱经循行交巅入络脑,属膀胱络肾,与足少阴经相表里。分布于人体背部,在风府处与督脉交会,督脉又与手、足三阳经脉相交。足太阳经脉与十二经脉的广泛联系,表明了它与五脏六腑之关联,所以背俞穴与脏腑关系密切。

另外,十二经脉标本、气街与脏腑经脉之气输注的背俞穴联系也非常密切,《灵枢·卫气》也提到足少阴"标在背腧与舌下两脉",足厥阴"标在背腧",足太阴"标在背腧与舌本",手少阴"标在背腧";又提出"气在胸者,止之膺与背腧,气在腹者,止之背腧与冲脉"。至于气街,它加强了十二经脉与奇经八脉及全身各脏腑的联系。张志聪认为它是加强了十二经脉与奇经八脉及全身各脏腑的联系。所以张志聪在注解《内经》气街与脏腑关系中指出："凡气之行于胸者,止之于膺与背俞,气之行腹者,止之于背俞,盖五脏六腑在于腹中,而其俞穴则在于背也。"这些都足以说明背俞穴分布于足太阳经脉,是脏腑经脉之气转输于背部的地方。

弟子:子午流注针法以"天人相应"的整体观为理论基础,根据不同时辰气血流注于不同经穴,定时、择时取穴,因时制宜。您在此基础上提出以"螺旋守中"为指导"观象候时定位法",请老师谈谈您当时怎样提出的此方法。

殷克敬教授:子午流注针法是以"天人相应""天人共通"的中医整体观的理论为基础,按人体气血流注的不同时辰、不同经穴,因时制宜的针灸方法。它将时间、空间与人体节律结合起来,按时或择时针灸治疗,构成了中医体系中一个颇具特色的诊疗手段,可以说是中国医学发展史上一颗璀璨的明珠。

现代科学对生物节律的研究日益深入,研究表明,所有生物(也包括人体在内)都有一种固有的内源性特征的生物钟;如果机体正常节律发生紊乱都会引起一系列不适症状。其实这些现象早在《黄帝内经》中就有记载。由于宇宙充满了具有生化能力的元气,一切有形之体,包括人类皆依赖元气生化而成,人与自然之间具有相同的阴阳时空结构,有了时空统一的天人模式,必然就会有天人合一的时空学说,中医的阴阳五行、藏象学说,就是天地万物互通的系统说,人体阴阳脏腑经络气血相贯,周而复始、如环无端地循环,形成了一个网络的气场。而腧穴就是网上的纽结,这个气场的通畅,天地交融,阴阳消长变化,使人体内外环境形成一个统一的动态平衡,多维立体的生命网络关系稳定,人体就会健康无疾。

现代生物学证实,人体内许多大分子物质都具有螺旋结构,而具代表性的如生命遗传物质脱氧核糖核酸(DNA),其结构呈双螺旋分子。"守中"就是守生命之源,"螺旋守中"是指天地之间万物都是从"中"而化,升降出入形成气化场,对事物生化起着决定性作用。"空间时相针灸法"就是以螺旋守中原理为指导,用干支为纪法,以运气学说为工具,对人体五脏六腑系统的病理进行诊断的方法,在中医辨证的基础上采用"现象候时定位方法",在继承时间针法优势的前提下,使子午流注针法应用更加灵活、实用。

三、手法娴熟疗效颇佳

弟子:在临床上您常说要注重针刺手法,跟师临诊时也看到了您的手法娴熟,疗效颇佳,可否详谈其理。

　　殷克敬教授：我常说取得临床疗效的关键是辨证准确，取穴中肯，手法适宜，三者缺一不可，可往往临床手法操作易被忽视。《灵枢·九针十二原》说："言不可治者，未得其术也。"强调了针刺手法的重要性。针刺手法必须在针刺得气的基础上完成。得气的感觉就是手下的针感。《灵枢·邪气脏腑病形》记载："刺此者，必中气穴……中气穴，则针游于巷。"指出针刺必须刺中穴位，手下有"游于巷"之感觉。孙思邈在《备急千金要方》中说："凡用针之法，以补泻为先。"补泻之法，全靠手法完成，以达到最佳效应，临床才能取得很好的效果。运用手法，要心静气沉，全神贯注，心手相合，一定达到"守神"，将治疗信息传递给患者。正如《素问·宝命全形论》所言："经气已至，慎守勿失，深浅在志，远近若一，如临深渊，手如握虎，神无营于众物。"要求手法操作必须了然于心，得心应手。所以平时多练，多揣摩，掌握操作技巧，勤学多练，持之以恒，多临床，常体会思悟，此绝非一日之功，只有多实践、多悟其理，别无捷径可取。

　　弟子："迎随补泻"，作为一种单式"补泻手法"，临床应用是否按教科书所述，"顺着经脉循行针刺就是补，逆着经脉循行就是泻"。

　　殷克敬教授：迎随补泻，始见于《内经》，在《灵枢》"九针十二原""终始""小针解"和《素问》"针解""离合真邪论"等篇论述较为集中。有关迎随补泻的认识，历代医家并非统一。《灵枢·九针十二原》载："其来不可逢，其往不可追……往者为逆，来者为顺……迎而夺之，恶得无虚。追而济之，恶得无实。"明确指出针刺时必须察明经气的盛衰，候其经气的往来，并强调来者不可补，往者不可泻。《灵枢·卫气行》载："卫气之在于身也，上下往来不以期，候气而刺之奈何……刺实者，刺其来也，刺虚者，刺其去也。"这是以候卫气盛衰往来而定。《素问·离合真邪论》中说："其来不可逢……其往不可追。"则是审查邪气而行针法。《难经·七十二难》又说："所谓迎随者，知荣卫之流行，经脉之往来也，随其逆顺而取之，故曰迎随。"《难经》除了阐发《内经》经义外，又根据营卫气血的运行浅深、盛衰，经脉走向的顺逆而来取得不同补泻方法；《难经·七十九难》还提出补母泻子的迎随补泻法。《难经》以后各注家提出争论，金代张璧《云岐子论经络迎随补泻法》中提出"顺经而刺为之补，逆经而刺为之泻"；金代何若愚在《流注指微论》中则标新立异提出"补生泻成，不过一分"的深浅迎随补泻法，他以《河图》"生成数"为依据，规定各经络具体、深浅、分寸，按五行属性配十二经脉，补时用生数，泻时用成数。明代张世贤《图注难经》首先提到针芒的朝向："凡欲泻者，用针芒朝其经脉所来之处……乃逆针以夺其气是谓迎，凡欲补者，用针芒朝其经脉所去之路……顺针以济其气是谓之随。"《针灸大成》作为当时教课本，转载了张氏之说，广为流传,影响深远。

弟子:针刺补泻手法中提到一种"平补平泻法",在针灸的教科书中的定义是"进针得气后,均匀地提插、捻转,然后根据情况,将针退出体外"为"平补平泻"。临床上如何运用?

殷克敬教授:"平补平泻"一法始见于明代陈会撰写的《神应经》。"凡人有疾,皆邪气所凑,虽病人瘦弱,不可专行补法,《经》曰:邪之所凑,其气必虚。如患赤目等疾,明见其为邪热所致,可专行泻法。其余诸疾只宜平补平泻,须先泻后补,谓之先泻其邪,后补真气",指出针刺先泻后补的一种方法。《针灸大成》提出"有平补平泻,谓其阴阳不平而后平也,阳下之曰补,阴上之曰泻,但得内外之气调则已"。这种说法实际上是一种小补小泻的方法。现代针灸教材上提出"将针刺入穴位后,再作均匀地提插捻转,使针下得气,然后根据情况将针退出体外,这种方法主要用于虚实不太显著或虚实兼有的病症"。这种方法实际上是一种不分补泻,而以得气为准的手法,就相当于古代所称的平针法。不应说成是"平补平泻法"。所以我认为,根据疾病的虚实,正邪的盛衰情况,应先补后泻,或先泻后补,为平补平泻法。

弟子:我们在临床针刺治疗中,常有一些人说针刺治疗只有泻而无补,请问老师对此如何认为?

殷克敬教授:针刺手法自《内经》以来,分为补虚、泻实两种。千百年来针灸医学经过漫长的历史发展过程,历代针灸医家通过理论的提高和实践经验的总结,在《内经》基础上不断补充发展,形成了系统的单式补泻手法和复式补泻手法。针刺的补泻作用,是通过对腧穴的刺激,应用各种手法来调整经脉之气血,从而达到补虚泻实的作用。《灵枢·终始》又云:"凡刺之道,气调而止,补阴泻阳,音气益彰,耳目聪明。"说明补五脏不足,又泻邪气,这样就会阴阳调和,正气充盛,声音清朗,耳聪目明。《素问·调经论》曰:"气有余则泻其经隧,无伤其经,无出其血,无泄其气,不足则补其经隧,无出其气。"又曰:"血有余则泻盛经,出其血。不足则视其虚经,内针其脉中,久留而视,脉大疾出其针,无令血泄。"这些都说明了针刺的补泻是通过调整经脉气血而达到的,经文说明了辨证施治的原则,将穴位刺激与经络气血的调整相联系。它不仅有消滞和血的作用,也有补养气血的作用,这也被历代医家在临床实践中证实,所以针刺并非只有泻实,仍然有补虚的作用。

弟子:老师,针刺深浅是影响针灸临床疗效的一个重要因素,但在临床上,个体差异、病证性质、季节气候等不同,针刺深浅会有不同;即使在同一个患者的不同腧穴,针刺深浅也没有统一的标准,我们该如何掌握并运用?

殷克敬教授:针刺的深浅是指针身进入人体腧穴的深浅度,《内经》对此有详细的论述。结合我多年临床实践,可以概括为以下五个方面。

1. 依据疾病的性质来决定　一般热证、虚证宜浅刺;寒证、实证宜深刺,正如《灵枢·终始》所云:"脉实者,深刺之,以泄其气;脉虚者,浅刺之,使精气无得出。"《灵枢·根结》又云:"气悍则针小而入浅,气涩则针大而入深。"又有论阴阳证者,如《灵枢·阴阳清浊》说:"刺阴者,深而留之;刺阳者,浅而疾之。"《灵枢·终始》也言:"病痛者阴也,痛而以手按之不得者阴也,深刺之。……痒者阳也,浅刺之。"《灵枢·终始》曰:"补须一方实,深取之,稀按其痏,以极出其邪气;一方虚,浅刺之,以养其脉,疾按其痏,无使邪气得入。邪气来也紧而疾,谷气来也徐而和。"《灵枢·卫气失常》曰:"夫病变化,浮沉深浅,不可胜穷,各在其处,病间者浅之,甚者深之。"从辨疾病证候的性质决定针刺的深浅。

2. 依据疾病部位来决定　正如《灵枢·终始》载:"久病者,邪气入深,刺此病者,深内而久留之。"说明病在表、在肌肤者宜浅刺;在里、在筋骨、脏腑者宜深刺。

3. 根据患者体质来决定　一般肥胖、壮实、肌肉发达者宜深刺;消瘦、虚弱宜浅刺;婴儿宜浅刺,成人可深刺。《灵枢·逆顺肥瘦》云"年质壮大,血气充盈,肤革坚固,因加以邪,刺此者,深而留之","瘦人者,皮薄色少,肉廉廉然,薄唇轻言,其血清气滑,易脱于气,易损于血,刺此者,浅而疾之","婴儿者,其肉脆,血少气弱,刺此者,以毫针、浅刺而疾发针,日再可也"。所以《灵枢·终始》记载:"凡刺之法,必察其形气。"

4. 根据时令来决定深浅　《灵枢·四时气》云:"四时之气,各有所在,灸刺之道,得气穴为定。故春取经、血脉、分肉之间,甚者深刺之,间者浅刺之;夏取盛经、孙络,取分间,绝皮肤;秋取经腧,邪在腑,取之合;冬取井荥,必深以留之。"《难经·七十难》解释:"春夏者,阳气在上,人气亦在上,故当浅取之;秋冬者,阳气在下,人气亦在下,故当深取之。"

5. 根据补泻要求决定　先浅而后深,或先深而后浅,浅部不得气,深刺以催气。总之,不必拘泥于书本,既要得气,又要注意安全,勿伤及重要脏器。所以《针灸问对》说:"惟视病之浮沉,而为刺之浅深,岂以定穴分寸为拘哉?"

弟子:您在针灸临床中常给我们讲,针刺操作过程中必须保护好有效穴位的有效作用,请您详细地讲讲其理。

殷克敬教授:前面讲过,针刺取得很好疗效的三个因素,一是临床对疾病辨证准确;二是取穴少而精,力达穴皆中肯;三是针刺补泻手法适宜。腧穴是临床的基点之一,针刺的过程中,特别是上下提插,几乎不可能使针身在机体内的运动过程保持唯一,反复的提插必然会使皮下组织产生局灶性的损伤,损伤后机体组织要进行生理性修复,就会引起机体免疫应答反应,这样穴位因反复的提插刺激产生疲劳就会削减穴位的有效治疗作用;临床针灸的医生往往会感觉到,开始时治疗效果明显,同样的穴位治疗,慢慢疗效削减,就是这个道理,中国工程院院士韩济生教授也从电生理方面证实了这点。所以我们临床治疗,一定要保护好有效穴位的有效作用。

四、辨证辨病优势互补

弟子:在临床上您经常强调辨证与辨病结合,发挥中西医的优势,它们各自优势请老师再明示。

殷克敬教授:中医强调辨证论治,西医优势在于辨病治疗,中医更强调患病的人,是从整体调节。从整体、变化的联系中观察人的生理、病理现象,其理论充满着自然辩证和朴素的唯物论思想,又以归纳综合、类比演绎方法,强调整体观。西医的特点是多采用分析法,其理论多建立在生理解剖、物理化学基础上,强调病的局部,往往对整体重视不够。中西医结合,彰显各自优势,就是在各自的诊疗和治法上优势互补,以提高疗效为目的。中医与西医体系不同,在理论思维上不一,理论基础不同,鉴于二者是两个体系,很难互相解释,所以我们在临床上应病证结合,求同存异,优势互补。当前社会的发展,疾病谱的变化,对医生的要求越来越高,临证中必须领悟把握医学知识结构的全面性。选择了医生职业,就意味着终身不断学习,全方位提高专业水平,因为临床实践疗效是关键,也是检验一个医疗工作者的重要标准。

弟子:临床针灸治疗急症中,您常说要辨证与辨病相结合,如何抓好辨证要点?

殷克敬教授:急症发病快,来势急,易于逆变,所以治疗手段一定要体现一个"速"字,由于时间紧,责任重大,因而要抓好救治时机,全面考虑,临诊不乱,尽快了解病史病情,识病识变,透过现象抓本质,决定适宜的治疗方法。针灸治疗急症,独着先鞭,必须辨证与辨病相结合,疏针简穴,取穴不宜多,取穴中肯,效专力宏。医疗工作生命所系,必须认真,一丝不苟,严格操作。孙思邈曰:"胆欲大而心欲小,智欲圆而行欲方。"就是要求医者临证既要当机立断,又要小心谨慎,周密思考,治法灵活变通,重视客观规律,不墨守成规;杨继洲在《针灸大成》中说:"时可以针而针,时可以灸而灸,时可以补而补,时可以泻而泻,或针灸可并举,则并举之,或补泻可并行,则并行之,治法因乎人,不因乎数,变通随乎症,不随乎法。"说明针灸治病,必须灵活变通,治疗方法根据病情决定,不能袭用固定格式。临床实践告诉我们,任何疾病不是静止的,在各个不同的发展过程中表现不同,证变治法亦要变。做好通权达变,抓好辨治要点,才能取得好的疗效。

弟子:老师常讲要细心体悟中医针灸临床辨治的核心,愿闻其理。

殷克敬教授:中医辨证论治是认识疾病和解决疾病的过程。临证时我们应该从四个方面去思考:其一为"明证",从"四诊"中了解患者体质及主要症状,这是中医辨证的基本环节——抓主症,主症即为疾病的典型表现,是辨证的纲领,然后建立证候链,明确病机,病机是导致疾病发生的内在原因,是医者的关注点和思维的切入口,这一步也称"明证知机",可为解决患者疾病提供可靠依据;其二为"见证",将系统的思维"探微索隐""司外揣内",明察秋毫地调查病本,理清脏腑、气血、阴阳的变化,分析疾病,认识病机,正如《素问·气交变大论》所云"善言气者,必彰于物,善言应者,同天地之化",以气命之藏,知脏腑盛衰之变,达到"随证而治";其三为"对证",将"四诊"(望、闻、问、切)获取的资料,脉证合参,审机而治,剥葱头似的辨清疾病的真伪,抽丝剥茧,谨守病机,做出正确判断;其四为"治证",辨证是核心,论治是关键,法随证立,随机应变。《伤寒论·辨太阳病脉证并治》云"观其脉证,知犯何逆,随证治之",证候与治则,治方与证必须契合,病机切中肯綮,做到"慧然独悟,神机之用""病有所证,治有是药",言简意赅,皆从辨证而来,切中要害,才是中医针灸的论治灵魂。这就是我们常说的临床辨证抓好"四个要素"的思维过程。

弟子:周围性面瘫是临床常见病,中医和西医对其病机认识有何异同? 请老师明示。

殷克敬教授:周围性面瘫是一种独立存在的常见病。中医早有记载,《灵枢·经筋》云:"足之阳明,手之太阳,筋急则口目为僻。"又云:"足阳明之筋……卒口僻,急者目不合。"说明足阳明经筋和手太阳经筋拘急,则发生口眼歪斜。口眼歪斜、目不闭合是典型的周围性面瘫的两大主症,额纹消失、皱眉困难、鼻唇沟变浅或消失、鼓腮无力、夹食留滞等亦是临床主要表现。多数患者还伴有耳后疼痛,甚或外耳道、耳后有疱疹。历代医家多认为此由脉络空虚,风邪入中,经脉阻滞,气血运行不畅,筋脉失养所致,经治疗绝大多数可痊愈,预后良好。《灵枢·经脉》曰:"胃足阳明之脉……所生病者……口喎。"《医方发挥》载:"阳明内蓄痰浊,太阳中于风,风痰阻于头面经脉,则经隧不利……为急者牵引,故口眼㖞斜。"阳明经脉分布于头面范围大,外邪入侵头面,阳明经脉首先受累;足少阳经循目外眦,上头角,下耳后,其支者从耳后出走耳前,所以耳痛有疱疹与足少阳经循行有关。中医学认为其病发生多由身体虚弱,卫外不固,外感风寒之邪侵袭,经脉阻滞不通,气血运行不畅,筋脉失养所致。西医学认为,本病是因面神经及其周围组织发生特异性炎性水肿,使面神经管内受压,或因风寒引起营养面神经的小动脉痉挛,使血液循环受阻,渗透压改变,或因病毒感染引起面神经非特异性炎性改变,加之自身免疫功能降低,因受累部位不同分为亨特氏、贝尔氏两种。此病因外邪所侵,抗病能力减低,机体内环境失调,气血运行不畅。这些认识说明中医与西医认识不谋而合。

弟子:面瘫是针灸临床治疗有效的疾病之一,中医主张针灸早期介入治疗,但西医认为早期不宜针刺,您如何理解?

殷克敬教授:前面讲过,中医认为面瘫(周围性)的发病机制是身体虚弱,卫外不固,外感风寒之侵,导致经脉阻滞不通,气血运行不畅,经脉失养。而西医认为其发病原因是面神经及其周围组织发生特异性炎性水肿,使面神经管受压,或因风寒引起营养面神经小动脉痉挛,循环受阻,渗透压改变,或因病毒感染引起面神经非特异性炎性改变,加之自身免疫功能降低。其外邪所侵,抗病能力减低,机体内环境失调,气血运行不畅,这点中、西医认识不谋而合。在治疗上,西医认为早期针灸刺激会增加面神经充血水肿,所以认为早期不宜针灸。而中医认为针灸治疗可以通经活络,行气活血,扶正祛邪,早期治疗有助于疾病尽快恢复,但是针灸治疗在刺激量上一定掌握好,局部尽量少取穴,可以采取浮针透穴法,从整体出发以远端取穴增加机体抗病能力。

弟子:社会节奏的加快给人们造成了巨大的心理压力,失眠发病率逐年升高。导致失眠的因素很多,中医对其病因病机是如何认识的?

殷克敬教授:失眠,在中医学又称"不寐""不得眠""目不瞑""夜不寐"等,因入睡或睡眠维持困难所致的睡眠质量或数量达不到正常生理需求而影响白天社会工作。中医学认为其病因较多,有心脾两虚、心神失养,有阴虚火旺、心肾不交,有脾胃不和,或有肝阳上扰、心神不宁、心胆气虚等。其病机涉及心、肝、脾、肺、肾及肝、胆、胃等脏腑功能失司,与阴阳失调、气血紊乱有关,所以对失眠一症必须辨证施治,辨证中一定要从整体观念出发,因为失眠病因有时单一,有时数个证型兼杂,治疗时或兼治之,或逐步解决,总之在主调脏腑阴阳的同时应佐以镇静安神。

弟子:请恩师能再详细指导。

殷克敬教授:例如临床常见心肾不交的不寐症,首先要了解心、肾二脏如何相互交感,二脏在生理上的联系。在部位上,心位于上焦,属阳;肾居于下焦,属阴。心气入下焦,肾水上济于心,心肾相交,方能入寐。在气机升降上,《素问·六微旨大论》曰"升已而降,降者谓天,降已而升,升者谓地,天气下降,气流于地,地气上升,气腾于天",古人运用取类比象法,借助宇宙间、天地之间阴阳水火升降的自然规律,为心火下降、肾水上升奠定了理论基础。在经络联系上,心肾同为少阴经所属,同名经脉在循行上相互交通。足少阴肾经,一分支从肺中分出,络心,注于胸中,交于手厥阴心包经。唐容川在《中西汇通医经精义》曰:"足少阴肾……其支者出络心,以见心肾相交坎离互济之义耳。"在经脉循行上,手少阴经之脉与肾虽无直接联系,但其从心系入肺,足少阴之脉入肺中,心、肺两脉在肺中进行呼浊纳清交换,心肾水火阴阳才得以相济。在相、君二火论上,《素问·天元纪大论》云"君火以名,相火以位……少阳之上,相火主之",说明相火为君火的根本,君火是相火的保障;相火为君火之守,君火为相火之使,君相和谐,方能形与神俱。在生理功能上,肾为先天之本,主闭藏,贮藏五脏六腑之精,生长发育基于肾,生命活动基于肾,精宜藏而不宜泄;心主血脉而藏神,为君主之官,五脏六腑之大主。肾精充沛,五脏调和,则神有所养,神有所归。所以,心、肾二脏在生理上关系密切,它们互相作用、互相制约,维持着阴阳平衡。

中医理论讲"火曰炎上,水曰润下;水火之升降,金木使然,而土由乎中"。清代医家黄元御在《四圣心源》一书中提出"木直则肾水随木而左升,金从则心火随金而右降。……金木之权,总在于土"。又云:"五脏皆有精,悉受之于肾;五脏皆有神,悉受之于心。"强调精、神皆源于心肾。概而言之,"五脏气机,心肾为本"。所以,心肾不交,相火妄动,上扰心神,则不寐。

弟子:记得您曾讲过《内经》对睡眠生理、病理有详细的论述。《灵枢·口问》云"阳气尽,阴气盛,则目瞑;阴气尽而阳气盛,则寤矣",阐述了阳入于阴则寐,出于阴则寤的生理机制;《灵枢·邪客》云"今厥气客于五脏六腑,则卫气独卫其外,行于阳,不得入于阴。行于阳则阳气盛,阳气盛则阳跷陷,不得入于阴,阴虚,故目不瞑",阐述了邪气侵犯人体,使五脏六腑经气逆乱,卫气独行于阳,不能入于阴导致不寐的病理机制。根据《内经》记载,失眠的病机应为营卫失和,阴阳不调,和您提到的心肾不交如何联系?

殷克敬教授:我常讲学习中医,要有悟性,不能死读书,失眠患者常表现为当睡不寐,严重者可彻夜不眠,《灵枢·营卫生会》中说:"阳入于阴则寐,出于阴则寤。"中医学认为阳不入阴则不寐,这是阴阳失调的表现。而心、肾二脏,心气属阳、心血属阴;肾为水之脏,内寓元阴元阳,脏腑功能相互影响,心火应下济于肾,肾水应上承于心,水火既济,才能阴阳平衡。失眠患者,阳不入阴,阳气浮越于外,阴血暗耗,心火独亢,不能下交于肾;肾水亏虚,不能上滋于心,致使君火上亢,心肾不交而发病,所以它是阴阳失调的具体病理机制和表现。在治疗时给予滋补肝肾之阴,清心降火,使心肾交通而寐安。这是心肾不交而致不寐,当然不寐原因较多,诸如"胃不和夜不安""心脾两虚"等,临床还需辨证而治。

弟子:感谢恩师赐教,在临床上对心肾不交针刺治疗,请讲讲取穴之理。

殷克敬教授:在临床上,针刺治疗失眠疗效很好。我以百会、神庭、印堂、安眠、神门、三阴交、照海为主穴,交通心肾进行治疗。印堂首见于《素问·缪刺论》,《扁鹊神应针灸玉龙经》始定名印堂,虽为奇穴但位于督脉上,为人体精气元神聚集之处,配百会、神庭能通督脉而镇静安神;安眠穴为奇穴,功能安神定志,平肝潜阳,是治疗失眠的特效穴;神门为手少阴心经原气所过和留止的部位,心气出入之门户,故名,是治疗心神疾病的要穴,功能清心降火、养血安神;三阴交为足三阴经交会之穴,寓藏肝、脾、肾三脏之阴阳,能补脾养血,补肾固精,滋阴柔肝,配合神门以滋阴养血,安神定志;照海为足少阴经脉气归聚之处,生发阴跷之脉,为八脉交会穴之一,是交通心肾,治疗失眠的要穴。诸穴配合,共奏交通心肾、养心安神之功。在临床上,有些患者是多种原因交夹,临床需要辨证,根据兼症配穴治疗。例如脾胃虚弱加足三里;腹满胀加公孙穴;痰湿阻滞加丰隆穴;肝气郁结加太冲穴等。

五、注重辨证针药结合

弟子:人体阳气虚弱,卫阳不固,腠理空虚,风寒湿三气杂至,流注经脉,阻滞气血,导致气血运行不畅,以致引起肌肉、筋脉、关节等部位酸痛、麻木、重着,甚则屈伸不利,关节肿大灼热等临床症状,遂成痹证。老师临床常用针、药结合治疗,请谈其理。

殷克敬教授:临床治疗必须辨证,痹证乃因三气杂至,病情复杂,抓住主症是诊断的标准,主症又是投方施治的指征,更是辨证的关键,因为它反映了疾病的基本病变,是可靠的临床诊断依据。《素问·阴阳应象大论》云:"治病必求于本。"抓主症是"治病求本"的很好实现;抓住主症是实施针对性治疗的主要措施,从而得到理想的治疗,特别对复杂的痹证,非辨证施治是难以奏效的。临床上可将痹证按其轻重,分期施治。在痹证初期,以祛邪通络、散风止痛、健脾利湿为主；中期以温阳利湿、祛瘀活血、通经止痛为主；后期病程较长，病情较重，需在温补脾肾之阳的同时兼以祛瘀活血、化散痰结。通过针灸、中药综合多靶点治疗，还可在补养气血的同时，补益肝肾，通阳壮督，兼顾元气，必要时在中药方中加入虫类血肉有情之品，通络搜风。

痹证一般病程较长，易于反复，且呈渐进性加重，特别是顽痹证，严重者如《素问·痹论》所云"尻以代踵，脊以代头"，可见此病发展的严重性。临床治疗必须辨证，单一治疗很难速效，必须多靶点治疗，临床针、药结合效果较佳。正如徐灵胎在《兰台轨范》中说："欲治病者，必先识病之名，能识病名而后求其病之所由生，知其所由生，又当辨其生之因各不同，而病状所由异，然后考其治之之法。"

弟子：您在临床中善于针药结合治疗疑难病，药物之间的巧妙配合您用得也很灵活，例如顽固的高血压患者，您常用夏枯草与豨莶草配伍，老师是如何构思的？

殷克敬教授：中医学涵盖着医与药，中药也是我国独有的卫生资源，临证处方不是机械地开药。作为一个医生，要在一生中不断学习，普天之下没有神医包治百病。医圣张仲景说要"勤求古训，博采众方"。李时珍之所以写出被誉为"中国古代的百科全书"——《本草纲目》，正是因为他有"渔猎群书，搜罗百氏"般的付出。我尊崇"学无止境，锲而不舍"的名言。要集前贤之成功经验，又要不舍今之研究成果，汇学融通，用于实践。你提到的高血压夏枯草与豨莶草的配伍，现代研究证明，夏枯草中的夏枯草苷水解后可以生成乌苏酸，其具有降血压、利尿及提高免疫功能的作用；豨莶草中含有豨莶草素，有很好的降血压、镇静、抗风湿的作用，所以合用会起到作用互补、疗效相加的效果。

21世纪是一个信息爆炸的时代，更是科学昌明的时代，必须紧跟医药发展的脉动，传递正能量。医生职业不同于其他职业，要不断地终身学习，决不可停歇、懈怠，这是由医学的发展和医疗实践需要的特殊性决定的，希望你们不断地学习，从中悟其道理。

弟子：您在临床上常针药结合治疗一些顽疾、疑难病，例如在不寐症的治疗中您常在方中加用清半夏，用半夏的道理请老师明示。

殷克敬教授：半夏味辛性温，体滑而燥，其功效祛湿化痰、和胃健脾、发表解郁、降逆止呕，这些都是教科书中明示的。对于用半夏来治疗不寐，是20世纪70年代开门办学时，我的中药方剂老师王正宇教授，来医教队指导工作，我向他请教对一个病人严重失眠的治疗，他在方中加入法半夏后收效。当时不明其意,后来亲身体验半夏对不寐确有殊效。其后阅读经典发现,早在《黄帝内经》十三方中就有"半夏秫米汤"治不寐;《吴鞠通医案》中记载治不寐也用半夏。半夏一药善于开郁散结,贯通交融,心肾得以交通,元阳归根,则寐安然。但是,睡眠的状况是人体健康的具体体现,不寐病因较多,诸如思虑劳倦、心脾内伤、心胆气虚、阴虚火旺、心肾不交、肝阳扰动、脾胃不和、脏腑阴阳失和等等,临床必须辨证施治。古人云"理可顿悟,事宜渐修",治疗疾病应在学习和实践中多悟其道。

六、研究工作临床切入

弟子:言针灸必谈经络,老师有何见解?

殷克敬教授:经络是中医学的重要组成部分,是中医学基础理论的核心之一,它运行气血,联络脏腑组织,形成官窍,贯穿上下,沟通内外,遍布全身,是感应传导信息的通路,也是机体组织网络丛群之间交换能量的通道,经络系统源于远古,服务于当今,千百年来在指导中医各科实践中起着决定性作用。

经络的思想就是以"通"为用,这是古代先贤智慧的总结,在中医针灸临床中"疏通经络"成了唯一的核心。《灵枢·九针十二原》云:"通其经脉,调其血气。"《灵枢·经脉》曰"经脉者,所以能决死生,处百病,调虚实,不可不通",所以一个"通"字写尽了经脉的法则。《灵枢·九针十二原》开篇语"欲以微针通其经脉,调其血气",成为后世历代医家追求的思想方向,一个"通"字不但指导着临床治疗,它还影响着我们的生活方式,心大则万物皆通,心小则百物皆病,"凡事皆通"也是生命的本质。

弟子:我们看到老师以前的文章"对目前经络研究的反思",想听听您对经络研究的看法。

殷克敬教授:经络如同网络,穿梭运行于机体组织,承载着无穷的信息传递、交换、调节,成为生理现象的一种表达形式,《灵枢·外揣》中"司外揣内,司内揣外"思想和《丹溪心法》中"有诸内者,必形诸外"的记载,经络给了我们一个趋于完美的答案,窦材在《扁鹊心书》中说"昔人望而知病者,不过熟其经络故也……经络为治病之要道",从外在气色的表现可以了解内在脏腑的功能状态。古代没有先进的仪器设备,经络是唯一的纽带,所以练就了经络诊断的功夫。《难经·六十二难》提出"神、圣、工、巧"就是古人诊病的工具,了解了经络就能理解中医针灸治头痛可以医头,也可以医脚。"不寐"的病位主要在心,但不能只想到心藏神,还有"胃不和夜不安"之说和心脾、肝肾、心胆的病变及阴虚、痰热、瘀血等因素,脏腑的联系就是经别的关系,辨证分析,才能有目的地切入治疗。

现代研究经络只想用解剖刀、显微镜、物理视野等,想在客观层面收获经络的形态,但"眼见"一定"为实"吗?迷人的"经络实质"研究因为脱离了中医角度,所以一事无成,被国家自然科学规划的项目成了最尴尬的存在,虽然有神经、体液等18种学说,终不能代表经络实质,虽然殚精竭虑,最后只带来无尽的遐想,带走了探索者的年华,至今也未看清经络的真实面目。而《内经》言经络"是气血运行的通路",言简意赅的一句话,千百年来指导着临床工作,我们相信未来科学的发展一定能揭示经络的本质,但愿这是一个真实的预言。

弟子:老师您常告诉我们经络在针灸临床中的重要性,强调全面了解经络的循行及经络之间的相互关系,对临床辨证选穴等非常重要,请您详细讲讲。希望您再给我们简单说一下经络现代研究的情况。

殷克敬教授:首先要从经络的作用来分析经络在中医基础理论中的地位。直到目前为止,经络实质仍没有被揭秘,但我们都能切切实实地感受到它的存在,经络的客观存在是不容置疑的。经络是运行气血、联系脏腑组织器官和体表及全身各部的通道,是人体功能的调控系统。这一概念高度概括了经络的功能,即起到联系和传递作用。经络是一条联系通路,也是一个复杂的网络系统,每一条经脉外行体表、内行深入属络相应的脏腑组织器官;十二经脉首尾相接、如环无端地流注;十二经别通过离、合、出、入及六合联系,加强了十二经脉与脏腑的表里联系;十五络脉网络全身,沟通了表里经联系;奇经八脉调摄十二经气血,协调阴阳;十二经筋对筋肉、关节具有结、聚、散、络的作用;十二皮部对应十二经脉在体表皮肤的分区等。经络系统贯通人体上下左右、前后内外,将人体五脏六腑、四肢百骸、五官九窍等联系起来,构成一个有机的整体。

其次,它是一条信息通路,传递各种生理、病理及治疗信息。在正常生理状态下,它能协调各脏腑组织器官的功能,完成人体的各种生理活动;在病理状态下,它又能传递各种病理信息,反映疾病的变化;在治疗上,腧穴作为经络传导通路上的特殊点,当然也是疾病反应点,同时又是针灸施术点。它以经络为信息通路,通过针刺补虚泻实来调节脏腑经络气血,使之阴阳平衡以达到治病的目的。所以,经络在生理、病理及诊断治疗中具有重要的作用。

经络与脏腑组织器官、营卫气血等的关系好比电路。经络是电路的导线,脏腑组织器官好比电器元件或电器,营卫气血等运行的信息好比电路中流动的电流。电器功能再好再多,没有导线的连接,电器是不会发挥作用的。另外，简单的电路可以完成简单的功能，如家用的日光照明，而复杂的电路将完成复杂的功能，如五彩斑斓的霓虹灯，更复杂的如冰箱、电视、手机等，都是靠简单元件的复杂组装才能完成的。当然，人体是一个更复杂的有机的生命系统，而人体通过经络的联系可使复杂的系统简单化、有序化。

关于经络实质的研究，自半个世纪以前提出至今，一直是国内外学者密切关注的研究课题，在现代科学技术飞速发展的优势下，对生命科学的研究从组织、细胞、细胞亚微、超亚微结构，已进入分子、原子、质子、量子水平，但至今未能发现古人在当时条件下阐述的经络客观实体。但不能说明它就不存在，千百年来经络系统一直指导着中医的诊断和治疗。我在国外讲学时，有学者也提出相关问题，我说飞机在空中飞行有一定航线才能到达目的地，绝对不能脱离航线，这条航线谁能看到，这种说法也可能是狡辩吧，所以我认为经络是一种有待发现的人体潜在的传导系统，相信总有一天经络的实质会被人们揭晓，这点我在已发表的《关于经络实质现代研究的反思》一文中阐述得较清楚，有时间可阅读一下。

弟子：老师的比喻很形象，经络的作用对我们从事针灸临床的医生来说尤为重要，但我们用经络辨证来取穴治疗，其他中医辨证关系是否逊于经络辨证？

殷克敬教授：《灵枢·经脉》云"经脉者，所以能决死生，处百病，调虚实，不可不通"。《扁鹊心书》载："察其所痛，学医不明经络，开口动手便错……经络为识病之要道。"均强调了它在临床上的重要作用。脏腑在人体生命活动中尤为重要，但需要气血津液的濡养，并且需要相互协同才能完成，而经络正是这一联系的重要纽带。经络作为信息联系的通路，在脏腑组织器官之间起着重要的桥梁作用。所以，经络在整个中医理论体系的构建中，具有核心指导作用。没有经络，脏腑之间的复杂联系就无从说起，其他辨证就成了无本之木、无源之水。经络学说为我们构建了一个复杂的网络系统，将复杂的人体结构有序化，形成了具有中医特色的医学理论体系，它有别于西医，是从另一层面和角度揭示人体生命的科学。但是，任何学说都有其适应范围，都有其局限性；而临床上的病症是复杂多变的，用一种方法不可能解决所有的问题。所以，在中医辨证中，经络辨证虽然是中医临床辨证的基础，但不能认为八纲、脏腑、营卫气血、三焦等其他辨证不重要。从不同层面和角度对疾病进行多方位的认识，将各种辨证方法合用互参，有机结合，才能更全面地认识疾病，制订出最佳的治疗方案。

中医理论博大而精深，它的思维方法是中医理论体系构建过程中理性认识的方法体系，运用概念、判断、推理等思维形式反映人体内外的本质联系，经

过实践 - 认识 - 再实践 - 再认识的多次循环过程形成,正因为它的独特思维方法才创造了中医理论体系。研究它,掌握它特有的思维是中医人的首要任务。

弟子:老师肺腑之语我们谨记,老师学验俱丰,我们忝列门墙,时时聆听教诲,获益匪浅。怎样学以致用请殷克敬教授再明示。

殷克敬教授:我们所从事的事业也是科学的事业,任重而道远,你选择了医生职业,终身都要不停地学习,因为医学是未知数最多的领域,医学不仅是自然科学,也是社会科学和人文科学的结合,疾病的发生、发展及诊断、治疗等都强烈地需要其他学科渗入。作为一个现代的中医医生,你不能只靠三个指头切脉来治病,必须掌握一定的西医学知识和技术,这就须多学、博学、不断学习。在 1981 年以前,人们还不知道艾滋病,2003 年以后又出现了严重急性呼吸综合征(SARS),后来又有 H1N1、H7N9。现在又出现了埃博拉病毒和新型冠状病毒,我们还不知道以后还有什么新的疾病突然出现,所以人类与疾病的斗争永远不会休止的,这就促使我们不断学习,决不能停歇,为医者不仅要读书,更应了解这个世界医学上发生了什么,否则就会落伍这个时代。我们从事的是肩负着生命责任的特殊职业,必须终身学习,刻苦钻研业务,绝无捷径可通,只有刻苦孜孜不倦地学习,勤于临床实践,躬身力行地在杏林曲径中奋力跋涉。"学无止境,锲而不舍"这是前辈先贤的垂教,我们决不能辜负。

弟子:殷克敬教授,数十年来您从未离开教学一线,学生特别喜欢您的讲课,您讲课时课堂气氛活跃,效果良好,大家说"听殷克敬教授的课是很好的享受",您取得良好的教学效果都有哪些经验?

殷克敬教授:语言是表达思想的工具。能悦人耳目,悦人心里,吸引听众,必须语言表达准确,生动流利,合乎逻辑,同时还应符合情理,针对性强,有说服力,唤起学生学习的兴趣。要达到上述目的,其一,一丝不苟地认真备课,给人一碗水,自己要喝一桶水,这一桶水还不能是"死水",必须是随时更新的"活水"。在这信息高速发展的时代,作为一个教师,知识储备要与时俱进,因为面对的是中医人,是中医发展的希望。其二,课堂讲授要有科学性、艺术性。一个优秀教师必须具备驾驭课堂的能力,这种能力是建立在渊博的专业知识,精湛的教学水平,了解授课的对象、讲课的重点基础上的,用道理讲通问题,给人以启迪。其三、多临床、多实践、多积累、多总结,理论联系实际,从基础拓宽知识领域讲出主题内容的灵魂,用语言表达来擦出学生思想的"火花"。联系自己临床验病案,积累经验;举出失败或误治病案,从中吸取教训;学习名医验案,提高学习兴趣;渗入现代研究成果,在继承中给予创新思路。为了调动学生的积极性和主动性,在课堂上还应师生互动,把课堂变成师生交流的平台,最大限度地调动学生学习热情。所以授好课,教师必须拥有渊博的学识,还要有丰富的临床经验,这样课才能讲得有血有肉。

弟子:在中风临床治疗中,您常强调早期针灸介入治疗,请老师详细谈谈早期针灸治疗的意义。

殷克敬教授:脑中风是临床常见病、多发病,其发病率、致残率、死亡率均较高,它与心脏病、恶性肿瘤构成多数国家三大较高死亡原因疾病。根据资料统计,有 75% 的脑血管病患者不同程度地丧失了劳动能力,其中 45% 左右重度致残。近 10 年来,脑血管病一直是全球致残第一、死亡原因第二的疾病,已引起医学界的极大关注。我国是脑血管病高发的国家之一,随着人口基数的不断增加和疾病谱的变化,我国已进入老龄化社会,由于生活方式及环境等因素的影响,心脑血管病的发病率呈逐年增高的趋势且年龄也趋向年轻化,不再是老年人的"专利",给患者造成了巨大的生命威胁,生活质量受到严重影响,同时也给一些家庭和社会造成了一定负担。

临床缺血性中风的发病率远高于出血性脑中风;不少中风患者虽然经过治疗挽救了生命,但往往都留下了严重的后遗症,形成了终身残疾。探讨其原因比较复杂,常是多种因素所致,如发病的部位、梗死的范围程度、出血量大小、年龄等等。但最关键的是,诊断是否正确和治疗是否及时,往往差之毫厘,失之千里。特别是一过性脑缺血(临床称小中风),它是脑中风发作的先兆,其症状持续时间短,有些可自愈,所以多数患者及家属,甚至医务工作者不太注意。先兆症状反复发作,终致脑中风发生,令人追悔莫及。所以脑中风先兆决不可忽视,必须引起重视,洞察秋毫,见微知著,判断未来。元代著名医家朱丹溪在《丹溪心法》中说:"与其救疗于有疾之后,不若摄养于无疾之先。"因此,强调早期准确诊断,及时早期治疗,就显得十分重要。多年来,我对急性缺血性中风进行了大量的临床观察及机制研究,结果表明,在确定诊断的基础上,治疗必须要早。当今 CT、MRI 等先进检查诊断仪器已较普及,对脑中风的定位、定性的准确诊断,已经不再是个难题,如果急性脑血管病能获得早期诊断治疗,对疾病的转归非常重要。常见的缺血性中风脑梗死,一般缺血 5~60 分钟,梗死灶中心已产生不可逆的坏死灶。它周围"脑缺血半影区"虽受到影响,但只要在 3~6 小时能恢复其血液供应,仍然有希望使它的功能完成恢复,早期治疗就是在有效治疗时间内,阻止其"脑缺血半影区"存活的脑组织细胞发生不可逆性损害,也就是在这个"黄金时间"内能尽快地积极采取包括针灸在内的综合治疗措施,抢救受威胁的"脑缺血半影区"的脑组织细胞,最大限度地减少其功能丧失,促使恢复,使症状好转,减少后遗症的形成,这一切都归功于一个"早"字(早期准确诊断、早期有效治疗)。但是,目前传统的急诊医学对急性脑中风的早期针灸康复治疗未引起人们足够的重视。一些患者初起症状较轻而不在意,等待 1~2 天后症状加重才去诊治,可惜已错过了最佳的治疗时机,治疗恢复就比较棘手,多会留下许多后遗症。所以早期针灸治疗临床意义很大。

弟子: 目前普遍认为针灸用于中风后遗症恢复期,看到您发表的论文和这段时间跟师临床学习,我们了解针灸早期治疗的意义,请老师再进一步详谈。

殷克敬教授: 针灸治疗中风,目前普遍认为多用于缓解期和后遗症期恢复的辅助治疗,但我们多年的临床实践和机制研究表明,急性脑中风尽早应用针灸康复治疗,确可对缺血性脑组织增加脑血流量,改善脑氧代谢,缩小脑梗死的体积,抑制脑细胞的凋亡,对缺血的脑组织起到一定保护作用,因此针灸疗法早期介入有切实的临床价值。由于脑中风是一个极为复杂的病理生理过程,是多原因、多机制共同作用的结果,因而在治疗上采取多靶点、多水平、多渠道的治疗措施,对疾病的预后转归至关重要。

目前,对脑中风的治疗主要集中在发病后 1~2 周的抢救、维持生命、减少死亡上,而很少考虑残留后遗症,尽快恢复各种功能,提高患者生活质量。患者及家属只担心会不会再复发,以尽量减少活动,多休息为误导,最后产生失用性肌萎缩,产生心肺功能减退、骨质疏松等后患;有的患者或家属对疾病恢复心切,进行超量的运动锻炼,因而产生了抗重力肌痉挛,长期形成"上肢挎篮子,下肢划圈子"的步态,导致功能活动恢复较慢,效果很不理想,这些都是由于对脑中风后康复医学理论不十分清楚,在功能康复认识上的误导造成的。多年来我在应用针灸治疗脑中风早期康复中体会到,脑中风的康复是一个非常复杂的系统工程,已成为脑血管病治疗的重要组成部分,首先要改善恢复受损的功能,如运动、语言、吞咽等等,最大程度尽快恢复其生活活动能力,提高其生存质量。在早期针灸治疗的同时,将床上活动与床下锻炼相结合;在生命体征恢复后,尽早实行自助与自主性主动运动相结合的康复治疗;我们医务工作者必须更新观念,对一个多种功能障碍同时存在的患者,综合分析处理康复程序,紧紧围绕患者的主要症状及肢体运动功能情况,不同阶段采用不同方法,采取综合康复措施,避免单一方法的局限性,以预防和减少残留后遗症,对提高生活质量大有裨益。

弟子: 殷克敬教授在治疗妇女乳腺疾病时常重视调肝,说"女子以血为本,以肝为先天",以血为本是因经、带、胎、产都与血有关,何为以肝为先天,愿闻其意。

殷克敬教授: "女子以肝为先天"出自清代叶天士《临证指南医案》,其弟子总结其经验时提出"今观叶先生案,奇经八脉固属扼要,其次最重调肝,因女子以肝为先天,阴性凝结,易于怫郁,郁则气滞血亦滞"。胞宫是女子生理功能和生殖环节的主器官,任、督、冲三脉"一源三歧"同起胞中,肝主藏血,司血海,冲脉为血海,女子以血为用,肝血充足,冲脉充盈,任脉得养,肝脉通四脉,直接影响着女子经、带、胎、产等生理过程,所以就有了"女子以血为根本之说"。女子为阴柔之体,除生理期伤血外,加之生儿育女、家庭、社会工作等各种压力,容易产生不良情绪,心生血,肝藏血,肝气通则心气和,肝郁心烦,肝郁则心阳虚,阳虚气郁,各种痰、湿、瘀聚,产生增生、结节、囊肿、肌瘤等,所以治疗乳腺疾病重在疏肝。

七、针罐结合抗病祛邪

弟子: 拔罐疗法古称"角法",是以罐为工具,利用燃烧、抽气等方法使罐中产生负压,吸附于施术部位,导致局部充血、瘀血现象,达到预防和治疗疾病的一种中医外治方法。我在临床上也应用火罐治疗某些疾病,而您使用更广泛,涉及临床各科疾病,并把它作为一种常规的治疗方法。您对火罐治疗有何见解?

殷克敬教授: 拔罐法起源可追溯到原始社会,早在马王堆汉墓出土的帛书《五十二病方》就有记载。古代医家主要用它来吸血排脓,后来又逐渐扩大应用范围。随着拔罐技术的不断改进和发展,其治疗范围进一步扩大。这种独特疗法越来越受到人们重视,与针刺配合治疗已成为针灸治疗中的一个重要方法。其治疗机制以中医经络脏腑理论为指导,通过负压作用、温热作用、调节作用,温通经络、温散寒邪、回阳救逆,用以振奋机体、调节功能、扶正祛邪、补虚纠偏以起到相应调整作用。儿科应用对患儿可以振奋督阳,提高抗病能力。根据患儿体征随症选穴,对体质虚弱患儿,采用闪罐法可升提患儿阳气,提高其机体免疫力等。拔火罐还具有通督升阳、宣通清窍、疏调气血、调节脏腑功能的作用。例如治疗中风,我根据"男子以气为用,女子以血为用",男性患者取气冲穴,女性取血海进行拔罐,疏调全身气血,辅助正气以疏通经络;治疗体虚身痛患者,取大包补虚调气等,尤其对风寒湿痹,针罐并用可达到温经通络、活血止痛之效。针罐结合临床应用非常广泛。

弟子: 火罐有这么多作用,今后临床不可忽视它的作用。学生认为,火罐通过造成局部皮下瘀血,可调动人体的自我修复功能,提高人体的免疫力而达到治疗的目的。是这样的吗?

殷克敬教授:西医学在阐述拔罐负压的治疗机制时认为,人体在火罐负压吸拔的时候,皮肤表面有大量的气泡溢出,从而加强局部组织的气体交换。负压使局部的毛细血管通透性发生变化,在机体自我调整中产生行气活血、舒筋活络、消肿止痛、祛风除湿等功效,是一种良性刺激,促使机体恢复正常功能。对寒实证者,可祛风散寒;气血亏虚者,可振奋阳气;瘀血阻络者,刺络拔罐,可去瘀生新;痰湿阻络者,可化痰祛湿;瘀毒化脓者,可祛瘀排毒等。在临床上,要根据患者体质及耐受性,确定火罐吸拔的力度。火罐还有升阳作用,通过升提、振奋阳气,可以扶正祛邪,更有利于病情恢复。火罐疗法适用范围很广泛,但其作用机制是一个较为复杂的综合过程,还需进一步探索研究。

弟子:痤疮又称"青春痘",好发于青年人,是一种临床常见的多发性毛囊皮脂腺的慢性炎症性皮肤病,因其多发于面部而使患者身心健康受到很大影响,您对该病的认识如何?

殷克敬教授:《素问·生气通天论》记载"汗出见湿,乃生痤痱",认为湿郁肌表而生痤疮。其发病原因我认为有四:其一为饮食结构改变,喜食肥甘厚味、辛辣燥热之品,以致脾胃湿热蕴积,熏蒸于肌肤不得宣泄而致;其二是社会节奏加快,工作、学习压力增加,作息规律紊乱,致阴阳气血失调,肝郁化火或阴虚阳亢,热毒蕴结于面部而发;其三是环境的污染及化妆品滥用,玄府闭塞,肌肤的疏泄功能失调所致;其四是风热外袭,经脉阻滞不通所致。虽病因有异,均可导致湿热蕴结,瘀阻经脉。西医学认为本病是由于激素水平的改变,皮脂分泌增加,丙酸杆菌入侵而致,中医认为是由于脏腑运化失常,湿热蕴阻、毒瘀交结,瘀滞于皮肤。我在临床根据经脉循行,采用经络别通刺络放血加拔火罐法,可通瘀化滞、清热解毒、解郁散结、疏通经脉,改善脏腑气血功能,调节阴阳平衡,疗效显著。

弟子:在临床上,刺络放血您经常选用,其作用和禁忌都有哪些,请老师讲讲。

殷克敬教授:刺络放血疗法,早在《内经》中就有记载,对主治范围、治疗机制、出血量的多少,以及禁忌等均有较为详细的论述。《灵枢·官针》云:"络刺者,刺小络之血脉也。"《灵枢·九针十二原》提出"宛陈则除之",出恶血也。金元四大家张从正在《儒门事亲》一书中记载针灸验案 28 例,其中涉及刺络放血医案达 19 例之多,足可见刺络放血应用广泛。除了上述谈及的中医认为的作用外,西医学研究证明,放血疗法确实在一定程度上能抵抗部分细菌感染,消除器官炎症,调节体温,提高毛细血管的通透性,改善血液黏度,减轻心脏负担,调节内分泌,激发机体免疫作用。有研究表明,放血疗法对部分高血压、术后发热也有一定作用。加上火罐负压的吸附作用,可以促使有害毒物排出,祛瘀生新,通经活络,改善血液循环,达到促进新陈代谢的目的。虽然刺络放血疗法应用广泛,但也有严格的适应证和禁忌证,不是所有疾病都适用。刺络放血疗法常用于中医辨证认为的实证、热证、毒瘀证等。另外,应用时注意严格消毒,它的创伤势必要比针刺大点;再则放血量一定要控制。2008 年我国针灸技术规范化国家标准中对刺络疗法的放血量有明确规定:10ml 以上为大量,5~10ml 为中量,1~4ml 为微量,1ml 以下为极微量。一般情况下我们必须根据患者体质和病情来决定。

弟子:痤疮好发于面部,按经脉循行病在阳明经,但在治疗上,您为什么不直接在面部进行治疗,而在后背部足太阳经刺络放血呢?

殷克敬教授:痤疮病在皮部,除多发于面部外,还常发于胸背部,病变不独涉及胃肠;中医学认为肺主皮毛,皮肤病变也应考虑到肺,即在手太阴经,通过经络诊察,找出明显的反应点,然后按照经络别通理论,在足太阳膀胱经上寻找反应点治疗。在六经中,太阳统摄营卫,主一身之表,足太阳经脉背部第一侧线联系五脏六腑。所以,我常在患者背部膀胱经上找到病理反应点进行挑刺。具体方法:背部膀胱经上寻找血络瘀点,进行按压判断,每次取 3 个左右挑刺部位,刺血后拔罐,泻出体内湿热瘀毒,调节脏腑气血,每周治疗 1~2 次,必要时再配合健脾祛湿、清热解毒中药治疗,疗效显著,一般 2~3 次即明显减轻或痊愈。

弟子:鼻渊以鼻流浊涕,如泉下渗不止为主要特征,常伴头痛、鼻塞、嗅觉减退、前额部疼痛,为临床常见病、多发病之一,针刺治疗有很好的效果,请问老师该病病机如何阐述?

殷克敬教授:我认为肺脾气虚,清阳不运,或因湿邪阻遏,清窍不利是鼻渊的主要病机。脾居中焦,主运化,升清降浊,与胃相表里;肺主气司呼吸,宣发肃降,朝百脉,主治节,上通鼻窍,外合皮毛。《素问·经脉别论》云:"饮入于胃,游溢精气,上输于脾,脾气散精,上归于肺,通调水道,下输膀胱,水精四布,五经并行。"脾、肺二脏共同参与体内水液代谢。若饮食不节、外感六淫、久卧湿地、情志不舒、劳逸失常等,损伤脾气,导致脾失健运,运化无权,水液运化、输布失常,清者不升,浊者不降,滞留胸膈,聚湿为痰。清代李用粹《证治汇补·痰症》曾提出著名的"脾为生痰之源,肺为贮痰之器"论述,揭示了痰与脾、肺二脏的密切关系。痰湿为阴邪,为水液代谢异常产生的病理产物;阳气是人体物质代谢和生理功能的原动力,如《素问·生气通天论》云"阳气者,若天与日,失其所,则折寿而不彰","阳气者,精则养神,柔则养筋"。人体正常生命活动需要阳气支持,所谓"得阳者生,失阳者亡"。阳气充足,人体强壮;阳气不足,人就会患病。《素问·刺法论》云"正气内存,邪不可干","邪之所凑,其气必虚"。阳气不足,肺脾气虚,脾不运化,痰湿内生,上贮于肺,清阳不升,肺窍不利,则鼻流浊涕,而成鼻渊,故提出阳遏湿阻的病机。在治疗上,我针对这一病机,多采用通督化浊法治疗,可取得显著的临床疗效。

弟子:请问老师在临床上针刺选穴应该注意些什么?

殷克敬教授:鼻乃肺之窍,"通于天气",天气为阳;头面为诸阳之会,督脉循行贯于鼻,是清阳输注鼻窍之通道。督脉总督一身之阳,统率诸阳经,是脏腑肢窍阳气转输之纽带;督脉循行与足太阳膀胱经相邻。督脉之别"别走太阳",并与足太阳经经气交通,共主一身之阳气,而五脏六腑之气皆通过足太阳经的转输相联系,故督脉与脏腑经脉气血功能活动密切相关。督阳不足,则导致肺脾气虚,水液不运,酿湿生痰;阳气阻遏,则清阳不升,经脉阻滞,鼻窍不通。所以,在治疗上以通督化浊为大法,采用针罐并用,取上星、颧髎透迎香为主穴,以振奋阳经之气,通督化浊。上星为督脉经气所发,是治疗鼻病的要穴,针之能清利头目,宣通鼻窍;颧髎透刺迎香,一针二穴,通调太阳、阳明二经经气,较单刺迎香疗效更佳。三穴合用,通调阳气,化浊通窍。兼有外感者,配取风池、合谷疏风解表;脾虚湿盛者,取阴陵泉、足三里,健脾祛湿。大椎为督脉与手、足三阳经之交会穴,为诸阳经经气之所聚,针后在大椎拔罐,可宣通诸经阳气,驱邪达表。

鼻渊一症,临床多见风寒袭肺,蕴而化热,阻遏阳气,导致肺窍失宣。风寒之邪郁久,最易化热,邪热、痰瘀交夹,清窍被阻,肺为娇脏易感外邪,阳遏肺失宣降,诸症峰生,临床治疗在祛邪的同时兼顾阳气,不易犯虚虚实实之弊。

弟子:颈椎病是临床常见病、多发病,随着社会发展和电脑的广泛使用,其发病率逐年递增,且呈年轻化趋势。它是针灸治疗的优势病种之一,而您的治疗方法与众不同,疗效显著,恳请恩师指点。

殷克敬教授:颈椎病是指颈椎间退变及继发性的改变,刺激压迫邻近组织引起各种症状和特征的综合征。因其病理改变与病理机制不同,临床表现有一定差异,有些患者除有颈部疼痛、后枕部痛及颈部活动受限等一系列症状外,还有因为颈脊神经根受压刺激所致神经根疼痛,出现一些感觉、运动方面的症状。耳内发痒是颈椎病多见的伴随症状,如果脊髓受压自主神经功能紊乱,还会出现锥体束征;如果椎动脉受压,椎-基底动脉供血不足可引起中枢神经功能症状、自主神经功能失调等。中医学将其归属于"颈肩痛""眩晕""项痹"等范畴。多年来,我在临床上用"颈排刺"针罐结合及正坐端提手法,临床治疗效果明显,方法是先用"颈排刺",取风池、风府穴,然后在其之间再刺一针,待得气感至,然后用泻法;再取肩井、大椎拔罐,使颈项部肌肉完全松弛;治疗后予以正坐端提推拿手法,有些患者经一次治疗而症状完全消失。

弟子:您治疗颈椎病的方法"独特"。跟师学习中因显著的疗效得到患者赞誉,请老师阐述其机制。

殷克敬教授:颈椎病虽病在颈,但可牵及头部及肩背,有时影响到上肢、下肢,其疼痛和症状特点与经脉循行关系密切。《灵枢·经脉》云:"胆足少阳之脉起于目锐眦……下耳后,循颈,行手少阳之前,至肩上。"又云:"膀胱足太阳之脉……从巅入络脑,还出别下项,循肩髆内。"《素问·骨空论》云:"督脉者……入络脑,还出别下项,循肩髆内。"三穴五点排刺是局部取穴,先取风池、风府,然后在其之间膀胱经上针刺两针;得气后用泻法,通经活络;配合正坐端提推拿手法,调整阴阳,行气活血。现代研究表明:推拿手法可以激活内源性镇痛系统;促进内啡肽的释放;促使致痛、致炎物质分解、转换和排泄;缓解肌肉痉挛、扩张血管、加快血流、改善局部血液循环;通过对颈脊外周组织的作用以调节颈脊外在平衡条件;推拿手法可调整椎间盘内压力,扩大椎间隙,调整突出物和神经根之间的空间位置,松弛神经根与周围软组织的粘连,调整椎体后关节的受力情况,恢复脊柱内在平衡,是对颈椎病标本兼治之方法。诸法合拍,调理阴阳,行气活血,温通经脉,舒筋止痛,蠲痹止痉,所以达到很好的效果。

八、继承创新发展之基

弟子:经络别通是您根据《内经》三阴三阳经的"开、阖、枢"关系立论创立的经脉别类相通,我们想了解一下"经络别通"的含义,请老师详细地讲讲它的别通关系。

殷克敬教授:"经络别通"是我在多年临床应用针灸疗法治疗急症中,根据《内经》三阴三阳经的"开、阖、枢"关系应用于临床取穴的一种方法,在经络诊察时,发现三阴三阳经脉有"开、阖、枢"联系,反复临床实践证明其在调控经脉气血中,取穴少而精,疗效殊佳,因而逐渐确立了这种诊断取穴法。"开、阖、枢"首见于《素问·阴阳离合论》,其载"是故三阳之离合也,太阳为开,阳明为阖,少阳为枢……是故三阴之离合也,太阴为开,厥阴为阖,少阴为枢",论述了六经的生理特点和它们之间的相互关系。《灵枢·根结》又较为详尽地阐述了"开、阖、枢"的病理表现。其后张仲景、陈修园等历代医家又进一步地作了发挥,使"开、阖、枢"的理论综合完善,对临床诊疗起到一定的指导作用。

"开、阖、枢"是对人体经脉的生理功能、病理特点及其相互关系的概括,是说明经脉离合、互根、转化及脏腑经络气血升降出入转输的一个规律。"开"是开达、向外,"阖"是指内敛、向里的功能,"枢"指转换、变化的枢纽,其相互的作用更进一步阐明了六经所属脏腑的密切关系。正如明代张景岳《类经》云:"所谓开、阖、枢者,不过欲明内外而分其辨治之法也。"把"开、阖、枢"的理论运用于说明人体内外阴阳的配合关系,强调了开阖、动静、出入之间的经气关系,有开必有阖,有出必有入,阴阳气化出入正常、升降调节有序,脏腑阴阳功能才能平衡。

太阳主三阳之表,乃为盛阳之气,气化上行外达,卫气才能宣发敷布以抗外邪。阳明为三阳之里,藏蓄阳气,内行下达,生化万物为气化之源。少阳乃阳气初升,阳气出入表里,其气运行于中,使内外协调,表里气血枢转。三阳经脉通过气化作用,太阳上行外达,引动阳明之气内行上升;阳明经气内蓄,才能保证太阳经气外达,又由于少阳之气枢转,才能促使内外阴阳气血平衡协调。正如《素问·阴阳离合论》云:"三经者,不得相失也,搏而勿浮,命曰一阳",这就是三阳经脉分而三、合三为一的道理。

三阴经中太阴为三阴之表,手太阴经宣发输布精微,足太阴经为胃敷行津液,运化输转精微;人体气血的运行、津液的布达,均为太阴经脉所司。手厥阴包络代心行令,代心受邪,为神明之守护,又名心主。足厥阴经之魂内藏,血液的内涵,皆为厥阴含蓄在里。少阴为一阴初生之始,手少阴主血脉输布外达,足少阴主水而行津液且通诸经,少阴水火,交枢互济,才能共求协调。三阴经脉气化,由太阴经输转布达,厥阴经含蓄内藏,少阴经畅达转输,共同作用才使三阴经气通达,人体气化升降出入平衡。正如《素问·阴阳离合论》云:"三经者,不得相失也,搏而勿沉,名曰一阴。"

由上所述可了解,太阳、太阴均为开,阴阳、手足相合,足太阳经与手太阴经相别通,手太阳经与足太阴经相别通。少阳、少阴为枢,同样阴阳、手足相合,足少阳经与手少阴经相别通,手少阳经与足少阴经相别通。阳明、厥阴为阖,足阳明经与手厥阴经相别通,手阳明经与足厥阴经相别通,这样就确立了手足阴阳六经的别通关系,为临床应用选经取穴奠定了基础,使脏腑经络功能互补、信息转换、经络气血调理而有序化。

弟子:您常给我们讲,要创新先要继承,没有创新就不可谈及发展,"经络别通"就是您在学习经典继承的基础上的创新,有了"经络别通",在经络学说宝典里经络之间的联系又多了个层次,能否再详细讲讲它的机制。

殷克敬教授:"经络别通"是按经脉理论中的开、阖、枢理论形成了别类相通的关系,扩大了经脉理论指导下的适应范围,例如太阳、太阴共同组成了人体的"开"机;太阳、太阴经脉在"开、阖、枢"中的"开"是人体脏腑经络气血运行敷布、转输、效应等功能的总和。一旦"开"的功能失职,必然影响到人体气化功能的升降失常。太阳开机失职、卫阳不固则表证乃见,易罹暴病。如果太阳经气化功能紊乱,司天之令难以下达,气血不荣,腠理干枯,肌肉瘦弱,遗溺即见。正如《灵枢·根结》所云:"开折则肉节渎而暴病起矣。"太阴为三阴之表,主运化,如开机失职,则运化无常,化源不足,仓廪无输;开机失司,临床则见上不开隔阻、下不开洞泄等。正如《灵枢·根结》所说:"故开折则仓廪无所输,膈洞……故开折者,气不足而生病也。"太阳、太阴二者共同组成人体的开机,一旦失常互为因果、相互传变。在阳开、阴开中,太阳偏重布气,太阴偏于运化,所以临床上如果太阴水湿致病,往往以辅开太阳发汗治之等等。

阳明、厥阴共同组成人体阖机。阳明、厥阴为"阖"是指人体气血精微的吸收、贮藏和利用的整个气化过程。"阖"的功能失职,必然影响到人体的化生功能。阳明乃三阳之里,如阖机过度,则卫气不行,郁滞于内,易生变故。正如《灵枢·根结》所云:"真气稽留,邪气居之也。"再则阳明为万物生化之源,阖之不当,气血运行不利,宗筋失养则生痿病。厥阴为阴之里,主涵藏诸阴,唐容川在《中西汇通医经精义》中曰:"足厥阴肝经主藏下焦之阴气,使血脉潜而精不泄;手厥阴心包络,主藏上焦之阴气,使阴血敛而火不作,故曰厥阴为阖也。"大凡属阴血不藏或神魂不守舍的疾病,皆可责之厥阴失阖,另则厥阴心主脉络膻中,膻中乃臣使之官,喜乐出焉,所以厥阴受损也易波及情志而生病,如果厥阴阖机太过则脏满而神狂,不及则会导致"气绝而喜悲"。阳明、厥阴二者组合成人体阖机,一旦一方失常致病,方可互为因果、相互传变,因有病理因果关系,临床应用则互为相治。如阳明主精微之气化生,厥阴司阴血之涵藏,厥阴阖必赖阳明精气充沛,方可守舍,气血方能内蓄,心包之火不至上扰。

少阴、少阳共同组成人体枢机。少阳、少阴皆为"枢",枢机是人体的调控功能,承担着阴阳气血的协调输转。少阳居人体半表半里之间,枢转表里之气,所以凡属表里失和之证,皆责之少阳,另则少阳之气又行于筋骨。正如《灵枢·根结》所云:"枢折则脉有所结而不通。"临床上如果少阴枢机太过,阴气上冲干扰阳位,少阴枢机不及则少阴内陷,阴不出阳。所以少阳、少阴二者共同组成人体枢机,而一旦一方失常则易导致疾病互相传变,因而治疗必须互治或共治。

弟子:讲了这些我们明白了许多道理,对您所创立的"经络别通"进一步了解了它的内涵,但在临床上的具体选穴应用,请老师再明示。

殷克敬教授："经络别通"之理在临床应用非常广泛,特别在急证、痛证中取穴少而精,确有立竿见影的效果。

太阳、太阴体现了输布、转化的关系,在阳开、阴开中,太阳开重在布气、散布、转输人体气机,太阴开则重于运化,二者功能均体现在气与津液的输布和转化关系上。足太阳经脉《灵枢·本输》称其为"津液之腑"。《素问·灵兰秘典论》曰:"膀胱者,州都之官,津液藏焉,气化则能出矣。"手太阴主气之宣发,通调水道。朱丹溪在《丹溪心法》中云:"肺为上焦,膀胱为下焦,上焦闭则下焦塞。"吴鞠通在《温病条辨》中曰:"启上闸,化肺气,宣上即利下。"肺气虚不能制约膀胱而致遗溺,临床上常以调补肺气而治之;膀胱蓄泄紊乱,水停迫肺而致喘,临床上常以清利膀胱而止喘;膀胱气化功能失常又以调肺气治之,正是我们俗称的"提壶揭盖"法。针刺手太阴经穴可控制老年遗溺及小儿遗尿,针刺足太阳经背俞穴可以治疗咳嗽、气喘,针刺太渊穴治疗膀胱经背痛等,都是行之有效的方法。足太阴主运化,足太阳主收纳而转化,二者互为影响。小肠具有泌别清浊的功能,为脾的运化升清创造了物质基础,病变时二者又互为传变。《素问·脏气法时论》云:"脾病者……虚则腹满肠鸣,飧泄食不化。"临床上,小肠寒则温中散寒,肠鸣泄泻则健脾止泻,临床应用上针刺手太阳经原穴腕骨可以达到健脾利湿之功效。

阳明、厥阴共同完成了人体气血吸收、贮藏、利用的过程。在阳阖、阴阖中,阳明主气之内蕴,为精气化源之地;厥阴主阴气的涵藏,为阴血含蓄之所,二者共同完成人体气血精微物质的吸收、贮藏和利用过程。大肠的传导全赖肝气的疏泄。吴鞠通在《温病条辨》中多次提到肝对二便有协调作用,亦即足厥阴经与手阳明经相通之意。正符合中医临床中土因木郁、木郁困土,必以疏肝才能解土困之急的思想。针灸临床上我们常取手阳明经合穴曲池以抑肝阳上亢而降血压,针刺足厥阴经原穴太冲治疗腹满痛泻,都是足厥阴经与手阳明经别通的应用范例。阳明乃中土,以化生气血,气血充足,心包火不上扰,临床上胸痹患者多伴随胃腑症状,阳明实热亦常常上冲心包络,临证"心胃同病"即此意。针刺手厥阴心包络内关穴治疗胃痛、呕吐,针刺足阳明经合穴足三里常治疗胸脘痞闷等,都是手厥阴经与足阳明经别通的具体应用。

阳枢、阴枢共同完成人体脏腑气血阴阳的枢转。在阳枢、阴枢中,"枢"是指调节、协调作用,凡是人体的调控系统及气血阴阳脏腑的枢转、表里内外的调节等均属此范围。中医学认为,少阳偏于枢转气机,少阴则偏于枢转血分。手少阴经主血脉属火,足少阴经主水,少阳之气运转才能气行血行、气血通畅、水火互济。《素问·灵兰秘典论》曰:"心者,君主之官也,神明出焉……胆者,中正之官,决断出焉。"心主神明以藏神,人体脏腑组织器官的生理功能,脏腑百骸唯所是命,聪明智慧莫不由之,主宰管理着人的知识、情感、意志等。明代张介宾在《类经·疾病类》说："五志惟心所使也。"而胆在意识、思维活动中，判断事物、思维筹划、比较鉴别、分析推理、最后抉择、中正不偏，恰到好处。胆又中藏精汁，不直接转化，功能异于六腑，所以称"奇恒之腑"。我们常说"心胆相通""心胆同治"，在临床治疗中起到很好的疗效，如手少阴心经神门穴治疗胆虚心怯，悸悸不安。三焦是先贤以天、人、地三才思维模式说明机体的功能活动。肾为水脏，功能藏精、纳气、调节水液代谢，人体气化蒸腾过程通过三焦的通调才能完成。正如《灵枢·本脏》说："肾合三焦，膀胱。"所以临床治疗肾病必须顾及三焦，治三焦病必涉及肾。手少阳经中的五输穴关冲、液门、中渚、支沟、天井等，从字意上讲都与水有关，临床上涌泉穴贴敷中药治疗小儿泄泻、遗尿，用姜汁按擦涌泉穴治小儿咳喘，针刺照海、支沟穴治疗便秘等均为经络别通的范例。

数十年来，我们遵《内经》旨意在六经"开、阖、枢"的联系应用中，认识到在表里经脉和同名经脉相通的联系之外，还有一种特殊的经络别通联系，临床应用能有效地治疗许多疾病，且取穴少，更为安全，与我们以前了解的经络相通联系，一起展示了一幅全新的经络调控联络图，为临床治疗选方、辨经取穴拓宽了思路，从而开辟了一条新的内源性途径，促使我们重新审视和探讨经络对激发人体自身调控功能的研究。在中华经络学说的宝典里，一种蕴含着新的经络联系通路正在实践应用中萌发，且已显示了它的生命力，所以我深信进一步探讨还有可能推进经络研究的进展。

弟子：老师对针刺镇痛的效果临床研究多年，除了中医提出的"不通则痛""不荣则痛"等以外，想请教老师，您对痛证的治法和思路。

殷克敬教授：疼痛是一种特殊的感觉，一种令人不快的感觉和情绪上的感受，多伴有实质上的或潜在的组织损伤。它是许多疾病发生、发展过程中常见的一种症状，虽然是一种主观感知现象，但又是一组复杂的病理、生理改变的表现，也成为当今医学和生物新兴交叉学科研究的重要课题，针刺镇痛把人类探索疼痛机制的研究，推向一个更加深入发展的新阶段，已引起全球医学界的极大关注。在中医经络理论指导下，中医疗法均有良好的镇痛效果。《素问·至真要大论》载："诸痛痒疮，皆属于心。"在诸多止痛疗法中，我们不应忽视中医认为的心脑相通理论。"心寂痛止"，早在中医经典《内经》中就提出了心神对疼痛的影响，临床实践也证明心神志和，精以养神，就无疼痛之苦，一旦经络气血营卫失和，心神失于主宰，就会影响心神统一协调，波及气血，扰动心神而使疼痛加重。所以在临床治疗中，一定注意心理因素，它会影响到人们对疼痛的耐受度，所以止痛当调整心神，改变患者心理状态，至关重要。

弟子：在临床治疗痛证时，您说疼痛不仅是躯体上的一种不适感，同时也给患者造成心理上的不愉快情绪反应，所以中医针灸治痛同时，您提出"治痛治心，心寂痛止"的论点，请老师明示。

殷克敬教授：首先要明白中医所谓的"心"的内涵，不能单纯地理解为解剖意义上的"心"。《灵枢·邪客》载："心者，五脏六腑之大主也，精神之所舍也。"《饮膳正要·序》云："心为身之主宰，万事之根本。"中医学认为心主神志，主神明，心藏神，为人体生命活动的中心。五脏六腑必须在心的统一指挥下，才能进行统一协调的正常的生命活动。心为君主而脏腑百骸皆听命于心，心藏神而为神明之用。藏象之"心"是一个功能符号，有别于现代解剖学的脏器。脑为髓海，髓为精生，精源于五脏六腑之气血，故脑与五脏密切相关。五志分属五脏，故五脏之志统归于脑。血肉之心为心之本体，神明之心则为心之本体所产生的主体意识，实为脑之功能，故藏象之"心"体现了中国传统文化中的"心性哲学"。中医学的心神论，长期以来一直在指导着临床治疗实践，具有重要的科学和实用价值。简而言之，中医心脑相通，神明之心代脑行令。

其次，要结合现代研究的成果，来重新审视中医赋予的"心"的内涵。《内经》中"诸痛痒疮，皆属于心"，这是中医对痛证归属脏腑的高度概括。中医学认为心脑相通，已引起现代学者的高度重视。美国心脏病专家米米·嘉妮丽博士编著的《心情好心脏才会好》一书提出："心脏不仅仅是一个机械压力泵，更是一个智能器官，它有自己特殊的'语言'，并通过压力、抑郁、愤怒、悲伤等情绪表达出自身的问题。"疼痛是一种主观感受，会影响一个人的心情，它是人内心的一种特殊体验。所以，我们对"心"的认识不能只停留在西医学解剖的水平，其对人体内在的心理、生理作用均有待深入研究。

中医对心的生理、病理的认识。我们知道，气血、津液、精髓等是人体脏腑功能活动的物质基础。心主神志是心生理功能之一，心主血脉是心脏运送血液以营养全身，也包括为自身提供生命活动必需的物质。《素问·八正神明论》言"血气者，人之神"，《灵枢·营卫生会》亦载"血者，神气也"。因此，心主血脉的功能异常，必然出现神志的改变。疼痛是一种不愉快的主观感受，在临床上，疼痛作为一种保护性反射，会使血管痉挛收缩，影响血脉运行；剧烈的疼痛会引起休克，出现血脉瘀阻等，都是疼痛扰乱心主血脉的明证。

所以，在治疗痛证时我提出"治痛治心，心寂痛止"的论点，并指导临床实践，取得了很好的临床疗效。无所思，无所欲，无所苦，则心中寂然。与现代心理治疗相比，二者有相同之处，有异曲同工之妙。治疗痛证，应用心理疏导与暗示的同时，可以选用宁心安神、镇静止痛的中药或针刺等方法治疗。

弟子：随着当今社会节奏加快,生活、工作压力增加,噪声污染等,耳聋耳鸣的发生率升高。严重者可导致或伴有焦虑、抑郁、失眠等,影响患者生活质量。缺乏特效治疗方法,成为长期困扰医患的一种顽疾。您对该病治疗看法如何?

殷克敬教授：耳聋、耳鸣是耳科常见病症之一。我在研读《内经》时发现古人治疗窍病用"发蒙"针法。如《灵枢·刺节真邪》载:"夫发蒙者,耳无所闻,目无所见,夫子乃言刺府输,去府病,何输使然?愿闻其故。岐伯曰:妙乎哉问也。此刺之大约,针之极也,神明之类也,口说书卷,犹不能及也,请言发蒙耳,尚疾于发蒙耳。黄帝曰:善。愿卒闻之。岐伯曰:刺此者,必于日中,刺其听宫,中其眸子,声闻于耳,此其输也。黄帝曰:善。何谓声闻于耳?岐伯曰:刺邪以手坚按其两鼻窍而疾偃,其声必应于针也。黄帝曰:善。此所谓弗见为之,而无目视,见而取之,神明相得者也。"受《内经》启发,数十年来我在临床上,应用"发蒙"针法治疗耳聋、耳鸣疗效很好。根据我多年经验,针刺时取穴神庭、听会透听宫穴、翳风、中渚、丰隆、侠溪,可取得良效。听会穴归属足少阳经,听宫穴属手太阳经,二经经脉循行直接入耳,二穴功能通经活络,开窍聪耳,是治疗耳疾主要穴位;翳风属手少阳经脉,是手、足少阳经脉交会穴,清热疏风,宣通耳窍。此三穴组成基础主方。配取神庭益智通窍。中渚乃手少阳脉气注之输木穴,行善通调三焦气血,治疗经脉循行通路之疾;泻之能釜底抽薪,清泻三焦郁火,治疗三焦相火亢盛所致头面五官疾病,尤其对于火热亢盛之耳疾,此穴宜泻不宜补,故不适用阴阳气血亏虚之耳疾,需注意。丰隆用以祛湿化痰通络。侠溪穴为足少阳胆经"荥穴",平肝息风,利胆开窍。诸穴相伍,共奏涤痰通络、聪耳开窍之功。在操作上,根据我多年经验,听会透听宫,必须深刺"达宫",调神调气,用泻法,方能显效。

九、传统文化中医之魂

弟子：为何有人说医易同源,请老师讲解。

殷克敬教授：医易同源是中华民族文化朴素哲学在生命科学研究中的结晶,指医与易是同一个源头。明代张景岳《类经附翼·医易义》最早提出,他认为易学的阴阳变化原理与医学中阴阳消长规律相通。所云"易者,易也,具阴阳动静之妙;医者,意也,合阴阳消长之机。……医易同源者,同此变化也",说明任何事物都有本源,任何学术都应探本穷源。书中阐述了医易同源的观点,强调了易经中的阴阳理论是中医学的基础之一。宇宙万物生生不息,不断发展变化遵循的是宇宙之大道,《道德经》云"一阴一阳谓之道",阴阳互根,阴阳互补,阴阳互用,还有由它发展的五行生克制化,历代诸子百家又从不同角度等将这些规律引入不同学科并创造了奇迹。

什么是易?简而言之,就是从观察自然界的日月运行所产生的阴阳变化中发现的一整套认识、分析、处理问题方法的规律。它如同打开科学宝库的通关钥匙,它涵盖着河图、洛书、太极、八卦,相当于代数中的万能公式将宇宙万物中的一切事物都代入进去,外国人还未摆脱"神"的观念时,中华民族就靠这些规律认识世界万事万物,并找出了解决的方法。中医活水之源在"易经","天人相应""天人合一"、阴阳五行、五运六气、脏腑经络、辨证施治、中药的性味归经、升降浮沉等问题以不争的事实都会得到满意的回答。《道德经》云:"人法地,地法天,天法道,道法自然"就是讲人与天,天人之间同声同气,同序同构,相关相通,相联相应。天地万物,千差万别,但不外阴阳两种物质造化,时也好,物也罢,其动静消长,虽千变万化离不开阴阳与五行生克制化,天体是大宇宙,人体是小宇宙,人体与天体一理相通,是"天人合一"。表现在三观相同,即整体观、运动观、平衡观相同。所谓整体观,中医学认为人是一个有机整体,在易理上,人与自然、社会也是一个整体,易理讲八卦,每卦三爻(或六爻),它们之间组成一个整体,而人的各个脏腑、组织、器官、经脉之间也是一个整体,它们之间相互联系、相互依存、相互影响、相互作用,相互制约、相互激惹,也是一个不可分割的有机整体。所谓运动观,是指万事万物的运动、发展、变化都遵循阴阳、五行的发展变化和运动规律,"独立而不改,周行而不殆",发生天体日月往来、寒暑交替等诸多的运动变化。人体生活在自然界,也必须适应它的运动变化才能生存。所谓的平衡观,是易理所遵循的中和、均衡,如十二消息卦,从复卦开始,阳气逐渐加强,阴气减弱,到临卦、泰卦、大壮卦、夬卦、乾卦,阳气达到极点,称生生不息,生长之意,为"息卦"。紧接着是姤卦,阳气渐消、阴气萌发,逐步遁卦。从否卦、观卦、剥卦到坤卦,阴气至极,阳气殆尽,为"消卦",周而复始。阴阳对称、均衡与中医运气学、脉象学中所说的人体内、外阴阳平衡是一脉相通的。这一切都说明"医易相通"相互渗透,在《黄帝内经》中得到有力的佐证和注释,医与易的思维模式是相通相同的,医学和易经紧密挂钩成为历代医家坚持的原则。正如孙思邈所云"不知易,不足以言太医",周易的思维模式与中医一脉相承,都是通过"远视诸身,近取诸物"来进行比类取象的。重视"直觉与灵性",通过逻辑与推理形成大易之道,以先天八卦图、奇偶数、易经易传、易术等构成一个多层次、多侧面的整体系统,中医的脉象学说也充分体现了这种思维方式。如果说易学是"推天道以明人事",那么医学就是"推治道以明医道"。观乾坤之理,可明阴阳之道,解否泰之理,可明人体气机通塞之由,明损益之卦,可知补不足,损有余之法;了解既济未济之理,更知心肾水火交与不交之变化,这就是中医取象比类,阐明了事物变化都是阴阳互根、阴阳相对、相互制约的，充分说明医易相通，医易同源。

此外，"医易同源"在诊断疾病的方式方法上也完全相同，如传统的中医通过望、闻、问、切四诊和阴阳、表里、寒热、虚实"八纲"诊断疾病，而用大易之理，以"卦解医"准确判断正是基于"医易相通"之理。医易还可以"对接"，以易入医，用八卦象数分析与判断疗愈疾病。同一个病可以用不同的象数来疗愈，不同疾病还可以用同一个象数来疗愈疾病，既符合易理的简易、变易、不易之理，也是"医易相通"的体现。正如张景岳《类经图翼·医易》中云："易具医之理，医得易之用，学医不学易，必谓医学无难，如斯而已也。""医易相通"五个层次：其一，"三才合一"，是天、人、地三个要素形成一个有机整体，天的特性、地的功能、人的人性，《淮南子·精神训》"天地运而相通，万物总而为一"。运而相通是运动过程中相互沟通，人适应自然，"天人合一"是医学的内涵，是人小宇宙与天地大宇宙相应。《灵枢·邪客》云"天圆地方，人头圆，足方以应之，天有日月，人有两目，地有九州，人有九窍……天有四时，人有四肢……岁有十二月，人有十二节"等，强调人与自然界统一性。任何事物可分四个阶段（四象），一切事物可分五个属性（五行）。其二，太极元气。太极代表天的本原，体现一种无边无际的无限性和宇宙的最高原则；元气，代表地的本原，象征着事物的本源和万物根源。太极元气，就是阳气，决定人的命运和各种特征，是所有事物的基础起点，是一个多维概念。其三，两仪阴阳，《周易·系辞》云"是故《易》有太极，是生两仪"，两仪一般意义理解为阴阳，且阳中有阴，阴中有阳（见图5-1）。两仪具有阴阳对立与并存性质的两种因素或事物，如天地、男女、昼夜等是阴阳，是奇偶数，是刚柔，是乾坤。总之，宇宙一切可分二，体现阴阳二气交感、消长、相互对立又相互依存的关系。其四，四象五行是中国古代文化中两个重要的概念，各有其独特含义和应用领域。四象来源于古代天文观测，描述天空星辰排列形状，即东方苍龙，北方玄武，西方白虎，南方朱雀，是方位的象征，说明四季变化、事物生长、发展衰老、灭亡的四个阶段，四象与八卦结合代表八个方位。五行最早见于《尚书》，《周易》提到八卦、六十四卦变化，但没有涉及五行。五行是金、木、水、火、土五种基本物质元素，它生克制化的动态平衡广泛应用于中医、哲学等领域，是一种描述宇宙万物生成变化的哲学理论，而四象则与天文观测方位有关。五行包含多种物质的动态平衡关系，两者起源发展路径不同，但都用于理解描述万物的基本工作。其五，八卦六气，是古代的一种哲学思想，认识宇宙间一切事物由阴阳两种基本元素相互作用而成，形成了对立统一的整体，八卦六气理论中每一对基本元素（天地、阴阳）都分配一个特定的卦象，这些卦象按先天八卦顺序排列，如震卦（☳）代表风木，巽卦（☴）代表少阴君火，离卦（☲）代表少阳相火，兑卦（☱）代表阳明燥金，坤卦（☷）代表太阴湿土，乾卦（☰）代表太阳寒水。八卦六气还涉及一个特殊方位概念,坎卦(☵)寄生于乾卦中,艮卦(☶)寄生于震卦中,这种寄生关系使得坎水和艮山分别于乾天、震雷联系在一起,形成一种相互依存的关系。八卦六气是一种结合五行学说和八卦理论的医学和哲学体系,自然的八种基本元素与六个不同卦象相对应,构建了一个描述宇宙万物生成和变化的模型。

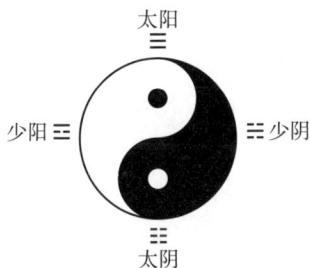

图 5-1　阴阳两仪图

"易具医之理,医得易之用",易可开阔视野,提高理论水平,加强医理的领悟,临床中对病情作出全面、准确的观察和分析,学易论医可以消除"易理深玄、渺茫难用"的心理,有利于对易理的把握,研易习医,相得益彰。医易兼备,天理统人事,人事观天理,治国养性,诊疗摄生,无往不克。医易相通运用,可以"运一寻之木,转万斛之舟,拨一寸之机,发千钧之弩"。

弟子:中医与书画均为中华民族之国粹,绝大多数中医名家都通晓书画,请老师讲解中医与书画的关系。

殷克敬教授:同为"国粹"的中医与书画,根植于华夏大地,共为中华民族文化的重要组成部分。中医学以人为本的科学理念,决定了它的生命力和凝聚力;而书画是在漫长历史长河中形成的独特文化艺术。两者都来自实践,蕴含着博大精深、源远流长的人文精神内涵。

中医与书画,以书载医,以文载道,千百年来密不可分,催生了丰富多彩的医疗技术、药物资源和人文精神,随着时代的前进发展,从古代的形象记事到商周的甲骨文,其后的青铜金文和战国时的金石文,还有竹帛,许多都刻记着医方、中药,直到毛笔的发明应用,又将书画艺术推至又一高峰,人们慢慢地注意到书写的"笔气""墨气""灵感""气韵""章法"等与中医提倡的养生"守神""灵气""气沉丹田""守护正气""恢复元气"等都同样蕴含着"气"与"度"的韵味运用。书画要求线条结构的均衡,端庄秀丽,以居中守正,亮暗分明,形端协调,启承开合,左右呼应,体现着"美感"的完美境界;正与中医阐明的"天人合一""整体观念""阴平阳秘""形神一体"的生理功能不谋而合。中医的阴阳五行运气学说,同病异治,异病同治的方法,与书画中的方圆向背,舒缩有度,用墨的干、湿、浓、淡,笔运的轻、重、徐、疾,情致的豪放,追求自然美的意境同出一辙,都处处体现着辩证的生命力,成为各自的博大精髓。

笔者黄口之年,虽在父辈的严督下学习书法,但以后数十年一直搁笔。真正静下心来抽时间练习还是退休后到老年大学学习,经老师指点,看书画展览,同学互勉,但也仅仅作为兴趣爱好,从不参展、评比,闲暇时间临摹范本,陶冶情操,自娱自乐而已。慢慢体会到西汉扬雄所说的"书是心画"的意义,入境后,物我两忘,心神安宁,一幅自认为满意的书画完成,陶醉其中,心神俱驰,游目骋怀,好不快哉!

书画是人心一种寄托,有了寄托,心会清净安宁,美学艺术会给人无限联想,可以调节疲劳,使心情开朗,神清气爽,身心愉悦,这种美的享受何尝不是一种养生之道也。